Olaf Kirschnick

Pflegeleitfaden Notfallsituationen

Mit 128 Zeichnungen, 17 Fotos,
38 Tabellen

1998
Urban & Schwarzenberg · München–Wien–Baltimore

Anschrift des Verfassers:

Olaf Kirschnick
Kreiskrankenhaus Tauberbischofsheim
Krankenpflegeschule
Albert-Schweitzer-Straße 35
97941 Tauberbischofsheim

Die Deutsche Bibliothek – CIP-Einheitsaufnahme

Kirschnick, Olaf:
Pflegeleitfaden Notfallsituation : mit 38 Tabellen / Olaf Kirschnick. –
München ; Wien ; Baltimore : Urban und Schwarzenberg, 1998
  ISBN 3-541-22061-9

Programmleiterin: Annette Heuwinkel
Lektorin: Margit Büttner
Hersteller und Gestaltung: Peter Sutterlitte
Zeichnungen: siehe Abbildungsnachweis Seite 372ff
Symbole: Karl Dengler
Umschlaggestaltung: Parzhuber & Partner, München

Satz: Design-Typo-Print, Ismaning
Druck: Appl, Wemding
Bindung: Großbuchbinderei Monheim
Printed in Germany
© Urban & Schwarzenberg 1998

ISBN 3-541-22061-9

Widmung

In Dankbarkeit widme ich dieses Buch meiner Frau Doris und meinen Kindern Mirjam und Tobias, die wie bei den anderen Büchern während der Phase der Manuskripterstellung auf vieles verzichten mußten, aber durch ihren Ansporn, ihre Geduld und praktischen Hilfen (Kopieren, Versenden, Koordinieren, Kaffee kochen, Massieren verspannter Rückpartien usw.) viel zur Entstehung dieses Buches beigetragen haben.

Vorwort

Überall und jederzeit können im Krankenhaus oder in medizinischen Einrichtungen Notfallsituationen auftreten, die zu lebensbedrohlichen Störungen beim Patienten führen oder bereits geführt haben.

Die Pflegeperson, Arzthelferin oder Physiotherapeutin hat in solchen Notfallsituationen die Aufgabe, **selbständig im Rahmen der Notfallkompetenz zu handeln, bis ein Arzt zur Verfügung steht** (z.B. Lagerungen, Freimachen und Freihalten der Atemwege, evtl. periphere Venenpunktion oder Wiederbelebung) oder **auf Anordnung des Arztes selbständige oder assistierende Tätigkeiten auszuführen** (z.B. Aufziehen und Verabreichen von Notfallmedikamenten, besondere Beatmungsformen, Defibrillation oder das Vorbereiten von Instrumenten). Die Pflegeperson muß in den ihr gestellten Aufgabenbereichen schnell, effektiv und gezielt handeln. Aus dem breiten Spektrum der Notfälle muß sie die Situation und deren Vitalbedrohung erkennen können und ihre Sofortmaßnahmen daraus ableiten.

Eine optimale Betreuung und Behandlung des Notfallpatienten und eine erfolgreiche und koordinierte Zusammenarbeit mit dem Arzt setzen voraus, daß die Pflegeperson die Maßnahmen der Notfallmedizin, Geräte, Materialien, Instrumente, Medikamente und Infusionen kennt und die sinnvolle Anwendung beherrscht. Der vorliegende Pflegeleitfaden für Notfallsituationen im Krankenhaus will in schematischer Form das Vorgehen in den häufigsten und wichtigsten Notfällen darstellen und durch sein Format als schnelles Informationswerk zur Verfügung stehen. Er kann und will nicht ein ausführliches Lehrbuch für die im Krankenhaus oder in Arztpraxen tätigen Personen ersetzen. Er dient zur systematischen Vermittlung von Fachwissen und als Nachschlagewerk für typische Notfallsituationen.

Für sonstige Notfallsituationen, wie sie beispielsweise bei Einlieferungen von Patienten durch einen Rettungsdienst auftreten können, empfehle ich mein Buch „Kompendium Rettungsdienst". Dort sind präklinische Notfälle, wie Vergiftungen oder Traumen, beschrieben.

Aus didaktischen Gründen ist der Text stark gegliedert und Wichtiges in Merksätzen hervorgehoben. Tabellen, viele Fotos und zweifarbige Abbildungen lockern das Buch auf. Aufzählungen, beispielsweise von wichtigen Begriffen und typischen Notfallsituationen, werden nicht nach dem Stellenwert, sondern ausschließlich zur schnelleren Orientierung in alphabetischer Reihenfolge vorgenommen.

Wenn in diesem Pflegeleitfaden von Pflegepersonen oder Ärzten gesprochen wird, so sind diese Begriffe geschlechtsneutral aufzufassen. Es sind damit immer weibliche und männliche Personen gemeint.

Durch die Programmleiterin Frau Annette Heuwinkel, die Lektorin Frau Margit Büttner, den Hersteller Herrn Peter Sutterlitte und die

Lektoratssekretärin Frau Christine Schuster habe ich bei der Verwirklichung dieses Pflegeleitfadens viele wertvolle Anregungen und Unterstützung erhalten. Für ihre sorgfältige redaktionelle Bearbeitung der Manuskripte, die stets offenen Ohren bei den vielen Frage, ihre Geduld und für die großzügige Ausstattung des Buches möchte ich mich bei Ihnen, den vielen Mitarbeitern im Hintergrund des Verlages Urban & Schwarzenberg und insbesondere bei dem Verleger Herrn Dr. h.c. Michael Urban und Herrn Dr. Burkhard Scheele ganz herzlich bedanken.

Ich wünsche mir, daß dieser Pflegeleitfaden eine praktische Hilfe für Notfallsituationen im Krankenhaus ist, und bin dankbar für Verbesserungsvorschläge und Rückmeldungen.

Tauberbischofsheim, im Sommer 1998   Olaf Kirschnick

Wegweiser durch das Buch

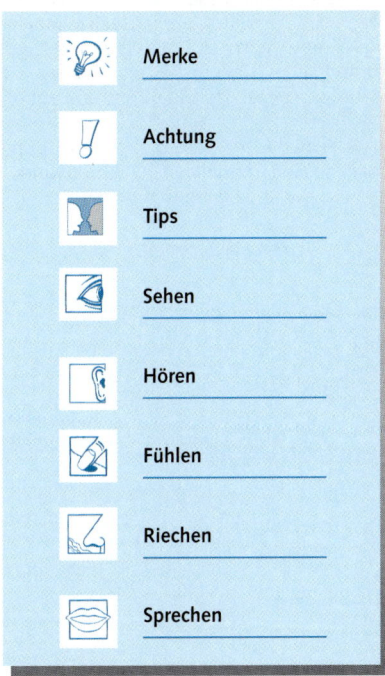

Merke

Achtung

Tips

Sehen

Hören

Fühlen

Riechen

Sprechen

Geschützte Warennamen (Warenzeichen) sind besonders gekennzeichnet. Falls das Warenzeichen fehlt, kann nicht daraus geschlossen werden, daß es sich um einen freien Warennamen handelt.

Aufgrund der ständigen Weiterentwicklung in der Medizin durch Forschung und klinische Erfahrung, insbesondere in der Anwendung der medikamentösen Therapie, wird vom Verlag keine Gewähr für Angaben von Dosierungsanweisungen und Applikationsformen übernommen. Der Herausgeber und der Verlag haben zwar die Angaben mit großer Sorgfalt erstellt, jedoch ist jeder Benutzer angehalten, durch das exakte Lesen der entsprechenden Beipackzettel des jeweiligen Medikaments bzw. durch Rückfragen beim Hersteller die Angaben zu prüfen.

Inhaltsverzeichnis

1

Organisation, Einteilung, Bewertung und Dokumentation von Notfällen

1.1 Die moderne Notfallmedizin

Aufgabe der modernen Notfallmedizin in Krankenhäusern ist die gezielte Überwachung und Behandlung von Menschen in Notfallsituationen, deren Wohlbefinden aufs schwerste beeinträchtigt ist und deren Vitalfunktionen bedrohlich gestört sind.

Einteilung der Aufgaben

- Überlebenssicherung und Stabilisierung der Vitalfunktionen, z.B. Blutungen stillen, Atemwege freimachen
- Schmerzlinderung und Angstbekämpfung, z.B. durch Lagerung, psychische Betreuung
- Vermeiden zusätzlicher Schäden, z.B. durch hygienisches und sachgerechtes Arbeiten, Vermeiden von Aspiration und Hypoxie
- Vorbereitung und Ausführen des Transportes, z.B. Stabilisierung der Vitalfunktionen, Überwachung und vorsichtiges Transportieren des Patienten, z.B. von der Station zur Intensivabteilung
- Reanimation, z.B. Beatmung, Herzdruckmassage

 Viele Maßnahmen bei Notfallsituationen müssen vor Ort sofort und sachgerecht angewandt werden, um irreversible Schäden zu vermeiden, die selbst in einer Spezialklinik nicht mehr ausgeglichen werden können (Abb. 1-1).

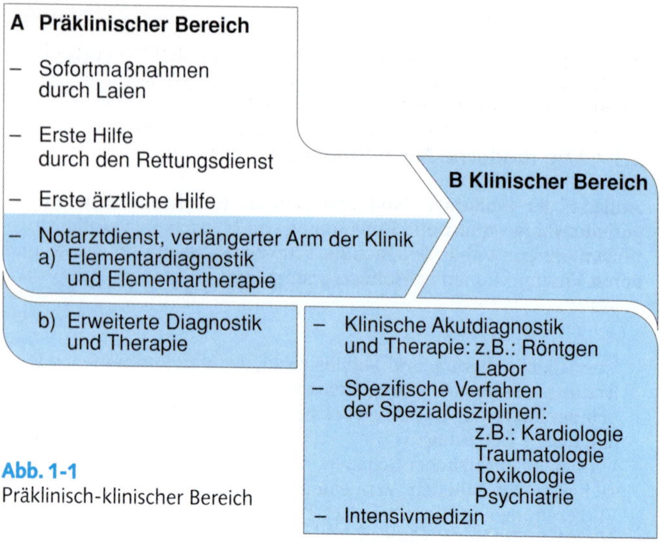

A Präklinischer Bereich

– Sofortmaßnahmen
  durch Laien

– Erste Hilfe
  durch den Rettungsdienst

– Erste ärztliche Hilfe

– Notarztdienst, verlängerter Arm der Klinik
  a) Elementardiagnostik
     und Elementartherapie

  b) Erweiterte Diagnostik
     und Therapie

B Klinischer Bereich

– Klinische Akutdiagnostik
  und Therapie: z.B.: Röntgen
                           Labor
– Spezifische Verfahren
  der Spezialdisziplinen:
                    z.B.: Kardiologie
                          Traumatologie
                          Toxikologie
                          Psychiatrie
– Intensivmedizin

Abb. 1-1
Präklinisch-klinischer Bereich

1.2 Begriffserklärungen

Definierte Begriffe und die Einteilung und Bewertung von Notfällen
dienen zur raschen, sicheren und korrekten Verständigung unter den
beteiligten Personen.

Notfall

– akute, lebensbedrohliche Erkrankung, Vergiftung oder ein
  schwerer Verletzungszustand
– die Störung lebenswichtiger Funktionen sind vorhanden, zu
  erwarten oder nicht auszuschließen
– lebensrettende und erhaltende Sofortmaßnahmen stehen im
  Vordergrund

Primäreinsätze

– Einsätze mit Sonderrechten (Alarmfahrt)
– es erfolgt eine schnelle Anfahrt bzw. der Hinflug zum Notfallort
– der Patient wird versorgt und wenn notwendig in ein geeignetes
  Krankenhaus transportiert
– die Einstufung solcher Einsätze ist **dringlich,** da das Ausmaß der
  Lebensbedrohung oder der Ungefährlichkeit von Erkrankungen
  und/oder Verletzungen in der Regel nicht immer sofort erkennbar
  ist (etwa 95% der Notfallmeldungen erfolgen durch Laien)

Sekundäreinsätze

– Verlegungen eines Patienten bzw. Notfallpatienten aus einem Krankenhaus in eine medizinisch, personell und organisatorisch besser ausgerüstete oder in eine heimatnahe Klinik
– der Einsatz kann **dringlich** sein bei weiterhin bestehender akuter Lebensgefahr (z.B. Polytrauma) mit Begleitung eines Arztes und evtl. einer Pflegeperson
– der Einsatz kann **nicht dringlich** sein bei Verlegung in eine heimatnahe Klinik des Patienten
– um Rettungsmittel für primäre Einsätze **nicht** zu binden, hat der Lufttransport in bezug auf Entfernung, Zeitbedarf und Transporttrauma Vorteile

Sonstige Einsätze

– können zum **dringlichen** Transport von Blut, Organen, medizinisch-technischen Geräten oder Spezialisten (z.B. Konsiliare, Organentnahme-Teams) notwendig werden

Einsatzkriterien für Rettungsmittel

- **Krankentransportwagen (KTW)**
– Transport von Nichtnotfallpatienten
– die Ausstattung (nach DIN) erlaubt die Anwendung der wichtigsten lebensrettenden Maßnahmen
- **Rettungswagen (RTW)**
– Versorgung und Transport von Notfallpatienten
– das Aufrechterhalten der Vitalfunktionen ist während des Transportes möglich
- **Notarztwagen (NAW)**
– Rettungswagen, in dem der Patient zusätzlich von einem Notarzt betreut wird
- **Rettungshubschrauber**
– zum schnellen Transport eines Notarztes
– zum schnellen Transport von versorgten Notfallpatienten
– das Fortführen lebensrettender Maßnahmen ist während des Fluges nur bedingt möglich

1.3   Übernahme eines Notfallpatienten

Um die vom Rettungsdienst vorgenommenen präklinischen Maßnahmen wie das Erkennen und Bewerten lebensbedrohlicher Störungen und die lebensrettenden Sofortmaßnahmen am Einsatzort und während des Transportes erfolgreich weiter fortsetzen zu können, sind die folgenden Informationen für den behandelnden Arzt und die Pflegeperson wichtig.

 Diese Informationen gelten auch bei Patienten, die in der Klinik einen Notfall erlitten haben.

Informationen bei Übernahme des Notfallpatienten

– Alter und Geschlecht des Patienten
– Unfallhergang, Krankheitsverlauf
– erhobene Erstbefunde
– Zustand des Patienten
– vorgenommene Maßnahmen und verabreichte Medikamente und Infusionen
– Änderungen der Vitalfunktionen bzw. Befunde während des Transportes
– Änderungen der Vitalfunktionen bzw. Befunde durch Maßnahmen am Einsatzort und während des Transportes

Alle erhobenen Befunde und Einzelheiten werden schriftlich in einem standardisierten Notfallprotokoll (Tab. 1-1 und 1-2) festgehalten und bei der Übernahme dem behandelnden Arzt ausgehändigt. Je ein Durchschlag verbleibt beim Rettungsdienst und bei der Klinik.

Tab. 1-1 Notfallprotokoll Seite 1

NOTARZTEINSATZPROTOKOLL
Empfehlung der DIVI VI/91 Version 2.5 Standortkrankenhaus ___ Rettungsmittel ___ Einsatznummer ___ / ___ / ___

AOK	LKK	BKK	IKK	VdAK	AEV	Knappschaft	UV

1. Rettungstechnische Daten

Name des Versicherten ___ Vorname ___ geb. am ___

Ehegatte/Kind/Sonstige Angeh. ___ Vorname ___ geb. am ___

Arbeitgeber (Dienststelle/Mitglied-Nr./Freiw./Rentner) ___

Wohnung des Patienten ___

Geschlecht ○ m ○ w Geburtsjahr ___

Datum: ___
Einsatzort: ___
Transportziel: ___
Rettungs-Ass.: ___
Notarzt: ___

Alarm: ___
Ankunft beim Patienten: ___
Abfahrt: ___
Übergabe: ___
Einsatzbereit: ___
Ende: ___
km: ___

---

2. Notfallgeschehen / Anamnese / Erstbefund

_____

_____

_____

_____

---

3. Befund

3.1. Neurologie ○ unauffällig

Bewußtseinslage
- narkotisiert ○
- orientiert ○
- getrübt ○
- bewußtlos ○

Glasgow-Coma-Scale

Augen öffnen	
spontan	4
auf Aufforderung	3
auf Schmerzreiz	2
kein	1

beste verbale Reaktion	
konversationsfähig orientiert	5
desorientiert	4
inadäquate Äußerung (Wortsalat)	3
unverständliche Laute	2
keine	1

beste motor. Reaktion	
auf Aufforderung	6
auf Schmerzreiz gezielt	5
normale Beugeabwehr	4
Beugesynergismen	3
Strecksynergismen	2
keine	1

Extremitätenbewegung

		re	li
normal	3	Arm	
leicht vermindert	2	Bein	
stark vermindert	1		

Pupillenfunktion

	re	li
eng	○	○
mittel	○	○
weit	○	○
entrundet	○	○

Cornealreflex ○
Keine Lichtreaktion ○

Meningismus ○

re li
Arm ___
Bein ___

Summe ___

3.2. Meßwerte ○ keine

RR ___ / ___ Puls ___ regel-/mäßig ○ ja ○ nein

BZ ___ Atemfrequenz ___ SpO$_2$ ___ et CO$_2$ ___

3.3. EKG
- ○ Sinusrhythmus
- ○ Tachykardie ○ supraventr. ○ ventr.
- ○ Bradykardie
- ○ absolute Arrhythmie
- ○ AV-Block
- ○ sVES ○ monoton ○ polytop ○ Salven
- ○ VES
- ○ Kammerflattern/-flimmern
- ○ elektromech. Dissoziation
- ○ Asystolie
- ○ Schrittmacher

3.4. Atmung
- ○ unauffällig
- ○ Dyspnoe
- ○ Zyanose
- ○ Spastik
- ○ Rasselgeräusche
- ○ Stridor
- ○ Atemwegverlegung
- ○ Schnappatmung
- ○ Apnoe
- ○ Beatmung
- ○

---

4. Erstdiagnose

4.1. Erkrankung ○ keine

ZNS
- ○ TIA/Insult/Blutung
- ○ Krampfleiden
- ○ psych. Erkrankung

Herz-Kreislauf
- ○ Angina Pectoris
- ○ Herzinfarkt
- ○ Rhythmusstörung
- ○ Lungenembolie
- ○ Linksherz-Insuffizienz
- ○ hypertensive Krise
- ○ Orthostase

Atmung
- ○ Asthma
- ○ Aspiration
- ○ Pneumonie/eitrige Bronchitis
- ○ Hyperventilations-Tetanie

Abdomen
- ○ akutes Abdomen
- ○ gastrointestinale Blutung
- ○ Kolik

Intoxikation
- ○ Medikamente
- ○ Alkohol
- ○ Drogen

Stoffwechsel
- ○ Blutzuckerentgleisung

Pädiatrie
- ○ Fieberkrampf
- ○ Pseudokrupp
- ○ SIDS

Gynäkologie/Geburtshilfe
- ○ Geburt
- ○ vaginale Blutung

Sonstiges
- ○ anaphylakt. Reaktion
- ○ Unterkühlung
- ○ Ertrinken

4.2. Verletzungen ○ keine

	offen		geschlossen	
	re	li	re	li
Schädel	○	○	○	○
Augen	○	○	○	○
Gesichtsschädel	○	○	○	○
HWS			○	
Schulter			○	
Thorax			○	
BWS			○	
Oberarm	○	○	○	○
Ellenbogen	○	○	○	○
Unterarm	○	○	○	○
Hand	○	○	○	○
LWS			○	
Abdomen	○	○	○	○
Becken/Hüfte	○	○	○	○
Oberschenkel	○	○	○	○
Knie	○	○	○	○
Unterschenkel	○	○	○	○
Fuß	○	○	○	○

- ○ Verbrennung/Verbrühung
- ○ Grades ___ %
- ○ Grades ___ %
- ○ Inhalationstrauma
- ○ Elektrounfall
- ○ andere

Diagnose ___

Für alle Angaben gilt: Nur notfallmedizinisch relevante Daten eingeben!

33

Tab. 1-2   Notfallprotokoll Seite 2

5. Verlauf	Puls • ˙ •	HDM	Iv/Extubation ↓↑	○ Spontanatmung	Verlaufsbeschreibung:
	RR ᵛ ᴧ	Defibrillation ↯	Transport T	⊙ assistierte Beatmung ● kontrollierte Beatmung	

```
220
200
180
160
140
120
100
 80
 60
 40
SpO₂/Temp
         --   15   30   45   --   15   30   45   --   15   30
```

6. Maßnahmen

6.1. Herz/Kreislauf

- ○ keine
- ○ Herzdruckmassage
- ○ Defibrillation/Kardioversion

   ⬚ Anzahl

   ⬚ Joule letzte Defibrillation

- ○ Schrittmacher (extern)
- ○ peripher venöser Zugang Anzahl ⬚

   Ort: _____

- ○ zentral venöser Zugang Anzahl ⬚

   Ort: _____

- ○ Spritzenpumpe Anzahl ⬚

6.3. Weitere Maßnahmen

- ○ keine
- ○ Anästhesie
- ○ Blutstillung
- ○ Magensonde
- ○ Verband
- ○ Reposition
- ○ besondere Lagerung, Art: _____
- ○ Thoraxdrainage/Punktion
  - ○ re   ○ li   Ch ⬚

   Ort: _____

- ○ sonstiges

6.2. Atmung

- ○ keine
- ○ Sauerstoffgabe   l/min ⬚
- ○ Freimachen der Atemwege
- ○ Absaugen
- ○ Intubation
  - ○ oral   ○ nasal

     Größe ⬚ Ch

- ○ Beatmung
  - ○ manuell   ○ maschinell

   AMV ⬚   AF ⬚

   PEEP ⬚   FIO₂ ⬚

6.4. Monitoring

- ○ keine
- ○ EKG-Monitor
- ○ 12-Kanal-EKG
- ○ SpO₂
- ○ Kapnometrie
- ○ manuelle RR
- ○ oszillometrische RR
- ○ Temperatur
- ○ sonstiges

6.5. Medikamente

	Medikamente	Dosis
○ keine		
01 ○ Analgetika	____	____
02 ○ Antiarrhythmika	____	____
03 ○ Antidota	____	____
04 ○ Antiemetika	____	____
05 ○ Antiepileptika	____	____
06 ○ Antihypertensiva	____	____
07 ○ Bronchodilatantien	____	____
08 ○ Diuretika	____	____
09 ○ Glucose	____	____
10 ○ Katecholamine	____	____
11 ○ Kortikosteroide	____	____
12 ○ Muskelrelaxantien	____	____
13 ○ Narkotika	____	____
14 ○ Sedativa	____	____
15 ○ Vasodilatantien	____	____
16 ○ Sonstige	____	____
21 ○ kristalloide Infusion	____	____
22 ○ kolloidale Infusion	____	____
23 ○ Pufferlösung	____	____
24 ○ Sonstige	____	____

7. Übergabe

Zustand

- ○ verbessert
- ○ gleich
- ○ verschlechtert

Glasgow Coma Scale ⬚⬚

8. Ergebnis

8.1. Einsatzbeschreibung

- ○ Transport ins Krankenhaus
- ○ Sekundäreinsatz
- ○ Fehleinsatz
- ○ Patient lehnt Transport ab
- ○ nur Untersuchung/Behandlung
- ○ Übergabe an anderes Rettungsmittel
- ○ Übernahme von arztbesetztem Rettungsmittel, Art

- ○ Reanimation primär erfolgreich
- ○ Reanimation primär erfolglos
- ○ Tod auf dem Transport
- ○ Todesfeststellung   Zeit

8.2. Ersthelfermaßnahmen

- ○ suffizient
- ○ insuffizient
- ○ keine

8.3. Notfallkategorie

- ○ kein Notfall
- ○ akute Erkrankung
- ○ Vergiftung
- ○ Verletzung

Unfall
- ○ Verkehr
- ○ Arbeit
- ○ Sonstiger

8.4. NACA-Score

- ○ I geringfügige Störung
- ○ II ambulante Abklärung
- ○ III station. Behandlung
- ○ IV akute Lebensgefahr nicht auszuschließen
- ○ V akute Lebensgefahr
- ○ VI Reanimation
- ○ VII Tod

9. Bemerkung

Unterschrift:
Notarzt

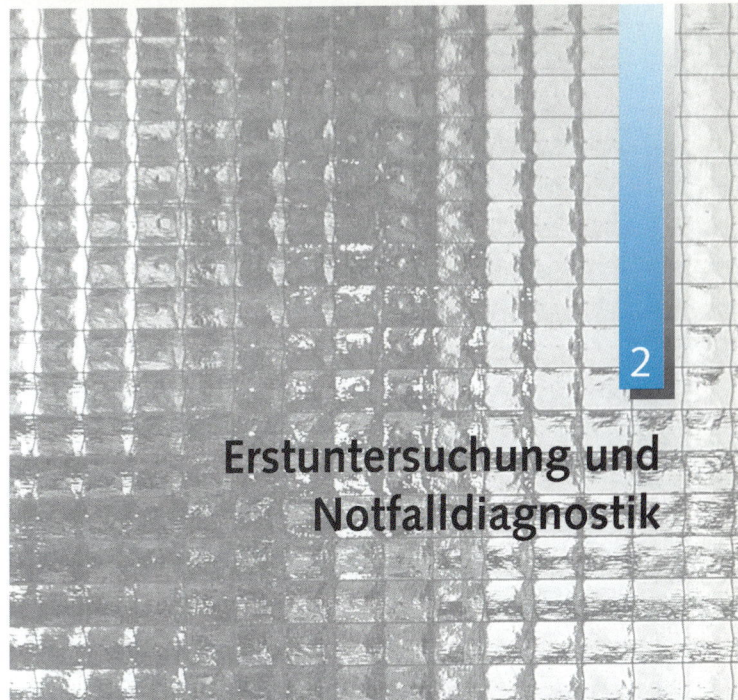

2

Erstuntersuchung und
Notfalldiagnostik

2.1   Atmung

Atemkriterien

- **Äußere Atmung**
- – Atmungsvorgang zum Austausch der Gase zwischen den Lungen-
  alveolen und den Lungenkapillaren
- **Innere Atmung**
- – Austausch der Gase zwischen den Kapillaren und den Körperzellen
- **Inspiration**
- – aktive Einatmung durch Kontraktion der Atemmuskulatur
- **Exspiration**
- – passive Ausatmung durch Senken des Brustkorbes und Hoch-
  wölben des Zwerchfells
- **Ventilationsgrößen**
- – Tabelle 2-1, Abbildung 2-1

Tab. 2-1   Normalwerte der Atemfrequenz

Alter	Atemzüge in der Minute
Neugeborene	etwa 70
Säuglinge	40 bis 50
ab erstem Lebensjahr	25 bis 30
ab drittem Lebensjahr	20 bis 25
ab sechstem Lebensjahr	etwa 20
Jugendliche	16 bis 20
Erwachsene	14 bis 18

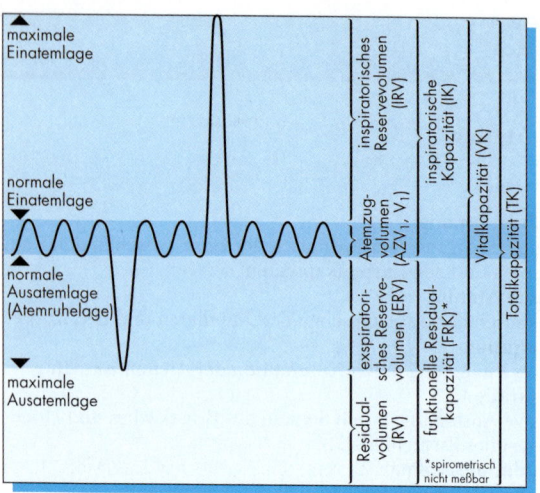

Abb. 2-1 Ventilationsgrößen

- **Vitalkapazität (VK)**
  - maximale Atemluft
  - nach größtmöglicher Einatmung gemessene Ausatemluft (ca. 4000 bis 6000 ml)
- **Respirationsluft, Atemzugvolumen (AMV)**
  - eingeatmetes Luftvolumen (ca. 500 ml) pro Atemweg
- **Inspiratorisches Reservevolumen (IRV)**
  - Luftmenge, die bei normaler Inspiration noch zusätzlich eingeatmet werden kann (etwa 1500 bis 2500 ml)
- **Exspiratorisches Reservevolumen (ERV)**
  - Luftmenge, die bei normaler Exspiration noch zusätzlich ausgeatmet werden kann (etwa 1500 bis 2500 ml)
- **Residualvolumen (RV)**
  - nach maximaler Ausatmung verbleibende Luft in der Lunge (etwa 1200 ml)
- **Totraumvolumen (TRV)**
  - Luftmenge, die bei der Einatmung im gasableitenden System bleibt
  - wird ausgeatmet, ohne am Gasaustausch beteiligt zu sein (etwa 2 ml/kg KG)

- **Atemgase**
- Tabelle 2-2

Tab. 2-2 Gasverteilung in der Ein- und Ausatemluft

	Einatemluft (Vol.-%)	Ausatemluft (Vol.-%)
Stickstoff	78	78
Sauerstoff	21	17
Edelgase	1	1
Kohlendioxid	0,03	4

Pulsoxymetrie

- zur Kontrolle der Ventilation
- unblutige Messung der Sauerstoffsättigung des Blutes durch einen transkutanen Meßfühler, der z.B. am Finger des Patienten angelegt wird

 Normalwert der Pulsoxymetrie ca. 95 bis 97% O_2-Sättigung

Arterielle Blutgasanalyse

- der einzige objektive Laborparameter für den pulmonalen Gasaustausch (Tab. 2-3)

Tab. 2-3 Normwerte der arteriellen Blutgasanalyse

Parameter	Normwert
O_2-Sättigung (O_2-Sat)	95 bis 97%
O_2-Druck (pO_2)	85 bis 95 mmHg
CO_2-Druck (pCO_2)	38 bis 42 mmHg
pH-Wert	7,38 bis 7,42
Standardbikarbonat	22 bis 26 mval/l
Basenüberschuß (base excess)	± 3 mval/l

Begriffserklärungen

Apnoe	Atemstillstand
Biot-Atmung	große, tiefe, stoßweise, periodische Atmung, Unterbrechung durch Atempausen
Bradypnoe	verminderte Atemfrequenz (beim Erwachsenen unter 16 Atemzüge in der Minute)
Cheyne-Stokes-Atmung	periodisch zu- und abnehmende Atemtiefe, evtl. mit Atempausen
Dyspnoe	Atemnot, Lufthunger
Eupnoe	normale, ungestörte Atmung
exspiratorische Dyspnoe	erschwerte Ausatmung, z.B. bei Bronchitis, Asthma bronchiale
Hyperventilation	eine über den Bedarf hinaus gesteigerte Lungenbelüftung
Hypoventilation	abgeflachte oder verlangsamte Atmung
Hypoxämie	herabgesetzter Sauerstoffgehalt im Gewebe
inspiratorische Dyspnoe	erschwerte Einatmung, z.B. bei Verlegung der Atemwege
inverse Atmung	heftiges Heben und Senken des Brustkorbes ohne Atemeffekt, z.B. bei Verlegung der Atemwege
Kussmaul-Atmung	große bzw. vertiefte Atmung bei Azidose
Orthopnoe	in horizontaler Lage auftretende Luftnot, die durch Aufsitzen oder in aufrechter Körperhaltung gebessert wird
paradoxe Atmung	widersinnige Atmung bei z.B. Rippenserienfrakturen. Bei der Einatmung wölbt sich die verletzte Seite nach innen, bei der Ausatmung nach außen
spastisches Atemgeräusch	Pfeifen/Giemen bei krampfartiger Einschnürung der Atemwege
Stridor	pfeifendes Atemgeräusch bei der Ein- und/oder Ausatmung
Tachypnoe	gesteigerte Atemfrequenz
Zyanose	Blausucht, bläuliche Verfärbung der Haut und Schleimhäute infolge eines Sauerstoffdefizits

Das Erkennen von Störungen der Atmung

Symptome	Bewertung

2

● **Farbe der Haut und Schleimhäute**

rosige Haut und Schleimhäute **Eupnoe** (normal)

Blaufärbung **Zyanose,** z.B. bei Störungen des respiratorischen Systems

● **Atembewegungen**

normale, regelmäßige, rhythmische und tiefe Atemzüge **Eupnoe** (normal)

sichtbare Atemnot mit Verlängerung der Ausatempause **Dyspnoe,** z.B. bei Herz- und Lungenerkrankungen

stoßartige Niveauschwankungen von Bauchdecke und Brustkorb **inverse Atmung,** z.B. bei Verlegung der Atemwege

gegensinnige (paradoxe) Einziehungen in der Einatmungsphase und Verwölbungen in der Ausatmungsphase **paradoxe Atmung,** z.B. instabiler Thorax bei Rippenserienfrakturen

kaum sichtbare Atembewegungen **Hypoventilation,** z.B. bei Vergiftungen

Atmung ist nur unter Einsatz der Atemhilfsmuskulatur möglich **Orthopnoe,** z.B. bei Asthma bronchiale

● **Atemrhythmus**

große, tiefe, stoßweise Atmung, die durch Pausen unterbrochen wird **Biot-Atmung,** z.B. bei Hirndrucksteigerung

regelmäßige, langsame und vertiefte Atmung **Kussmaul-Atmung,** z.B. bei Stoffwechselstörungen wie Coma diabeticum

an- und abschwellende Atmung mit Atempausen **Cheyne-Stokes-Atmung,** z.B. bei Vergiftungen, Hirnerkrankungen

● **Atemfrequenz**

beschleunigte Atemfrequenz **Tachypnoe,** z.B. bei Aufregung oder körperlicher Anstrengung

verlangsamte Atemfrequenz **Bradypnoe,** z.B. bei Vergiftungen ▷

15

Symptome	Bewertung

● Atemgeräusche

leises inspiratorisches und exspiratorisches Strömungs-geräusch	**Eupnoe** (normal)
pfeifende, ziehende Atem-geräusche in der Inspirations-und/oder Exspirationsphase	**Stridor,** z.B. bei Schwellungen im Kehlkopfbereich, Glottis-ödemen
verlängerte Ausatmungsphase mit deutlich hörbarem Pfeifen und Giemen	**spastisches Atemgeräusch,** z.B. beim Asthma bronchiale
brodelndes, feinblasiges Rassel-geräusch mit Schaumbildung	**Atemgeräusch,** z.B. beim Lungenödem
schlürfendes oder schnarchendes Atemgeräusch	**Atemgeräusch,** z.B. bei unvoll-ständigem Verlegen der Atem-wege durch Zurückfallen der Zunge

● Atemstoß

| Wahrnehmung des Atem-stoßes bei der Beatmung des Patienten | normal |

● Atembewegung

| Niveauschwankungen beim Auflegen jeweils einer Hand auf dem Brustkorb und der Bauchdecke | normal |

● Atemgerüche

Azeton (obstartig)	z.B. Coma diabeticum (Foetor diabeticus)
Bittermandel	z.B. Zyankalivergiftung
leberartig	z.B. Leberdystrophie (Foetor hepaticus)
urinös	z.B. Niereninsuffizienz, Urämie (Foetor uraemicus)

Symptome	Bewertung
süßlich, fad	z.B. Diphtherie
faulig, stinkend	z.B. Lungengangrän, Bronchiektasen
stark riechende Speisen	z.B. Knoblauch, Zwiebeln (Foetor ex ore)

Hilfsmittel	Anwendung
• **Technische Hilfsmittel** Stethoskop	z.B. Feststellung von Atemgeräuschen
Uhr	z.B. Feststellung der Atemfrequenz
Pulsoxymeter	z.B. Feststellung der Sauerstoffsättigung
Volumeter	z.B. Feststellung des Atemzugvolumens

 Da die Atmung willkürlich beeinflußbar ist, darf der Patient das Zählen der Atemzüge und die Beobachtung der Atmung nicht bemerken.

2.2 Bewußtsein

Das Bewußtsein ist die Summe aller sich in einem Augenblick abspielenden und erlebten somatopsychischen Vorgänge.

 Die Pflegeperson muß bei der Beurteilung von Notfallpatienten ein klares Bewußtsein gegenüber der Bewußtseinseintrübung und Bewußtlosigkeit abgrenzen können (Tab. 2-4).

Tab. 2-4   Störungen des Bewußtseins

Bewußtseinszustand	Merkmale
Bewußtseinsklarheit	Patient ist zeitlich, räumlich und persönlich orientiert, nimmt äußere und innere Reiz ungestört auf, verarbeitet und erlebt sie
Bewußtseinseintrübung	verminderte Wahrnehmung, Müdigkeit, verlangsamtes Denken und Handeln, erschwerte Orientierung
Bewußtlosigkeit	Augen bleiben auf starke Schmerzreizung geschlossen
● Grad 1	gezielte Abwehrbewegungen auf Schmerzreize
● Grad 2	ungezielte Abwehrbewegungen auf Schmerzreize, Störungen der Pupillenreaktion, evtl. Pupillendifferenzen
● Grad 3	keine Reaktionen auf Schmerzreizungen
● Grad 4	Erlöschen der Schutzreflexe
● Grad 5	Störungen und Ausfall der Spontanatmung und Herz- und Kreislaufregulation

Begriffserklärungen

Absencen	sekundenlange Bewußtseinseintrübung oder -einengung (Denkpause)
Amnesie	zeitlich begrenzte, teilweise bis vollständige Bewußtseinslücke
Apathie	Teilnahmslosigkeit, mangelnde Gefühlsansprechbarkeit
Bewußtlosigkeit	ausgeschaltetes Bewußtsein
Bewußtseinsstörungen	Sammelbegriff für Störungen des Wachheitsgrades
Delirium	rückbildungsfähige Psychose mit zeitlicher und örtlicher Desorientierung, illusionären und wahnhaften Verkennungen der Umwelt

Halluzinationen	evtl. mehrere Sinne betreffende Sinnes-täuschungen, die für die betroffene Person Realitätscharakter besitzen
Koma	Stadium tiefer Bewußtlosigkeit mit Fehlen jeglicher Reaktionen auf Anrufen und stärkere Schmerzreize
retrograde Amnesie	zeitlich begrenzte, teilweise bis vollständige Bewußtseinslücke für einen Zeitabschnitt vor dem auslösenden Ereignis
Somnolenz	Benommenheit, abnorme Schläfrigkeit mit Weckbarkeit durch äußere Reize
Sopor	schwere Bewußtseinseintrübung mit der Unfähigkeit jeglicher spontaner Aktionen
Stupor	Erstarrung, Betäubung, Antriebslosigkeit, Krankheitszustand mit dem Fehlen jeglicher körperlicher oder geistiger Aktivitäten bei wachem Bewußtsein
Vigilanz	Bewußtseinshelle, Wachsamkeit

Erkennen und Einschätzen von Bewußtseinsstörungen

Fragestellung	Situation
● **Situationseinschätzung**	
Liegt eine Erkrankung vor?	z.B. bekannter Diabetes, Epilepsie
Liegt ein Unfallgeschehen vor?	z.B. Sturz aus dem Bett, aus dem Fenster
Besteht Suizidverdacht?	z.B. Tablettenpackungen am Bett des Patienten
Sind Verletzungen feststellbar?	z.B. schwere Kopfplatzwunde, Austritt von Hirnmasse
Wann und wie trat die Bewußtlosigkeit auf?	z.B. sofortige oder langsame Eintrübung
Hat der Patient erbrochen?	z.B. schwallartiges Erbrechen
Wurden Krämpfe beobachtet?	z.B. tonisch-klonische Krämpfe

Fragestellung	Situation
● **Reaktion des Patienten auf Reize**	
Wie reagiert der Patient auf Anrufen?	z.B. verlangsamte Antwort
Wie reagiert der Patient auf Berührung?	z.B. normal, verlangsamt oder vermindert
Wie reagiert der Patient auf Schmerzreize?	z.B. gezielte oder ungezielte Reaktion, Beuge- oder Streckkrämpfe

Symptome	Bewertung
● **Augensymptomatik**	
Stellung der Augenlider	z.B. geschlossen oder offen
Stellung der Augäpfel	z.B. herdgerichtet
Pupillenreaktion	z.B. verlangsamt, lichtstarr
Pupillenweite	z.B. eng, weit, entrundet
● **Lähmungen**	
Extremitäten	z.B. schlaffe Lähmung
Gesicht	z.B. hängender Mundwinkel
● **Reflexe**	
pathologische Reflexe	z.B. Babinski-Reflex
Störungen der Oberflächensensibilität	z.B. verminderte oder gesteigerte Berührungsempfindung

Hilfsmittel	Anwendung
● **Technische Hilfsmittel**	
Taschenlampe	zur Feststellung der Pupillenreaktion
Reflexhammer	zur Feststellung der Reflexe und Sensibilität

Ein weiteres Hilfsmittel zur Beurteilung des Bewußtseinszustandes ist die **Glasgow-Coma-Scale** (Abb. 2-2) mit Pupillenlegende.

Augen öffnen	Punkte	Pupillengröße	
spontan	4 Punkte		
auf Anruf	3 Punkte		eng
auf Schmerz	2 Punkte		
nicht auf Schmerz	1 Punkt		
Motorische Reaktion	**Punkte**		mittel
auf Aufforderung	6 Punkte		
auf Schmerz gezielt	5 Punkte		weit
auf Schmerz ungezielt	4 Punkte		
Beugesynergismus	3 Punkte		
Strecksynergismus	2 Punkte		entrundet
keine Schmerzabwehr	1 Punkt		
Verbale Antwort	**Punkte**	**Pupillenreaktion**	
koordiniertes Gespräch	5 Punkte	+	prompt
unkoordiniertes Gespräch	4 Punkte		
einzelne Wörter	3 Punkte	(+)	verlangsamt
unverständliche Laute	2 Punkte		
keine Antwort	1 Punkt	−	keine

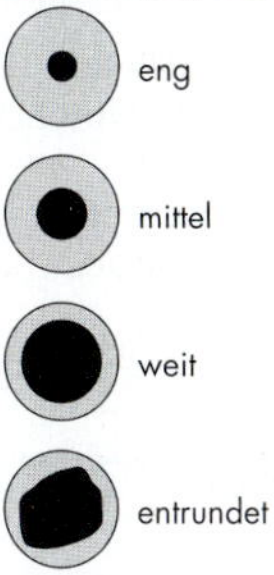

Durch Addition sind 3 bis 15 Punkte möglich.
Je mehr Punkte erreicht werden, um so wacher ist der Patient.

Abb. 2-2
Glasgow-Coma-Scale

2.3   Herz und Kreislauf

Der Blutkreislauf ist ein geschlossenes Transportsystem (Blutgefäße), in dem das Blut (Transportmittel) vom Herzen (Pumpe) in einem Kreislauf bewegt wird.

Wichtige Aufgaben sind

– Versorgung der Körperzellen mit den erforderlichen Stoffen (z.B. Sauerstoff, Nährstoffe)
– Abtransport von Abbauprodukten des Stoffwechsels (z.B. Kohlendioxid, Schlackenstoffe)
– Wärmetransport

Kriterien des Blutkreislaufs

● **Körperkreislauf**
– der linke Herzventrikel ist die Pumpe des Körperkreislaufs

– nachgeschaltet sind die Organ- bzw. Teilkreisläufe, z.B. Herz, Gehirn, Niere, Muskulatur und Haut (Abb. 2-3)
● **Lungenkreislauf**
– der rechte Herzventrikel ist die Pumpe des Lungenkreislaufs
– das CO_2-beladene Blut gelangt über die Lungenarterien zum Gasaustausch (Oxygenierung) in die Lunge (Alveolen)
● **Hochdrucksystem**
– Abschnitte des Körperkreislaufs, z.B. Aorta, große Arterien, stellen Blut mit hohem Druck zum Durchströmen der Organe bereit
● **Niederdrucksystem**
– Sammelbegriff für die Abschnitte des Körperkreislaufs, z.B. Venen, Kapillaren, mit niedrigem Druck
● **Arterien**
– Gefäße, die das Blut unter hohem Druck vom Herzen wegführen
● **Venen**
– Gefäße, die das Blut unter niedrigem Druck zum Herzen führen

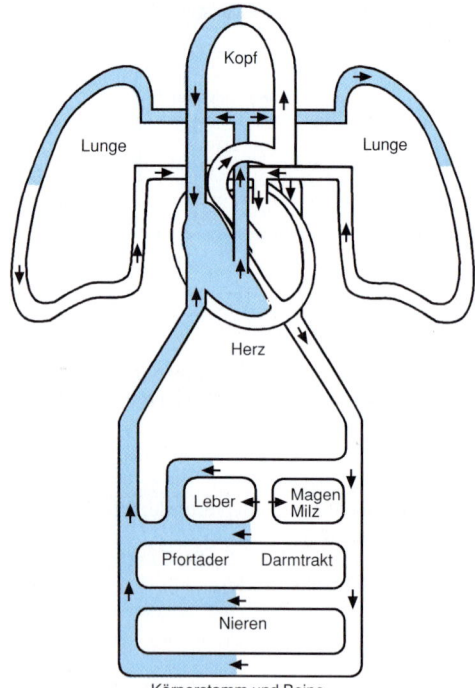

Abb. 2-3 Blutkreislauf

● **Kapillaren**
– Haargefäße, die in der Peripherie Arterien und Venen als End-
  strombahnen verbinden

Puls

– tastbare Druckwelle im Blutkreislauf (Tab. 2-5)
– tastbar sind Rhythmus (regelmäßig, gleiche Abstände) und Qualität
  (z.B. gut tastbar)

Tab. 2-5 Normwerte der Pulsfrequenz in Ruhe

Alter	Pulsschläge/Minute
Neugeborenes	120 bis 140
Säugling	80 bis 160
ein bis drei Jahre	80 bis 150
vier bis sieben Jahre	80 bis 130
acht bis elf Jahre	80 bis 115
Jugendliche	60 bis 90
Erwachsene	60 bis 80

Blutdruck

– Druck in den Blutgefäßen des Körpers
– Normwerte (unblutige Messung nach Riva-Rocci) (Tab. 2-6)

Tab. 2-6 Normwerte des Blutdrucks in Ruhe

Alter	systolischer/diastolischer Wert
Neugeborenes	90/60 mmHg (12/9 kPa)
drei bis sechs Jahre	95/65 mmHg (13/8 kPa)
sechs bis neun Jahre	100/65 mmHg (13/8 kPa)
neun bis zwölf Jahre	110/70 mmHg (15/9 kPa)
Jugendliche	120/80 mmHg (16,0/10,7 kPa)
Erwachsene	139/94 mmHg (18,5/12,5 kPa)

Umrechnung von mmHg (Millimeter Quecksilbersäule) in kPa (Kilopascal): **7,5 mmHg entsprechen 1,0 kPa**.

Elektrokardiogramm (EKG)

– Herzstromkurve (Abb. 2-4)

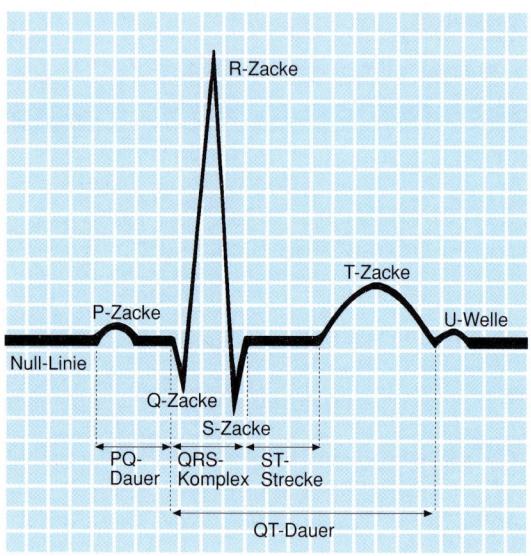

Abb. 2-4   Schematische Darstellung der einzelnen EKG-Abschnitte

Begriffserklärungen

Adams-Stokes-Anfall	herzbedingte, lebensbedrohliche Anfälle infolge von Herzrhythmusstörungen
Arrhythmie	Störungen der regelmäßigen Herzschlagfolge bei Reizbildungs- oder Reizleitungsstörungen
Arrhythmie, absolute	völlige Regellosigkeit der Herzschlagfolge
Asystolie	Ausbleiben von Herzkontraktionen als Folge von Vagusreflexen, Reizbildungs- oder Reizleitungsstörungen
AV-Block	gehemmte Erregungsüberleitung zwischen den Vorhöfen und Kammern mit unterschiedlicher Ausprägung

Bigeminus	Zwillingspuls, jedem Normalschlag folgt eine Extrasystole
Bradykardie	langsame regelmäßige oder unregelmäßige Herzschlagfolge unter 60 Schläge/Minute
Elektromechanische Entkoppelung	elektrische Erregungen des Herzmuskels bleiben ohne mechanische Antwort (keine Kontraktionen)
Extrasystole (ES)	vorzeitige Kontraktion des Herzmuskels mit Störung des Grundrhythmus
Extrasystole, ventrikuläre (VES)	von der Kammer ausgehende Extrasystole
Extrasystole, supraventrikuläre (SVES)	vom Vorhof ausgehende Extrasystole
Hypertonie	erhöhter Blutdruck systolisch über 160 mmHg, diastolisch über 95 mmHg
Hypotonie	erniedrigter Blutdruck: bei Frauen unter 100 mmHg (systolisch), bei Männern unter 110 mmHg (systolisch)
Kreislaufkollaps	flüchtige Kreislaufinsuffizienz als Folge einer Synkope, des Orthostasesyndroms oder einer vasovagalen Fehlregulation
Orthostase-Syndrom	nur im Sitzen oder Stehen auftretende hypotone Kreislaufregulationsstörung
Pulsdefizit	Differenz zwischen den zählbaren Pulsaktionen und den am Monitor abzulesenden Herzaktionen
Sinusarrhythmie	unregelmäßige Reizbildung im Sinusknoten
Schock	Mißverhältnisse zwischen dem Herzzeitvolumen und dem aktuellen Blutdurchströmungsbedarf der Organe
Synkope, kardiale	anfallsartige, kurzdauernde Bewußtlosigkeit infolge einer zerebralen Minderdurchblutung (z.B. bei Herzrhythmusstörungen)
Synkope, vasovagale	durch zentrale Vaguswirkung ausgelöste Synkope
Tachykardie	Beschleunigung der Herzfrequenz auf über 100 Schläge/Minute

2

Das Erkennen von Störungen des Herz-Kreislauf-Systems

Symptome	Bewertung

● **Farbe der Haut**

rosige Haut und Schleimhäute	normal **Ausnahme:** CO-Vergiftung
Blaufärbung	z.B. bei Störungen des respiratorischen Systems und/oder Herzinsuffizienz
Blässe	z.B. bei Schock, Kreislaufkollaps
hochroter Kopf	z.B. bei Bluthochdruck

● **Halsvenen**

| gestaute und pulsierende Halsvenen | z.B. bei Rechtsherzinsuffizienz |

● **Gesichtsausdruck**

| ängstlich | z.B. bei Angina pectoris, Herzinfarkt |

● **Atemgeräusche**

| erschwerte Atmung | z.B. bei Rechtsherzinsuffizienz |

● **Sprache**

| Schmerzäußerungen (retrosternal, linker Arm) | z.B. bei Angina pectoris, Herzinfarkt |
| Benommenheit, Verwirrtheit | z.B. bei Schock |

● **Haut**

| kaltschweißig | z.B. bei Schock |
| trockene, abhebbare Hautfalten | z.B. Dehydration |

Symptome	Bewertung
● **Puls**	
gut gefüllt und tastbar, rhythmisch	normal
schnell, gut tastbar	Tachykardie, z.B. bei körperlicher Anstrengung, Aufregung
schnell, schlecht tastbar	Tachykardie, z.B. bei Schock, Kreislaufkollaps
langsam, hart	Bradykardie, z.B. bei Hypertonie
unregelmäßig	Arrhythmie, z.B. bei Herzrhythmusstörungen

Hilfsmittel	Anwendungen
● **Technische Hilfsmittel**	
Uhr	z.B. Feststellen der Pulsfrequenz
Stethoskop	z.B. Feststellen von Atem- und Herzgeräuschen, Blutdruckmessung
Blutdruckapparat	zur Blutdruckfeststellung und -überwachung
EKG-Monitor	z.B. Erkennen von Herzrhythmusstörungen
Pulsoxymeter	z.B. Feststellen der arteriellen Sauerstoffsättigung

2.4   Verletzungen

Traumatische Notfälle sind durch Gewalteinwirkung bedingte Verletzungen unterschiedlichen Ausmaßes. Etwa 40% aller Notfälle haben traumatische Ursachen.

Einteilung

● **Schädel-Hirn-Traumen**
- isolierte oder kombinierte Verletzungen von Kopfschwarte, Schädel und Gehirn
● **Wirbelsäulen-Traumen**
- Verschiebungen oder Frakturen der Wirbelsäule mit oder ohne Rückenmarkschädigung
● **Thorax-Traumen**
- geschlossene oder offene Verletzungen der Rippen und/oder des Brustbeins, mit oder ohne Schädigung der Brustorgane (z.B. Lunge und Herz)

- **Abdominal-Traumen**
  - spitze oder stumpfe Verletzungen der Bauchdecke mit oder ohne Schädigung der inneren Bauchorgane, z.B. Milz, Niere und Leber
- **Extremitäten-Traumen**

Prellungen
- flächenhafte Gewalteinwirkungen auf den Körper
- keine sichtbaren Verletzungen

Distorsionen
- Verstauchungen der Gelenke durch gewaltsames Überschreiten der physiologischen Bewegungsgrenzen

Luxationen
- Verschiebungen zweier gelenkbildender Knochenenden
- Beweglichkeit kann teilweise oder vollständig aufgehoben sein

Frakturen
- Knochenbrüche mit zwei oder mehreren Bruchstücken
- geschlossene Frakturen ohne freie Verbindung des Bruches zur Körperoberfläche
- offene Frakturen mit Verbindung des Bruchstückes zur Körperoberfläche

Wunden
- Verletzungen der Haut
- offene Wunden, z.B. Schnittwunden
- geschlossene Wunden, z.B. Prellmarken

Blutungen
- Austritte von Blut aus der Gefäßstrombahn als Folge von Verletzungen
- äußere Blutungen an der Körperoberfläche
- innere Blutungen in einen Körperhohlraum oder ins Gewebe

Kapilläre Blutungen
- Sickerblutungen aus der Haut

Venöse Blutungen
- schwallartige oder gleichmäßige, dunkelrote Entleerungen aus Venen

Arterielle Blutungen
- pulssynchrone, starke, hellrote Entleerungen aus Arterien
- **Polytraumen**
  - Mehrfachverletzungen, wobei mindestens bei einer Verletzung oder in Kombination mehrerer Verletzungen Lebensgefahr besteht
- **Verletzungen der Sinnesorgane**
  - isolierte oder kombinierte Verletzungen an Auge, Ohr, Nase, Mund- und Rachenraum, die in der Regel nicht lebensbedrohlich sind, aber zum Verlust der Sinnesfunktion oder zum Ausfall anderer wichtiger Organfunktionen führen

Das Erkennen von Verletzungen

Symptome	Bewertung

- **Bewegungsapparat**
  abnorme Stellung einer Extremität, unnatürliche Beweglichkeit, Schmerzen, Schwellungen — z.B. bei Frakturen, Luxationen

  eingeschränkte Beweglichkeit, Schmerzen, Schwellungen — z.B. bei Distorsionen

  mäßige bis starke Blutungen, offene Zerstörung des Gewebezusammenhaltes — z.B. bei Blutungen

  offene oder geschlossene Zerstörung des Gewebezusammenhaltes, Schmerzen — z.B. bei Wunden

- **Schädel**
  offene oder geschlossene Zerstörung des Gewebezusammenhaltes, Schmerzen, Störungen des Bewußtseins, verändertes Reflexverhalten, Pupillendifferenz, Übelkeit, Erbrechen — z.B. bei Schädel-Hirn-Trauma

- **Wirbelsäule**
  offene oder geschlossene Zerstörung des Gewebezusammenhaltes, schmerzhafte Schonhaltung, Lähmungserscheinungen, Sensibilitätsstörungen — z.B. bei Wirbelfrakturen

- **Thorax**
  offene oder geschlossene Zerstörung des Gewebezusammenhaltes, paradoxe Atmung, Schmerzen — z.B. bei Rippenserienfrakturen

Symptome	Bewertung
• **Abdomen** Schmerzen, Schonhaltung (z.B. angezogene Beine), erhöhte Bauchdeckenspannung, sichtbare offene oder geschlossene Zerstörung des Gewebezusammenhaltes, Übelkeit und Erbrechen	z.B. bei stumpfem oder spitzem Bauchtrauma
• **Sinnesorgane** Schmerzen, Schwellungen, sichtbare offene oder geschlossene Zerstörung des Gewebezusammenhaltes, Fremdkörper	z.B. bei Fremdkörperverletzung des Auges

Hilfsmittel	Anwendung
• **Technische Hilfsmittel** Reflexhammer	zur Überprüfung der Reflexe
Sensibilitätsinstrumente (z.B. Nadel)	zur Überprüfung der Sensibilität

2.5   Vergiftungen

Vergiftungen sind schädliche Einwirkungen von pflanzlichen, tierischen, bakteriellen, chemischen oder sonstigen Giften auf den Organismus mit vorübergehenden Funktionsstörungen, bleibenden Gesundheitsschäden und/oder Tod.

Die Aufnahme von Giften erfolgt über

– Atemwege (inhalatorische Aufnahme), z.B. Kohlenmonoxid, Kohlendioxid
– Magen-Darm-Trakt (orale Aufnahme), z.B. Alkohol, Tabletten
– Haut (perkutane Aufnahme), z.B. Pflanzenschutzgifte, Pflanzengifte
– Injektionen, z.B. intravenöse Verabreichung von Drogen, Überdosierung von Medikamenten

Ursachen von Vergiftungen

– suizidale Absicht (etwa 85% aller Vergiftungen)
– Unfälle
– Verwechslungen

Die Giftwirkung im menschlichen Organismus ist abhängig von

– Art der giftigen Substanz
– Giftdosis
– Aufnahmeweg des Giftes, z.B. Applikationsart
– Dauer der Einwirkung, z.B. Gase
– momentanem Gesamtzustand des Organismus, z.B. Herzinsuffizienz, Leberfunktionsstörung, Infektionen

Begriffserklärungen

Asservation	Sicherstellung von Giftresten
Antidot	Gegengift
Antagonist	Gegenspieler
Elimination	Aussonderung, Beseitigung
Intoxikation	Vergiftung

Das Erkennen von Vergiftungen

Symptome, allgemeine Hinweise
– Übelkeit, Erbrechen, Durchfälle, plötzlich auftretende Schmerzen
– psychische Störungen, z.B. Aggressivität, Euphorie, Apathie
– Atemstörungen, z.B. Hyper-, Hypoventilation, Atemstillstand
– Herz- und Kreislaufstörungen, z.B. Hypertonie, Hypotonie, Tachykardie, Bradykardie, Arrhythmie
– Schocksymptomatik, z.B. kaltschweißige Haut, Blässe
– sichtbare äußere Veränderungen, z.B. Hautrötungen, Zeichen von Verätzungen, Blasenbildungen

Spezielle Hinweise
– Auffinden von Giftresten, Behältnissen, Fixerutensilien, Hinweise von Augenzeugen

Hilfsmittel	Anwendung
● **Technische Hilfsmittel** Reflexhammer	– zur Überprüfung der Reflexe
Sensibilitätsinstrumente (z.B. Nadel)	– zur Überprüfung der Sensibilität

2.6 Zusammenfassung

Die Notfalldiagnostik beinhaltet:

Kontrolle

- **Atmung**
  - sichtbare Atembewegungen?
  - effektive Atmung?
  - Atemgeräusche?
- **Bewußtsein**
  - ansprechbar?
  - zeitliche, räumliche und persönliche Orientiertheit?
  - Reaktionen auf äußere und innere Reize vorhanden?
  - Übelkeit und/oder Erbrechen?
- **Kreislauf**
  - tastbarer peripherer und/oder zentraler Puls?
  - meßbarer Blutdruck?
  - rhythmische Herzaktionen?

Sind lebensbedrohliche Zustände ausgeschlossen und keine lebenserhaltenden Maßnahmen notwendig, wird der Betroffene wie folgt weiter systematisch untersucht und überwacht:

Kontrolle

- **Kopf**
  - sichtbare Verletzungen?
  - Blut- und Liquoraustritt aus Mund, Nase, Ohren?
  - Pupillenreaktionen, -differenzen?
  - Schmerzen?
- **Brustkorb**
  - sichtbare Verletzungen?
  - behinderte Atmung?
  - atemabhängige Schmerzen?
- **Bauch**
  - sichtbare Verletzungen?
  - Schmerzen?
  - Abwehrspannungen?
  - Schonhaltungen?
- **Extremitäten**
  - sichtbare Verletzungen?
  - abnorme Stellung, Haltung und/oder Beweglichkeit?
  - erkennbare Durchblutungsstörungen (Kälte/Wärme, Blässe/Rötung)?
  - Krämpfe, Tetanien?

Das Erkennen des Zustandes ist Voraussetzung für den effektiven Einsatz notfallmedizinischer Maßnahmen.

2

Grundsätze
bei Notfallsituationen

3 Grundsätze bei Notfallsituationen

3.1 Eigensicherheit bei Notfallsituationen

Bei jeder Notfallsituation in medizinischen Einrichtungen besteht die Gefahr der Eigen- und Fremdverletzung sowie der extremen psychischen Belastung und Überforderung.

Unnötige Erfahrungen, wie zum Beispiel Schnittverletzungen beim Öffnen von Ampullen, lähmende Hilflosigkeit beim Kollaps eines Patienten in der Badewanne oder beim Kreislaufstillstand im Aufzug können vermieden bzw. reduziert werden, wenn die Pflegeperson mögliche Gefahrenquellen kennt, die Grundregeln der Eigensicherheit beachtet und sich mental mit Notfallsituationen auseinandersetzt.

Körperliche Verletzungen

Körperliche Verletzungen sind möglich oder werden beispielsweise begünstigt durch:
- fehlende Schutzschuhe
- fehlerhaften Umgang mit technischen Geräten
- unsachgemäßes Aufbrechen von Ampullen
- unkonzentrierten Umgang mit Spritzen und Kanülen,
  z.B. unkontrollierte Bewegungen
- unsachgemäßes Entsorgen von gebrauchten Kanülen
- Stromschlag bei der Defibrillation
- Explosionsgefahr bei der Sauerstoffapplikation

Infektionen

Infektionen sind möglich oder werden begünstigt z.B. durch
- Nichteinhalten von Hygienevorschriften
- Mißachtung der generellen Infektionsgefahr (jeder Mensch kann potentieller Überträger von Infektionskrankheiten sein)
- nicht ausreichenden Schutz eigener Wunden
- Nichttragen von Schutzhandschuhen bei Patientenkontakten
- unkonzentrierten Umgang mit Spritzen und aufgesetzten Kanülen,
  z.B. unkontrollierte Bewegungen
- unsachgemäßes Entsorgen der gebrauchten Kanülen, z.B. Liegenlassen von Kanülen
- Aerosolbildung bei orotrachealer Absaugung
- mangelnde Desinfektion gebrauchter Gegenstände, z.B. Schlußdesinfektion nach einer Notfallsituation

Extreme psychische Belastungen

Jede Notfallsituation stellt eine extreme psychische Belastung dar. Eine Eigengefährdung entsteht z.B. durch:
– Überschätzen der eigenen Belastbarkeit
– mangelnde Gesprächsbereitschaft und das Leugnen von eigenen Schwächen
– fehlende Nacharbeit bzw. Nachbesprechungen bei erfolglosen Reanimationen
– mangelnde Kompetenz
– Unsicherheit, ob man alles richtig gemacht hat

 Um Gefahren abwenden zu können, muß das Sicherheitsbewußtsein geschärft werden. Es ist jederzeit mit Gefahren zu rechnen.

Prävention

– Unfallverhütungsvorschriften beachten, z.B. Öffnen von Ampullen, Umgang mit Sauerstoff
– Bundesseuchengesetz, Hygieneregeln und Vorschriften des Robert-Koch-Instituts einhalten, z.B. Umgang mit Infektionskranken, Desinfektionspläne, Infektionsschutz
– regelmäßige Aus-, Fort- und Weiterbildungen
– Einsatzbesprechungen mit Fallanalysen, z.B. Teambesprechungen
– Psychohygiene praktizieren, z.B. Supervision mit Psychologen und Theologen

Grundsätzliches Verhalten bei Notfällen

– Ruhe bewahren und ausstrahlen
– Situation erfassen und bewerten
– Notruf, z.B. über zentrale Rufanlage, Telefon des Patienten
– Handschuhe bei Patientenkontakten tragen
– Bestimmungen der Unfallverhütungsvorschriften beachten
– eigene Leistungsfähigkeit nicht überschätzen

 Besondere Hygienemaßnahmen sind notwendig bei Patienten mit HIV-Infektion, AIDS und Hepatitis.

Besondere Hygienemaßnahmen

● **Handschuhe**
– bei allen Tätigkeiten, bei denen ein Kontakt mit Blut, Blutbestandteilen, Körperflüssigkeiten, Ausscheidungen oder Sekreten möglich ist
– beim Berühren von Schleimhäuten

● **Mund- und Nasenschutz, Brille**
– wenn mit Aerosolbildung (z.B. beim Absaugen) oder Verspritzen von Blut, Blutbestandteilen, Körperflüssigkeiten, Ausscheidungen oder Sekreten zu rechnen ist
● **Schutzkittel**
– bei allen Arbeiten bei denen mit Kontamination der Kleidung mit Blut, Blutbestandteilen, Körperflüssigkeiten, Ausscheidungen oder Sekreten zu rechnen ist
– bei Entsorgung von Patientenausscheidungen

3

3.2 Vorgehen beim Auffinden eines Patienten mit Störungen der Vitalfunktionen (Abb. 3-1)

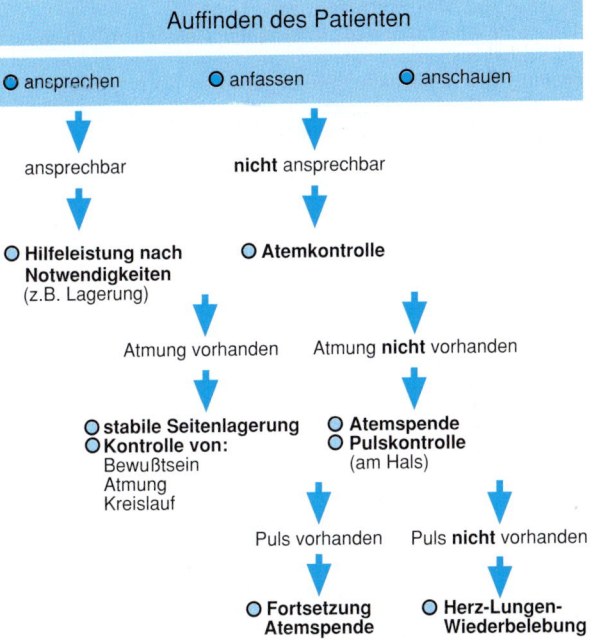

Abb. 3-1 Vorgehen beim Auffinden eines Patienten

3.3 Lagerung von Notfallpatienten

Die Lagerung von Notfallpatienten unter sachgerechtem Einsatz von Hilfsmitteln fällt in den Zuständigkeitsbereich des nichtärztlichen Personals und ist eine wichtige Basismaßnahme (Kap. 3.2).

 Die Lagerung richtet sich grundsätzlich immer nach dem Zustand des Notfallpatienten und wird der jeweiligen Erkrankung oder Verletzung angepaßt.
Nichtbewußtlose Notfallpatienten nehmen häufig spontan eine für sie angenehme Haltung ein, die nur vorsichtig und nicht unter Zwang korrigiert werden darf.

Indikationen der Lagerung

– Schonung und Entlastung des Notfallpatienten, seiner betroffenen Körperteile und/oder Körperregionen
– wichtige Sofortmaßnahme zur Behandlung eines lebensbedrohlichen Schockzustandes
– Herstellung bzw. Beibehaltung einer günstigen Körperposition zur Herz-Lungen-Wiederbelebung
– Voraussetzung zum Transport von Notfallpatienten

 Eine kontinuierliche Überwachung der Atmung muß immer gewährleistet sein.

3.3.1 Lagerung bei Bewußtlosigkeit

Ziel

– Aspirationsprophylaxe
– Freihalten der Atemwege

Technik

– stabile Seitenlagerung (Abb. 3-2)

Ausnahmen

– peripheres Polytrauma
– bekannte oder höchstwahrscheinliche Rückenmarksverletzung oder Querschnittslähmung
– Arztanordnung

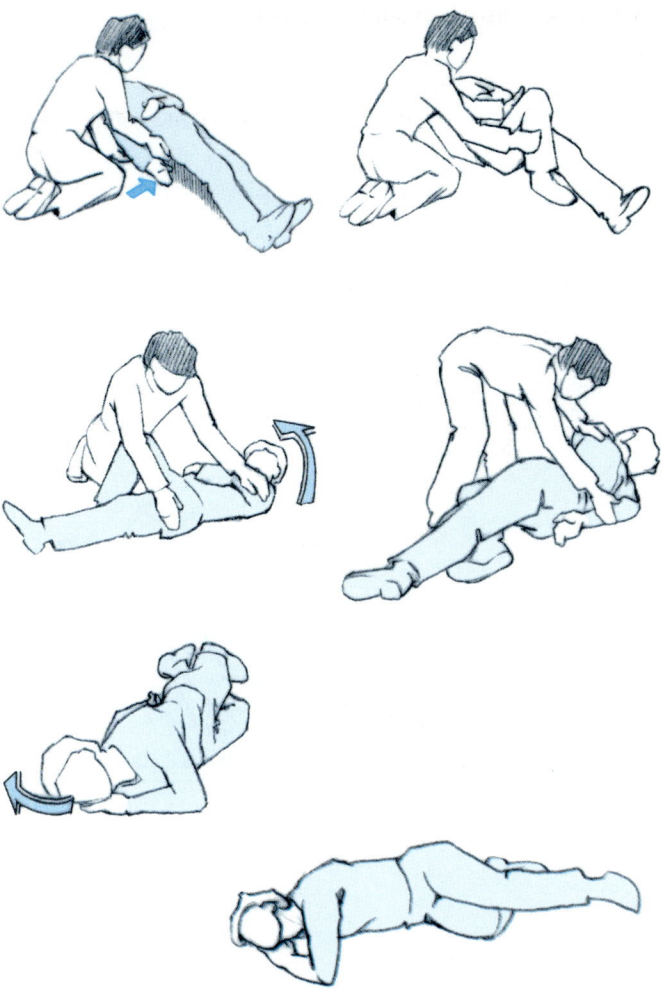

Abb. 3-2 Stabile Seitenlagerung

3.3.2 Lagerung bei Atemnot und Asthma bronchiale

Ziel

– Verbesserung der Beweglichkeit der Atem- und Atemhilfsmuskulatur
– verbesserte Beweglichkeit des Zwerchfells
– möglicher Einsatz der Atemhilfsmuskulatur

Technik

– Oberkörperhochlagerung, Arme des Patienten unterstützen
  (Abb. 3-3)

Ausnahmen

– peripheres Polytrauma
– bekannte oder höchstwahrscheinliche Rückenmarksverletzungen

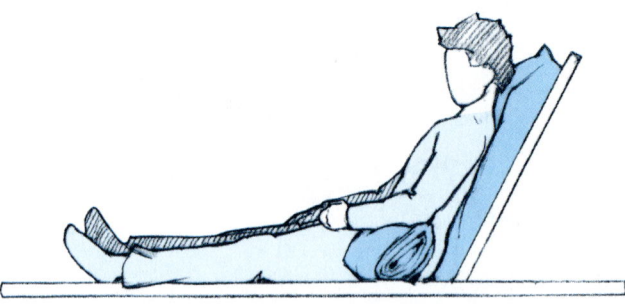

Abb. 3-3 Lagerung bei Atemnot

3.3.3 Lagerung bei Lungenödem

Ziel

– Senkung des Blutdrucks im Lungenkreislauf

Technik

– Patient aufsetzen
– Arme und Beine herunterhängen lassen (Abb. 3-4)

3

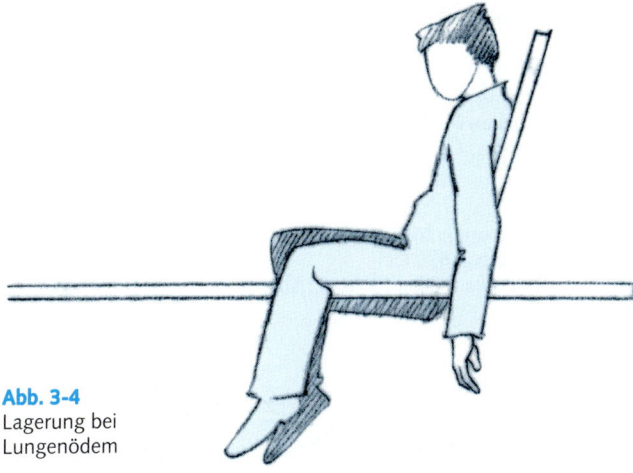

Abb. 3-4
Lagerung bei
Lungenödem

3.3.4 Lagerung bei Thoraxverletzungen

Ziel

– Schmerzstillung und Ruhigstellung
– verbesserte Lungenbelüftung auf der unverletzten Seite

Technik

– mäßige Oberkörperhochlagerung
– falls der Patient es toleriert, Lagerung auf der verletzten Seite
  (Abb. 3-5)

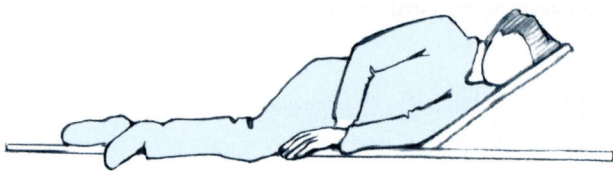

Abb. 3-5 Lagerung bei Thoraxverletzungen

3.3.5 Lagerung bei Schock, Kreislaufkollaps

Ziel

– verbesserter venöser Rückfluß
– Autotransfusion mit besserer Durchblutung lebenswichtiger Organe, z.B. Gehirn, Herz, Nieren

Technik

– Beinhochlagerung (20 bis 30 Grad) über der Herzebene des Patienten (Abb. 3-6)
– Kopftieflagerung, 10 bis 15 Grad (Abb. 3-7)

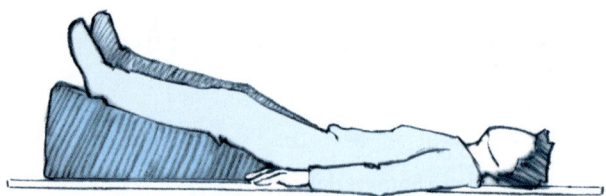

Abb. 3-6 Beinhochlagerung

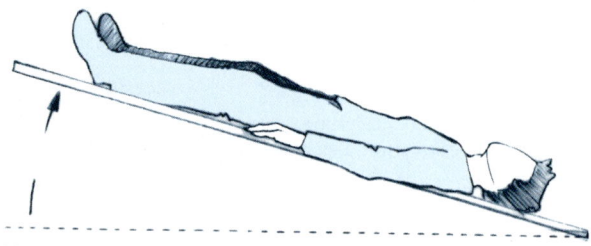

Abb. 3-7 Kopftieflagerung

3.3.6 Lagerung bei kardiogenem Schock

Ziel

– reduzierter venöser Rückfluß
– Reduzierung des Blutstaus in den Lungen
– Entlastung des linken Herzens

Technik

– flache Rückenlagerung mit mäßiger Oberkörperhochlagerung (Abb. 3-8)
– Beobachtung des Patienten auf Veränderung der Symptome, z.B. Blutdruckabfall

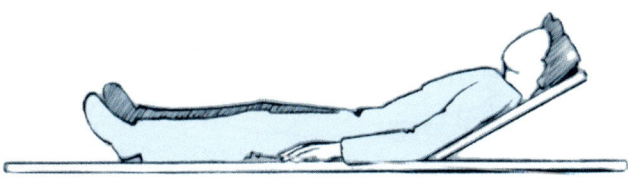

Abb. 3-8 Lagerung bei kardiogenem Schock

3.3.7 Lagerung bei akutem arteriellem (peripherem) Gefäßverschluß

Ziel

– verbesserte arterielle Versorgung der Extremität durch Zufluß über die Kollateralen

Technik

– Tieflagerung
– Abpolstern der betroffenen Extremität (Abb. 3-9)

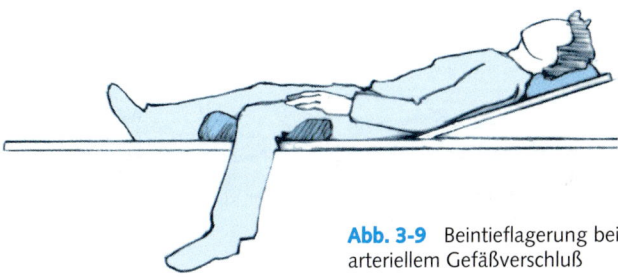

Abb. 3-9 Beintieflagerung bei arteriellem Gefäßverschluß

3.3.8 Lagerung bei akutem venösem (peripherem) Gefäßverschluß

Ziel

– verminderter arterieller Bluteinstrom in die betroffene Extremität
– verbesserter venöser Rückfluß

Technik

– vorsichtiges Hochlagern der betroffenen Extremität (Abb. 3-10)

 Emboliegefahr

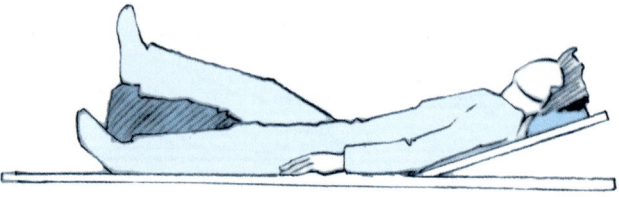

Abb. 3-10   Beinhochlagerung bei venösem Gefäßverschluß

3.3.9 Lagerung bei Vena-cava-Kompressionssyndrom

Ziel

– Verhindern einer Kompression der unteren Hohlvene (Vena cava inferior) durch den Uterus der schwangeren Frau

Technik

– linke Seitenlage, rechter Arm hinter dem Körper
– leicht angewinkeltes rechtes Bein (Abb 3-11)

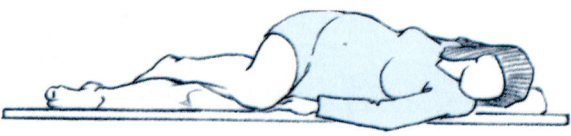

Abb. 3-11   Lagerung bei Kompression der Vena cava

3.3.10 Lagerung bei hypertensiver Krise

Ziel

– verminderter Hirndruck durch reduzierten arteriellen Zufluß zum Gehirn

Technik

– leichte Oberkörperhochlagerung (Abb. 3-12)

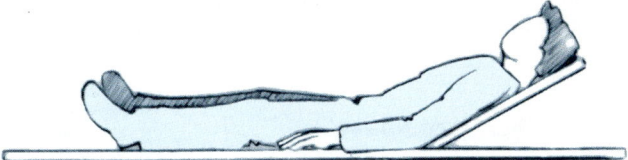

Abb. 3-12   Lagerung bei hypertensiver Krise

3.3.11 Lagerung bei Schädel-Hirn-Trauma

Ziel

– verminderte Hirndurchblutung
– reduzierter Hirndruck
– Hirnödemprophylaxe

Technik

– mäßige Oberkörperhochlagerung (etwa 15 Grad)
– Beobachtung des Patienten auf veränderte Symptomlage, z.B. Blutdruckabfall (Abb. 3-13)

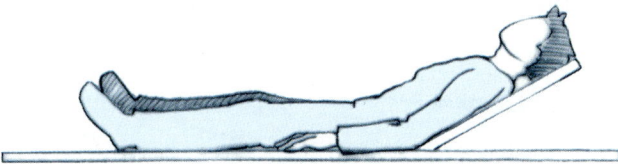

Abb. 3-13   Lagerung bei Schädel-Hirn-Trauma

3.3.12 Lagerung bei Gesichtstrauma, Blutungen im Mund-Rachen-Raum

Ziel

– Verhindern einer Aspiration von Blut und Schleim

Technik

– bei Toleranz des Patienten flache Bauchlage
– Unterpolstern von Stirn- und Brustregion (Abb. 3-14)
– ständige Beobachtung auf veränderte Symptome, z.B. erschwerte Atmung

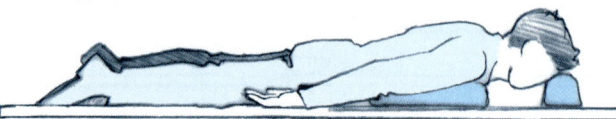

Abb. 3-14   Lagerung bei Gesichtsverletzungen

3.3.13 Lagerung bei Wirbelsäulen-Trauma

Ziel

– Verhindern einer zusätzlichen Schädigung des Rückenmarks durch Verschieben der betroffenen Wirbelkörper

Technik

– flache Rückenlage (Abb. 3-15)
– evtl. Vakuummatratze

 Den Patienten so wenig wie möglich bewegen.

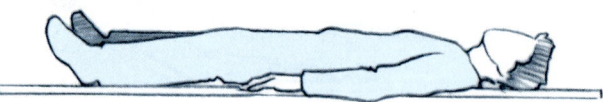

Abb. 3-15   Lagerung bei Wirbelsäulen-Trauma

3.3.14 Lagerung bei akutem Abdomen

Ziel

– Entspannung der Bauchdecke zur Schmerzlinderung

Technik

– flache Rückenlage
– leicht erhöhter Kopf (Polster)
– angezogene Beine mit Knierolle **(Abb. 3-16)**
– Patient liegt evtl. entspannter, wenn die Unterschenkel unterpolstert sind

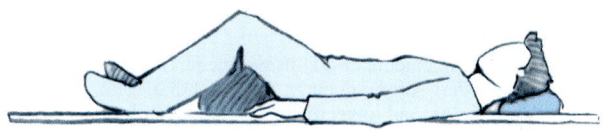

Abb. 3-16 Lagerung bei akutem Abdomen

3.3.15 Lagerung bei Extremitäten-Trauma

Ziel

– Ruhigstellen der betroffenen Extremität
– Schmerzlinderung
– Vermeiden einer sekundären Schädigung, z.B. Nerven- und/oder Gefäßverletzungen

Technik

– flache Rückenlage
– sinnvoller Einsatz von Lagerungshilfsmitteln, z.B. Vakuumschiene

3.3.16 Lagerung bei bevorstehender oder einsetzender Geburt

Ziel

– Schonung der Schwangeren
– erleichterte Geburt

Technik

– Lagerung nach Wunsch der schwangeren Frau

3.4   Notfallkoffer, Notfallwagen

Notfallkoffer, die zur ersten ärztlichen Hilfe bei Notfallpatienten eingesetzt werden, müssen der DIN 13232 entsprechen. Die DIN gibt ein Basisausstattungskonzept vor, das den individuellen Bedürfnissen genügend Spielraum läßt.

Anforderungen

– der Inhalt des Notfallkoffers muß auf die Verwendung bei schwerwiegenden Notsituationen und Notfällen beschränkt bleiben
– das klassische Erste-Hilfe-Material ist auf ein Minimum reduziert
– diagnostische und therapeutische Geräte, Medikamente und Hilfsmaterialien müssen nach funktionellen Bereichen angeordnet werden. »**Blau**« steht in der Regel für den Bereich Atmung, »**Rot**« für den Bereich Kreislauf
– alle Geräte, Medikamente und Hilfsmaterialien müssen nach dem Öffnen des Koffers sofort auf einen Blick sichtbar, schnell und einfach zu entnehmen und unverzüglich einsatzbereit sein
– der Koffer soll den Inhalt vor äußeren Einflüssen (z.B. Spritzwasser, Staub) schützen

 Haben Sie das Gefühl, Ihre Arme werden bei einem Einsatz mit einer längeren Geh- bzw. Laufstrecke durch das Gewicht der Notfallkoffer, EKG- und Beatmungsgeräte usw. immer länger? Lassen Sie sich doch durch den Gerätehersteller oder eine Werkstatt Schultertragegurte anbringen.

3.4.1 Grundausstattung eines Notfallkoffers (Tab. 3-1)

Tab. 3-1   Grundausstattung nach DIN 13232 (Auszug)

Absaugung und Beatmung			
Nr.	Stück-zahl	Bezeichnung/ Benennung	Ausführung und Bemerkung
1	1	Sekretabsaugpumpe	tragbar, Sog < 0,3 bar
2	3	Einmal-Absaugkatheter mit Endöffnung	einzeln steril verpackt, in 3 Größen
3	1	Frischluftbeatmungsgerät mit Rückatmungsventil für Erwachsene	mit Anschlußmöglichkeit zur Sauerstoffgabe
4	2	Beatmungsmaske	in 2 Größen
5	3	Guedel-Tubus	in 3 Größen
6	2	Wendl-Tubus	in 2 Größen
7	2	Punktionskanülen für Spannungspneumothorax	einzeln steril verpackt

Die zusätzliche Ausstattung mit Sauerstoffgeräten ist zulässig.

Notintubation			
Nr.	Stück-zahl	Bezeichnung/ Benennung	Ausführung und Bemerkung
1	1	Laryngoskopgriff	mit Batterie, gegebenenfalls wiederaufladbar
2	3	Spatel	in 3 Größen
3	1	Magill-Zange für Erwachsene	nichtrostend (NR)
4	3	Trachealtuben ohne Ballon nach DIN ISO 5361 Teil 2 (z.Zt. Entwurf) mit Konnektor nach DIN ISO 7228 (z.Zt. Entwurf)	jeweils einzeln keimarm verpackt, mit den Innendurchmessern 1 x 3,5 mm 1 x 4 mm 1 x 4,5 mm

Tab. 3-1 Fortsetzung

Notintubation			
Nr.	Stück-zahl	Bezeichnung/ Benennung	Ausführung und Bemerkung
5	6	Trachealtuben mit Ballon nach DIN ISO 5361 Teil 2 (z.Zt. Entwurf) mit Konnektor nach DIN ISO 7228 (z.Zt. Entwurf)	jeweils einzeln keimarm verpackt, mit den Innendurchmessern 1 x 5 mm 1 x 6 mm 1 x 7,5 mm 1 x 8 mm 2 x 8,5 mm
6	3	Einführungsmandrin	flexibel, Größen 1, 2 und 3
7	1	Packung Gleitmittel	Gel
8	1	Einmalspritze (DIN 13 098-10-N6)	10 ml
9	2	Klemme	nach Pean, gerade
10	1	Heftpflaster (DIN 13 019 x A5 x 2,5)	mit Schutzring

Diagnostik			
Nr.	Stück-zahl	Bezeichnung/ Benennung	Ausführung und Bemerkung
1	1	Blutdruckmeßgerät mit elastischem Meßglied, komplett mit einer Blut-druckmanschette für Erwachsene und Kinder	
2	1	Bügelstethoskop	
3	1	Diagnostikleuchte	
4	1	Reflexhammer	
5	1	Blutzucker-Teststreifen	Packung mit mind. 10 Stück

Tab. 3-1 Fortsetzung

Infusionstherapie			
Nr.	Stück-zahl	Bezeichnung/Benennung	Ausführung und Bemerkung
1	1	Packung Desinfektions-mittel (Hautdesinfektion)	Lösung, Spray oder Tupfer
2	6	Venenverweilkanülen	verschiedene Größen, steril
3	4	Punktionsmaterial für zentrale Venen	verschiedene Größen, steril
4	1	500 ml Volumenersatz-mittel	
5	1	500 ml Infusionslösung	
6	1	250 ml Natrium-bikarbonat 8,4%	
7	4	Infusionsgeräte nach DIN 58 362 Teil 1	
8	1	Staubinde elastisch	

3

Tab. 3-1   Fortsetzung

Gebrauchs- und Verbrauchsmaterial			
Nr.	Stück-zahl	Bezeichnung/ Benennung	Ausführung und Bemerkung
1	1	Pinzette (DIN 58 238 – A 145x2)	Pinzette, anatomisch
2	1	Pinzette (DIN 58 239 – A 145x3,2)	Pinzette, chirurgisch
3	1	Klemme (DIN 58 234 – A 140)	Arterienklemme, gerade nach Rochester-Pean
4	1	Schere (DIN 58 252 – B 145)	chirurgische Schere, spitz/stumpf
5	3	Einmal-Skalpell	verschiedene Formen, einzeln, steril verpackt
6	1	Schere (DIN 58 279 – B 190)	
7	12	Kompressen (100 x 100 mm)	max. paarweise verpackt
8	2	Fixierbinde elastisch 4 m x 8 cm	einzeln, staubgeschützt verpackt
9	2	Verbandpäckchen DIN 13 151-M	
10	2	Verbandpäckchen DIN 13 151-G	
11	3	Verbandtuch DIN 1315 – A Verbandtuch DIN 13 152 – B Verbandtuch DIN 13 152, jedoch abweichend mit der Größe 400 x 600 mm	
12	2	Dreiecktuch DIN 13 168 – D	
13	1	Wundschnellverband DIN 13 019 – E1 x 6	staubgeschützt verpackt, elastisch
14	1	Heftpflaster DIN 13 019 A5 x 3,5	mit Schutzring

Tab. 3-1 Fortsetzung

Gebrauchs- und Verbrauchsmaterial			
Nr.	Stück-zahl	Bezeichnung/ Benennung	Ausführung und Bemerkung
15	1	metallisierte Polyesterfolie als Decke, Oberfläche Aluminium, Rückseite farbig, mindestens 2200 x 1400 mm, zwischen 12 und 25 mm dick	gefaltet, einzeln staubgeschützt verpackt
16	1	Hände-Desinfektionslösung mindestens 50 ml	
17	2	Paar OP-Handschuhe	paarweise steril verpackt
18	5	Einmalspritze (2 ml) nach DIN 13 098 Teil 1	steril
19	5	Einmalspritze (5 ml) nach DIN 13 098 Teil 1	steril
20	2	Einmalspritze (10 ml) nach DIN 13 098 Teil 1	steril
21	2	Einmalspritze (20 ml) nach DIN 13 098 Teil 1	steril
22	10	Einmalkanüle	steril Größe 1
23	10	Einmalkanüle	steril Größe 2

3.4.2 Grundausstattung eines Notfallwagens
(Tab. 3-2)

In allen Klinikbereichen, in denen Notfallsituationen und Reanimationen zu erwarten sind (z.B. Intensivstationen, Notaufnahmen, OP-Abteilungen), soll ein komplettes Notfallpaket für Reanimation in Form einer rollenden Einheit (Notfallwagen) zur Verfügung stehen. Der Inhalt ist umfangreicher als beim Notfallkoffer, beinhaltet spezielle Überwachungs- und Therapiegeräte und muß ebenfalls jede Woche einmal nach dem VHF-System (**vollständig–haltbar–funktionsfähig**) überprüft werden. Die Kontrolle ist mit Datum und Unterschrift zu dokumentieren. Batteriebetriebene medizintechnische Geräte werden in der Ruheposition über einen Netzanschluß aufgeladen. Eine übersichtliche Inhaltsliste liegt bei.

Tab. 3-2   Grundausstattung

Diagnostik		
Nr.	Stück-zahl	Bezeichnung/ Benennung
1	1	Blutdruckmeßgerät
2	1	Stethoskop

Notintubation/Tracheo-, Koniotomie-Set		
Nr.	Stück-zahl	Bezeichnung/ Benennung
1	1	Laryngoskopgriff mit Batterie (und Ersatzbatterie und Ersatzbirne)
2	2	Laryngoskopspatel für Erwachsene (verschiedene Größen)
3	2	Laryngoskopspatel für Kinder (verschiedene Größen)
4	je 2	Endotrachealtuben mit Innendurchmesser 4,5 bis 8,5 mm
5	2	Führungsstäbe (Größe 1 und 2)
6	je 2	Pharyngeal-Tuben (Größe 1 bis 5)
7	1	Magill-Zange
8	2	Blockerspritze (20 ml)
9	4	Klemmen
10		Befestigungsmaterial für Tuben (z.B. spezielle Befestigungssets)
11	1	Xylocain®-Gel
12	1	Koniotomie-Set

Tab. 3-2   Fortsetzung

Absaugung und Beatmung		
Nr.	**Stück-zahl**	**Bezeichnung/ Benennung**
1	1	Fuß- oder Handabsaugpumpe
2	je 10	Absaugkatheter (verschiedene Größen)
3	1	Beatmungsbeutel mit Möglichkeit zum Sauerstoffanschluß
4	5	Masken (verschiedene Größen)
5	5	Sauerstoffbrille bzw. -sonde
6	5	Verbindungsschlauch Beatmungsbeutel
7	1	Sauerstoffanschluß

Venenpunktion		
Nr.	**Stück-zahl**	**Bezeichnung/ Benennung**
1	1	Staubinde
2	10	alkoholgetränkte sterile Tupfer (zur Desinfektion)
3	je 10	Venenverweilkanülen (verschiedene Größen)
4	3	periphere Venenkatheter
5	3	Komplett-Set für zentrale Venenkatheter
6	je 10	Einmalspritzen (verschiedene Größen)
7	je 10	Injektionskanülen (verschiedene Größen)
8	1	Befestigungsmaterial für Venenverweilkanülen (z.B. spezielle Befestigungssets)

Tab. 3-2 Fortsetzung

Infusionstherapie		
Nr.	Stück-zahl	Bezeichnung/Benennung
1	10	Infusionsbesteck
2	3	Natriumbikarbonat 8,4% (100 ml)
3	5	Ringer-Laktat-Infusionen (500 ml)
4	5	Volumenersatzmittel (500 ml)
5	1	Infusionsständer (am Notfallwagen befestigt)

Gebrauchs- und Verbrauchsmaterial		
Nr.	Stück-zahl	Bezeichnung/Benennung
1	je 5	Schnellverbände (verschiedene Größen)
2	10	Mullbinden
3	4	Ampullenfeile
4	5	Venenkanülen-Verschlußstopfen
5	5	Dreiwegehahn
6	5	Einmal-Klemmen
7	je 2	Rolle Pflaster (verschiedene Breiten und Beschaffenheiten)
8	5	Verbandpäckchen
9	15	sterile Kompressen
11	10	Paar sterile Handschuhe
12	1	Desinfektionsmittel (Spray)
13	1	Kanülensicherheitsbox
14	5	Mundspatel
15	3	Einmal-Abwurfschale
16		Zellstoff

Tab. 3-2   Fortsetzung

Notfalldiagnostik		
Nr.	Stück-zahl	Bezeichnung/Benennung
1	5	Blutabnahme-Set (komplett) für Notfall-Labor mit Leistungsanforderungsschein
2	10	diverse Leistungsanforderungsscheine (z.B. Radiologie)
3	1	Taschenlampe
4	1	Reflexhammer mit Sensibilitätsinstrumenten
5		diverse Schnelltests

Notfallprotokoll		
Nr.	Stück-zahl	Bezeichnung/Benennung
1	1	Block mit Notfallprotokollen
2	1	Schreibunterlage
3	5	Bogen mit Klebeetiketten
4	3	Kugelschreiber

Sonstiges		
Nr.	Stück-zahl	Bezeichnung/Benennung
1	2	Unterarmschiene
2	je 1	Brust- und Beingurt zur Fixierung
3	1	Brett zur Reanimation

Tab. 3-2   Fortsetzung

Überwachungs- und Therapiegeräte		
Nr.	Stück-zahl	Bezeichnung/ Benennung
1	1	Defibrillator mit EKG-Überwachungseinheit und Herzschrittmacher
2	20	Klebeelektroden (EKG-Ableitung)
3	1	Tube Elektroden-Gel (Kontakt-Gel)
4	1	Schrittmacherset (passager, peripher)
5	4	Einmalrasierer
6	1	Pulsoxymeter
7	1	Absauggerät (für zentralen Wandanschluß)
8	1	Injektionspumpe
9	4	Spritze für Injektionspumpen
10	4	Schlauchsystem für Injektionspumpen
11	1	Beatmungseinheit mit Sauerstoffflasche (2 Liter)

Tab. 3-2 Fortsetzung

Medikamente (z.B.)		
Nr.	Stück-zahl	Bezeichnung/Benennung
1	5	Kps. Adalat® (1 Kps.: 10 mg)
2	5	Amp. Alupent® (1 ml: 0,5 mg)
3	10	Amp. Atropinsulfat® (1 ml: 0,5 mg)
4	5	Amp. Arterenol® (0,1%ig, 1 ml: 1 mg)
5	1	Spray Berotec® (1 Hub: 0,2 mg)
6	5	Amp. Dopamin (5 ml: 200 mg)
7	5	Amp. Dobutrex® (1 Injektionsflasche: 250 mg)
8	5	Amp. Fortecortin® (5 ml: 40 mg)
9	5	Amp. Fortecortin® (10 ml: 100 mg)
10	1	Amp. Ketanest® (1 ml: 10 mg)
11	5	Amp. Lasix® (2 ml: 20 mg)
12	5	Amp. NaCl (0,9%ig, 1 Amp.: 10 ml)
13	1	Spray Nitrolingual® (1 Hub: 0,4 mg)
14	10	Amp. Suprarenin® (0,1%ig, 1 ml: 1 mg)
15	5	Amp. Tramal® (1 Amp.: 50 mg)
16	5	Amp. Tramal® (1 Amp.: 100 mg)
17	5	Amp. Valium® (2 ml: 10 mg)
18	5	Amp. Visken® (2 ml: 0,4 mg)
19	5	Amp. Xylocain® (2%ig, 5 ml: 100 mg)

3

3.4.3 Grundausstattung eines Kindernotfallkoffers (Tab. 3-3)

Tab. 3-3 Grundausstattung nach DIN 13 233 (Auszug)

Absaugung und Beatmung			
Nr.	Stück-zahl	Bezeichnung/ Benennung	Ausführung und Bemerkung
1	1	Handabsaugpumpe	
2	3	Baby-Schleimabsauger	steril
3	6	Einmal-Absaugkatheter mit Trichter, Öffnung 5 mm von der Spitze je 2 Stück 1,3 mm, 2,0 mm und 2,8 mm	steril
4	1	Baby-Beatmungsbeutel	
5	1	Rendell-Baker-Beatmungs-maske	Größe 0
6	1	Rendell-Baker-Beatmungs-maske	Größe 1
7	1	Rendell-Baker-Beatmungs-maske	Größe 2
8	1	Guedel-Tubus	Größe 00
9	1	Guedel-Tubus	Größe 0
10	1	Guedel-Tubus	Größe 1
11	1	Guedel-Tubus	Größe 2

Tab. 3-3   Fortsetzung

Intubation			
Nr.	**Stück-zahl**	**Bezeichnung/ Benennung**	**Ausführung und Bemerkung**
1	1	Laryngoskopgriff	mit Batterie, gegebenenfalls wiederaufladbar
2	2	Spatel für Kleinkinder	in 2 Größen
3	1	Magill-Zange für Kleinkinder	nichtrostend (NR)
4	3	Trachealtuben ohne Ballon nach DIN ISO 5361 Teil 2 (z.Zt. Entwurf) mit schwarzer Spitze, mit Konnektor nach DIN ISO 7228 (z.Zt. Entwurf)	jeweils einzeln keimarm verpackt, mit den Innendurchmessern 1 x 2 mm 1 x 2,5 mm 1 x 3 mm 1 x 3,5 mm 1 x 4 mm 1 x 4,5 mm
5	1	Einführungsmandrin	flexibel, Größe 1
6	1	Packung Gleitmittel	Gel

Diagnostik			
Nr.	**Stück-zahl**	**Bezeichnung/ Benennung**	**Ausführung und Bemerkung**
1	1	Blutdruckmeßgerät mit elastischem Meßglied, komplett mit einer Blutdruckmanschette für Kinder in verschiedenen Größen	
2	1	Kinderstethoskop	
3	1	Diagnostikleuchte	

3

Tab. 3-3   Fortsetzung

Infusionstherapie			
Nr.	Stück-zahl	Bezeichnung/ Benennung	Ausführung und Bemerkung
1	6	Flügelkanülen	in 3 Größen, steril
2	4	Venenverweilkanülen	in 2 Größen, steril
3	4	Infusionsgeräte nach DIN 58 362 Teil 1	steril
4	1	500 ml Volumenersatzmittel	
5	1	250 ml Natriumbikarbonat 8,4%	
6	1	Packung Desinfektions-mittel	Lösung, Spray oder Tupfer
7	1	Staubinde elastisch	

Gebrauchs- und Verbrauchsmaterial			
Nr.	Stück-zahl	Bezeichnung/ Benennung	Ausführung und Bemerkung
1	1	Pinzette (DIN 58 238 – A 145x2)	Pinzette, anatomisch
2	1	Pinzette (DIN 58 237)	Pinzette, chirurgisch
3	1	Klemme (DIN 58 234 – B 125)	
4	1	Schere (DIN 58 252 – B 145)	chirurgische Schere, spitz/stumpf
5	2	Einmal-Skalpell	verschiedene Formen, einzeln, steril verpackt
6	2	Verbandpäckchen DIN 13151 – M	
7	1	Verbandtuch DIN 13 152 – A	
8	1	Wundschnellverband DIN 13019 – E 1 x 6	staubgeschützt verpackt, elastisch

Tab. 3-3 Fortsetzung

Gebrauchs- und Verbrauchsmaterial			
Nr.	Stück-zahl	Bezeichnung/ Benennung	Ausführung und Bemerkung
9	1	Päckchen Pflasterstrips, Sortiment mindestens 20 Stück	verschiedene Größen, einzeln, staubgeschützt verpackt
10	1	Heftpflaster DIN 13 019 A5 x 2,5	mit Schutzring
11	2	Fixierbinde elastisch 4 m x 6 cm	einzeln, staubgeschützt verpackt
12	12	Kompressen (100 x 100 mm)	max. paarweise verpackt
13	1	metallisierte Polyesterfolie als Decke, Oberfläche Aluminium, Rückseite farbig, mindestens 2200 x 1400 mm, zwischen 12 und 25 mm dick	gefaltet, einzeln staubgeschützt verpackt
14	2	Silberwindel, mindestens 1000 x 800 mm	gefaltet, einzeln staubgeschützt verpackt
15	2	Paar OP-Gummihand-schuhe	paarweise steril verpackt
16	1	Hände-Desinfektionslösung mindestens 50 ml	
17	5	Einmalspritze (2 ml) nach DIN 13 098 Teil 1	steril
18	3	Einmalspritze (5 ml) nach DIN 13 098 Teil 1	steril
19	1	Einmalspritze (10 ml) nach DIN 13 098 Teil 1	steril
20	10	Einmalkanüle	verschiedene Größen, steril

Allgemeine Maßnahmen in Notfallsituationen

4.1 Notfalldiagnostik

Diagnostische Maßnahmen müssen bei einem Notfallpatienten in kürzester Zeit erfolgen und auf das Wesentliche beschränkt werden.

Die wichtigsten Diagnoseverfahren

- Blutdruckmessung (Kap. 4.7.2)
- Elektrokardiographie (EKG, Kap. 4.7.3)
- Pulsoxymetrie (Kap. 2.1)
- Blutgasanalyse (Kap. 2.1)
- Echokardiographie (Kap. 4.7.5)
- zentrale Venendruckmessung (Kap. 4.7.4)

Weiter zählen folgende Methoden dazu:

4.1.1 Laboruntersuchungen

Laboruntersuchungen gehören zur medizinischen Standarddiagnostik und werden vom Arzt angeordnet. Teilweise ist die Gewinnung der Laborproben Aufgabe des Pflegedienstes. Viele Laboruntersuchungen in der Notfalldiagnostik werden durch die Anwendung spezieller Teststreifen (Schnelltests) ersetzt.

Abhängigkeit der Aussagekraft von Laborwerten

- fehlerfreie Gewinnung der Probe
- korrekte Lagerung und einwandfreier Transport der Probe
- richtiges Untersuchungsverfahren

Die Normwerte können unterschiedlich sein, da sie vom Untersuchungsverfahren abhängig sind (Kap. 10).

4.1.2 Kernspintomographie (Magnetresonanztomographie, MRT)

Unter Ausnutzung eines Magnetfeldes mit hoher Feldstärke werden die Wasserstoffkerne im Körper durch Anregungsimpulse aus dem Gleichgewicht gebracht. Nach Abschaltung dieser Impulse senden die Wasserstoffkerne Signale aus, die in einem Computer zu einem Schichtbild (Tomogramm) zusammengesetzt werden. Vorteile dieser Magnetresonanztomographie sind die dreidimensionale Darstellung und daß der Patient **keiner Strahlenbelastung** ausgesetzt ist.

Die Magnetresonanztomographie ist bei Patienten mit Herz-schrittmachern verboten. Die Magnete aktivieren die Notein-stellungen am Schrittmacher. Der Patient muß alle Metallge-genstände (z.B. Schmuck, Hörgeräte) entfernen.

4.1.3 Peritoneallavage

Die Peritoneallavage ist eine Bauchhöhlenspülung zum Nachweis einer intraperitonealen Blutung.

Vorgehen

– Stichinzision zwei Querfinger unterhalb des Nabels in die Bauch-höhle
– Lavage-Katheter über eine Stichinzision einführen
– Ringer-Laktat in den Bauchraum infundieren

 Bei Blutungen ist eine deutliche Verfärbung der zurückfließen-den Infusionslösung in der auf dem Boden gestellten Infu-sionsflasche zu sehen.

4.1.4 Röntgendiagnostik

Radiologie ist die Lehre von der Anwendung ionisierender Strahlen zur Diagnostik und Therapie.
Röntgenstrahlen sind kurzwellige, in einer Röntgenröhre elektroma-gnetisch erzeugte Strahlen.
Da verschiedene Gewebestrukturen unterschiedlich stark die Strahlen absorbieren, können Organe im Röntgenbild dargestellt werden. Durch zusätzliche Gabe von Kontrastmittel sind leicht strahlendurch-gängige Organe (z.B. Blutgefäße) zu beurteilen.

Diagnoseverfahren

– Röntgenbild-Aufnahme (Durchleuchtung)
– Tomographie (Röntgenschichtaufnahme)
– Kontrastmitteldarstellung
– Computertomographie (CT)

 Bei allen radiologischen Untersuchungen ist auf einen ausrei-chenden Strahlenschutz des Patienten und des Personals zu achten (Röntgenschutzverordnung).

4.1.5 Sonographie

Die von einem Schallkopf erzeugten Schallwellen durchdringen den Körper. An den Grenzflächen werden diese Schallwellen teilweise reflektiert, vom Schallkopf aufgenommen und zu einem Schnittbild verarbeitet.

4.1.6 Schnelltests

Bestimmte Parameter können durch Teststreifen im Venen- und Kapillarblut bestimmt werden, z.B. Blutzucker und Herzinfarkt.

Vorbereiten des Materials

- Desinfektionsmittel
- Tupfer
- Stichlanzette bzw. »Soft-Click«
- Teststreifen
- Testgerät
- Schnellverband

Vorgehen

4

- Information des Patienten
- Entnahmestelle wählen, z.B. Fingerbeere, Ohrläppchen
- Punktionsstelle hyperämisieren (Wärme oder Reiben)
- Desinfektion der Entnahmestelle
- Einwirkzeit beachten
- seitlich mit Stichlanzette rasch und mit mäßigem Druck in die Entnahmestelle stechen (Abb. 4-1a)
- ersten Blutstropfen abwischen
- zweiten Blutstropfen mit der Testfläche aufnehmen (Abb. 4-1b)
- im Testgerät nach Herstellerangaben auswerten oder Farbveränderungen mit der Farbskala vergleichen
- evtl. Schnellverband
- Material entsorgen
- Dokumentation

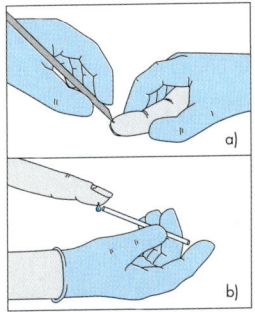

Abb. 4-1a und b Blutentnahme aus der Fingerkuppe
a In die Entnahmestelle stechen
b Blutstropfen mit der Testfläche aufnehmen

4.2 Umgang und Verabreichen von Medikamenten

Arzneimittel sind nach dem Arzneimittelgesetz Stoffe und Zubereitungen aus Stoffen, die dazu bestimmt sind, durch Anwendung am oder im menschlichen Körper:
- Krankheiten, Körperschäden oder krankhafte Beschwerden zu heilen, zu lindern, zu verhüten oder zu erkennen
- die Beschaffenheit, den Zustand oder die Funktion des Körpers oder seelische Zustände erkennen zu lassen
- vom menschlichen Körper erzeugte Wirkstoffe oder Körperflüssigkeiten zu ersetzen
- die Beschaffenheit, den Zustand oder die Funktion des Körpers oder seelische Zustände zu beeinflussen

Medikamentenformen

- **Aerosol-Sprays**
  - Flüssigkeiten, die mit Hilfe eines Zerstäubers auf die Schleimhäute von Mund und Rachen aufgebracht oder inhaliert werden
  - z.B. Nitro®-Spray, Berotec®-Spray, Auxiloson®-Spray
- **Infusionslösungen**
  - Lösungen, die über Minuten bis Stunden intravenös und in Ausnahmefällen intraarteriell verabreicht werden
  - steril, pyrogenfrei, isotonisch
  - z.B. Ringer-Laktat
- **Injektionslösungen**
  - Medikamentenlösung in Ampullen, die subkutan, intramuskulär, intravenös oder intraarteriell über einen kurzen Zeitraum verabreicht werden
  - steril, pyrogenfrei, isotonisch
  - z.B. Suprarenin®, Euphyllin®
- **Zerbeiß-Kapseln**
  - einzeln dosierte Arzneimittel
  - Bestandteile (Wirk- und Hilfsstoffe) sind in einer elastischen Hülle eingeschlossen
  - Hülle im Mund zerbeißen lassen oder mit Kanüle anstechen und Inhalt in Mund träufeln lassen
  - Wirkstoff resorbiert sich über die Mundschleimhaut
  - z.B. Adalat®-Kapseln, Nitrolingual®-Kapseln
- **Rektal-Tuben**
  - schnellresorbierbare Mikroklistiere, zum Einführen in den Enddarm
  - Resorption über die Darmschleimhaut
  - z.B. Diazepam Desitin® rectal tube
- **Tabletten**
  - festes, einzeln dosiertes Arzneimittel mit einem oder mehreren Wirkstoffen
  - kann ganz oder in Wasser gelöst oral aufgenommen werden

– z.B. Kohle-Compretten®
- **Tropfenlösungen**
– flüssige Arzneimittelzubereitungen
– Wirkstoffe sind in sterilem Wasser oder einem Wasser-Ethanol-Gemisch gelöst
– leicht dosier- und schnell resorbierbar
– z.B. sab simplex®

Umgang mit Arzneimitteln

Der Umgang mit Arzneimitteln erfordert ein Wissen über
– Aufbewahrung
– Verfallsdatum
– Wirkungen, Nebenwirkungen, Zusammenwirkungen
– Abbau und Ausscheidung

4.2.1 Lagerung und Kontrolle von Medikamenten

Medikamente haben nur eine begrenzte Haltbarkeit und sollen deshalb nur im notwendigen Umfang bestellt und gelagert werden. Besondere Lagerungsbedingungen sind zu beachten bei temperaturempfindlichen, lichtempfindlichen, zuckerhaltigen und feuergefährlichen Substanzen.

Lagerungsbedingungen

- **Temperaturempfindliche Substanzen**
– z.B. eiweißhaltige Substanzen
– Verpackungen mit Vermerk, z.B. »Lagerung kühl (8 bis 15 °C)«
– Aufbewahrung im Kühlschrank
- **Lichtempfindliche Substanzen**
– z.B. Narkosemittel
– Verpackungen mit Hinweis »Vor Licht schützen« oder »Lichtempfindliche Substanz«
– Substanzen befinden sich in dunklen Glasbehältern
– erst unmittelbar vor Gebrauch richten
- **Zuckerhaltige Substanzen**
– z.B. Hustensäfte
– diese Substanzen gären leicht, sie müssen deshalb rasch verbraucht werden
– Lagerung im Kühlschrank oder nach Herstellerangaben bei Raumtemperatur
- **Feuergefährliche Substanzen**
– z.B. Alkohol, Reinigungsbenzin, Waschäther
– Substanzen sind mit Flammensymbol oder der Aufschrift »Feuergefährlich« gekennzeichnet
– verschlossen und an kühlen Stellen aufbewahren (nicht über Heizungen oder in der Nähe von offenem Feuer)
– direkte Sonnenbestrahlung vermeiden

Regelmäßige Kontrollen auf

– Verfallsdatum
– Eintrocknung
– veränderte Farbe, Form und Menge
– Ausflockungen
– korrekte Lagerungsbedingungen

4.2.2 Aufziehen von flüssigen Medikamenten

Vorbereitungen

– verordnetes Medikament im richtigen Behälter
– Ampullenfeile mit Tupfer
– Aufziehkanüle
– Spritze entsprechend der Medikamentenmenge
– Injektionskanüle, Größe je nach Applikation
– Spritzencontainer für die Kanülen
– evtl. Handschuhe zum Eigenschutz, da es bei jeder Injektion zu Blutungen kommen kann
– Desinfektionsmittel

Vorgehen bei Glasampullen

– Medikament kontrollieren
– Spritze mit Aufziehkanüle zusammensetzen
– Ampulle anfeilen oder aufbrechen (Brechampullen)
– Medikament aufziehen
– Spritze entlüften
– Aufziehkanüle in den Spritzencontainer entsorgen
– Injektionskanüle mit Kanülenschutz aufsetzen
– Ampulle neben Spritze stellen oder Spritze beschriften

> Haben Sie auch manchmal Schwierigkeiten, das Medikament vollständig aus dem Ampullenhals in den Behälter zurückzuschütteln?
> Fassen Sie die Ampulle am Hals, und führen Sie eine schnelle, großzügige Kreisbewegung aus. Durch die Rotations- und Fliehkräfte wird die gesamte Flüssigkeit aus dem Ampullenhals in den Ampullenbehälter befördert.

Vorgehen bei Stechampullen

– Medikament kontrollieren
– Schutzdeckel der Ampulle entfernen
– Gummipfropfen desinfizieren
– Spritze mit Aufziehkanüle zusammensetzen
– Luft aufziehen
– Aufziehkanüle einstechen

– Luft einspritzen
– Stechampulle kippen
– Medikament aufziehen
– Spritze entlüften
– Aufziehkanüle in den Spritzencontainer entsorgen
– Injektionskanüle mit Kanülenschutz aufsetzen
– Ampulle neben Spritze stellen oder Spritze beschriften
– Entnahmedatum mit separatem Etikett auf der Stechampulle notieren

Vorgehen bei Trockensubstanzen mit Lösungsmitteln

– Medikament kontrollieren
– Spritze mit Aufziehkanüle zusammensetzen
– vorgeschriebenes Lösungsmittel aufziehen
– Lösungsmittel in Glas- oder Stechampulle spritzen
– warten, bis die Trockensubstanz vollständig aufgelöst ist
– Medikament aufziehen
– Spritze entlüften
– Aufziehkanüle in den Spritzencontainer entsorgen
– Injektionskanüle mit Kanülenschutz aufsetzen
– Ampulle neben Spritze stellen oder Spritze beschriften (Inhalt muß eindeutig identifizierbar sein)

 Medikamente aus Stechampullen lassen sich leichter aufziehen, wenn Sie vorher in die Spritze so viel Luft aufziehen, wie Sie als Medikamentenmenge brauchen. Nun durchstechen Sie nach vorheriger Desinfektion mit der Aufziehkanüle den Gummipfropfen. Durch das Einspritzen von Luft entsteht im Behälter ein Überdruck. Durch das Drehen der Stechampulle nach oben füllt sich die Spritze automatisch mit der Injektionslösung.
Dieser Mechanismus beruht auf dem Prinzip »Überdruck sucht immer einen Druckausgleich«.

4.2.3 Verabreichen von Medikamenten

4.2.3.1 Subkutane Injektion

Die subkutane Injektion (s.c.) ist das Verabreichen eines Medikamentes unter die Haut (Subkutis). Die Resorption des Medikamentes findet verzögert statt.

Indikationen

– Insulin- und Heparininjektion
– Schmerzmittel

Injektionsstellen (Abb. 4-2)

– ober- und unterhalb des Schulterblattes
– Oberarm außen
– Bauchdecke
– Flankenbereich
– Oberschenkel außen

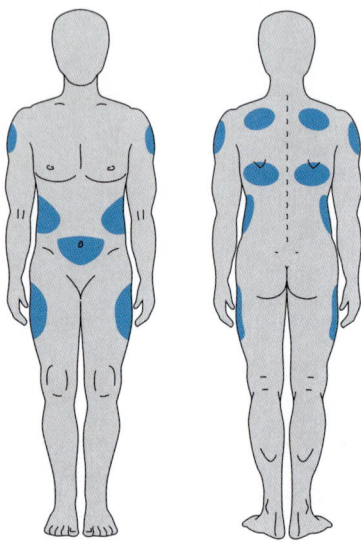

Abb. 4-2 Injektionsstellen für subkutane Injektionen

Vorbereiten des Materials

– siehe Kapitel 4.2.2

Vorgehen

– Hände desinfizieren
– Patienten informieren
– Injektionsstelle auswählen
– Injektionsstelle desinfizieren
– Hautfalte abheben
– Injektionsnadel im 45-Grad-Winkel einführen (Abb. 4-3)

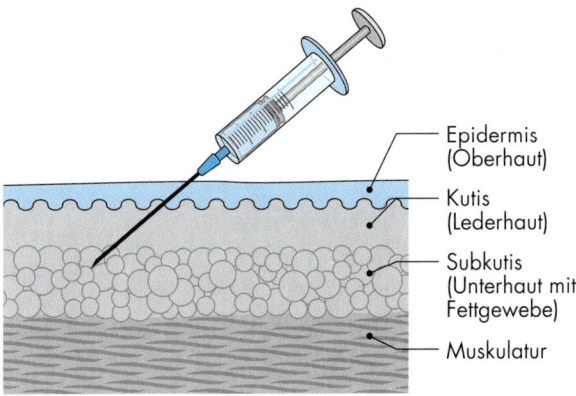

Epidermis
(Oberhaut)

Kutis
(Lederhaut)

Subkutis
(Unterhaut mit
Fettgewebe)

Muskulatur

4

Abb. 4-3 Injektionswinkel für die subkutane Injektion

– Aspirationsversuch
– Medikament langsam injizieren
– trockenen Tupfer auf die Einstichstelle legen
– Kanüle rasch entfernen
– Medikament mit kreisenden Bewegungen verteilen
– evtl. Schnellverband
– Dokumentation im Notfallprotokoll

Besonderheiten bei der Heparininjektion

– beim Entlüften der Spritze darauf achten, daß kein Heparin an der
  Kanüle herunterläuft
– keine Kontrollaspiration (Mikroverletzungen, Hämatombildung)
– keine kreisenden Bewegungen zum Verteilen des Medikamentes
  (Hämatombildung)

4.2.3.2 Intramuskuläre Injektion

Die intramuskuläre Injektion (i.m.) ist das Verabreichen eines Medikamentes in den Muskel. Die Resorption des Medikamentes findet leicht
verzögert statt.

Indikationen

– Gabe von z.B. Schmerzmittel
– Gabe von Antitoxinen

Injektionsstellen

– Gesäßmuskel
– Oberschenkelmuskel
– Oberarmmuskel

Vorbereiten des Materials

– siehe Kapitel 4.2.2

Vorgehen bei der ventroglutealen Injektion nach v. Hochstetter

– Hände desinfizieren
– Patienten informieren
– Patient liegt flach auf der Seite, das Knie ist zur Entspannung der Muskulatur leicht angezogen
– Injektionsstelle auswählen (Abb. 4-4)

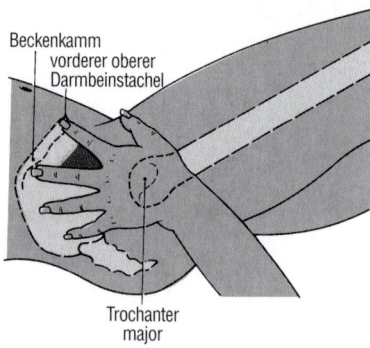

Abb. 4-4 Auffinden der Einstichstelle

– Zeigefinger drückt auf den Darmbeinstachel
– Mittelfinger am Höcker des Darmbeinkammes anlegen
– damit der Handballen auf den Trochanter major zu liegen kommt, wird die Hand auf der Achse des Darmbeinstachels um ca. 2 cm ventral (bauchwärts) verschoben
– die gespreizten Zeige- und Mittelfinger bilden mit dem Darmbeinkamm ein Dreieck
– Markierung der Einstichstelle an der Spitze des Dreiecks
– Injektionsstelle desinfizieren
– Haut mit Daumen und Zeigefinger spannen
– Injektionsnadel im 90-Grad-Winkel einführen (Abb. 4-5)

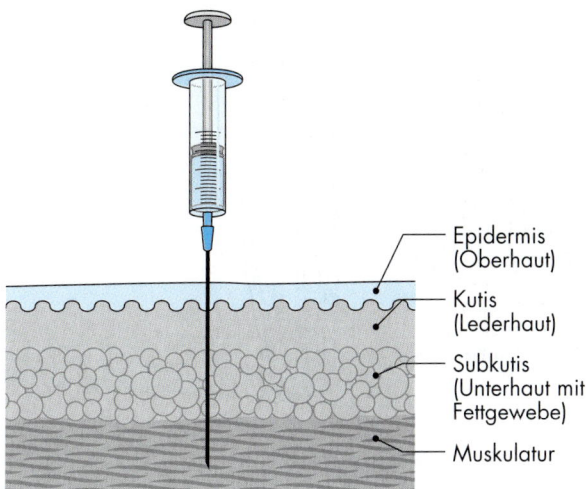

Epidermis
(Oberhaut)

Kutis
(Lederhaut)

Subkutis
(Unterhaut mit
Fettgewebe)

Muskulatur

Abb. 4-5 Injektionswinkel für die intramuskuläre Injektion

- Aspirationsversuch
- Medikament langsam injizieren
- trockenen Tupfer auf die Einstichstelle legen, Kanüle rasch entfernen
- Medikament mit kreisenden Bewegungen verteilen
- evtl. Schnellverband
- Patient bequem lagern
- Dokumentation

4.2.3.3 Intravenöse Injektion

Unter der intravenösen Injektion (i.v.) versteht man das Verabreichen eines Medikamentes direkt in die Vene. Die Wirkung des Medikamentes tritt sofort ein.

Indikationen

- Gabe von Medikamenten zur Reanimation
- Schmerzmittel

Injektionsstellen (Abb. 4-6)

- Venen des Handrückens
- Venen des Unterarms
- Venen der Ellenbeuge

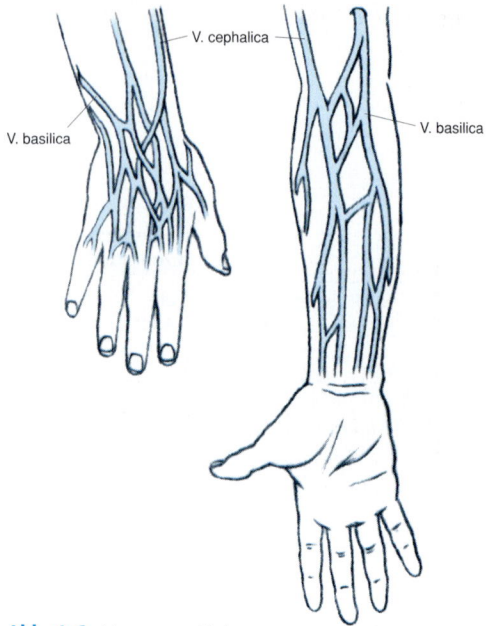

Abb. 4-6 Venen am Unterarm

Vorbereiten des Materials

– siehe Kapitel 4.2.2
– zusätzlich Stauschlauch bzw. Blutdruckmanschette

Vorgehen

– Hände desinfizieren
– immer mit Handschuhen arbeiten
– Patienten informieren
– Injektionsstelle auswählen
– Stauung handbreit oberhalb der Injektionsstelle anlegen, Puls muß tastbar bleiben
– Faust mehrmals hintereinander öffnen und schließen lassen
– Injektionsstelle desinfizieren
– Vene tasten
– Haut leicht spannen
– Injektionsnadel flach und ausreichend weit in die Vene einführen
– Kanülenlage durch Aspiration kontrollieren
– Stauung aufheben
– Medikament langsam injizieren
– Patienten beobachten

– trockenen Tupfer auf die Einstichstelle legen
– Kanüle rasch entfernen
– Arm leicht anheben, nicht anwinkeln und Tupfer auf die Injektionsstelle drücken
– evtl. Schnellverband
– Dokumentation

 Die intravenöse Injektion eines Medikamentes ist ärztliches Aufgabengebiet. Das Verabreichen von Medikamenten direkt in die Vene durch das Pflegepersonal darf nur unter ärztlicher Aufsicht und im Rahmen der Notfallkompetenz erfolgen.

4.2.3.4 Endobronchiale Applikation

Unter der endobronchialen Applikation versteht man das Verabreichen eines Medikamentes über den Endotrachealtubus in das Bronchialsystem. Die Wirkung des Medikamentes tritt bei tiefer Applikation wie bei einer intravenösen Injektion sofort ein.

Indikation

– Gabe von Medikamenten zur Reanimation, falls periphere oder zentrale Venen nicht punktiert werden können

Applikationsstellen

– Spritzenaufsatz, der auf den Konnektor des Endotrachealtubus aufgesetzt wird
– separater Spritzenansatz (Medikamentenkanal) bei speziellen Endotrachealtuben (Abb. 4-7)

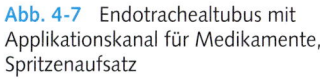
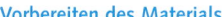

Abb. 4-7 Endotrachealtubus mit Applikationskanal für Medikamente, Spritzenaufsatz

Vorbereiten des Materials

– siehe Kapitel 4.2.2
– Medikament in einer geeigneten Verdünnung (z.B. 2 ml Adrenalin mit 8 ml Aqua dest.) aufziehen
– zusätzlich evtl. benötigten Spritzenaufsatz

Vorgehen

- Hände desinfizieren
- immer mit Handschuhen arbeiten
- Spritze auf Konnektor oder Spritzenansatz aufsetzen
- Medikament langsam injizieren
- Spritze mit evtl. benutztem Konnektor entfernen und Patienten zur Verteilung des Medikamentes auf der pulmonalen Oberfläche ausreichend beatmen
- Patienten beobachten
- Dokumentation

 Bei der endobronchialen Applikation von Medikamenten ist das Zwei- bis Dreifache der normalen i.v. Dosierung erforderlich. Die Verdünnung dieser Medikamentenmenge sollte auf 10 ml erfolgen. Aqua destillata als hypotones Lösungsmittel ist aufgrund der besseren pulmonalen Resorption z.B. einer NaCl-Lösung vorzuziehen.

 Medikamente mit starker Alkalität (z.B. Natriumbikarbonat) dürfen nicht endobronchial verabreicht werden, da sie zur Destruktion der Bronchialschleimhaut und zur Vasokonstriktion führen.

4.2.3.5 Rektale Applikation

Die rektale Applikation ist das Verabreichen einer kleinen Medikamentenmenge (z.B. Diazepam Desitin® rectal tube) in den unteren Darmabschnitt (Mastdarm).

Indikation

- Medikamente zur Sedierung

Applikationsstelle

- Rektum

Vorbereiten des Materials

- Einmalklistier
- Einmalhandschuhe
- Zellstoff
- Gleitmittel, z.B. Vaseline, Silikon-Spray

Vorgehen

- Patienten informieren
- Intimsphäre wahren
- Patienten auf die Seite lagern

- Einmalhandschuhe anziehen
- Gleitmittel auf die Spitze des Klistiers geben
- Ansatzrohr in den Enddarm einführen
- Flüssigkeit vollständig ausdrücken und Klistier zusammengepreßt entfernen
- Handschuhe über den leeren Behälter stülpen und entsorgen
- Patienten bitten, die Darmentleerung möglichst lange hinauszuzögern
- Dokumentation

4.2.3.6 Sublinguale Applikation

Die sublinguale Applikation ist das Verabreichen eines Medikaments (z.B. Inhalt einer Adalat®-Kapsel) unter die Zunge. Die Wirkstoffresorption erfolgt relativ schnell durch die Mundschleimhaut.

Indikationen

- schnellwirkende Selbstapplikation von Herz-Kreislauf-Medikamenten
- Differentialdiagnose von Angina pectoris oder Myokardinfarkt durch das Zerbeißen z.B. einer Nitrolingual®-Kapsel

Applikationsstelle

- unter der Zunge

Vorbereiten des Materials

- Medikamentenkapsel
- Kanüle
- Einmalhandschuhe

Vorgehen

- Patienten informieren
- Einmalhandschuhe anziehen
- Kapsel mit einer Kanüle aufstechen und Inhalt unter die Zunge geben, oder Patient beißt die Kapsel selbst auf
- Medikament einige Minuten auf die Mundschleimhaut einwirken lassen
- Patient soll Medikament nicht schlucken
- aufgebissene Kapsel kann ausgespuckt oder geschluckt werden
- Patienten beobachten
- Dokumentation

4.2.3.7 Inhalation

Inhalation ist das Einbringen von Gasen, Dämpfen oder feinster, in Luft zerstäubter Teilchen in die Atemwege. Die Inhalationstiefe ist abhängig von der Tröpfchengröße, Atemtiefe und Atemfrequenz. Die Wirkstoffresorption erfolgt innerhalb von 15 Minuten durch die Bronchialschleimhaut.

Indikationen

– prophylaktische Cortisongabe z.B. bei einer Rauchgasvergiftung
– symptomatische Therapie von akuten Asthmaanfällen

Applikationsstelle

– Mund, Atemwege

Vorbereiten des Materials

– Dosier-Aerosol

Vorgehen

– Patienten informieren
– Dosier-Aerosol gut schütteln
– nach tiefer Ausatmung Kopf zurückneigen und bei tiefer Einatmung kräftig auf den Behälterboden drücken (Abb. 4-8)
– Atem für einige Sekunden anhalten lassen
– Patienten beobachten
– evtl. Dosis wiederholen
– Dokumentation

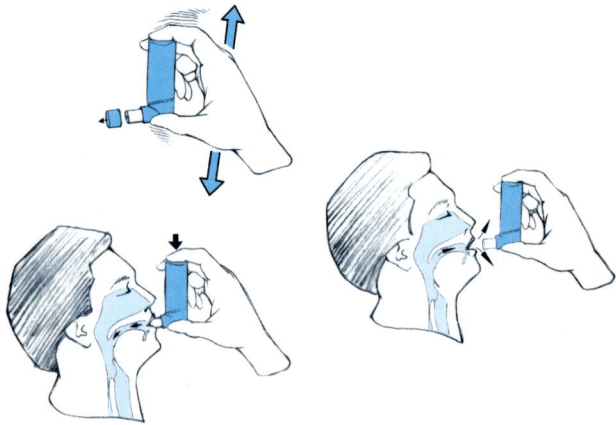

Abb. 4-8 Anwendung eines Dosier-Aerosols

Wie kontrollieren Sie den Füllungszustand eines Dosier-Aerosol-Behälters?
Am besten ist es, Sie ziehen den Wirkstoffbehälter aus dem Plastikgehäuse und legen ihn in ein mit Wasser gefülltes Gefäß. Volle Behälter sinken auf den Gefäßboden, dreiviertel- bis halbvolle stehen senkrecht im Wasser, leere schwimmen fast waagerecht an der Oberfläche (Abb. 4-9).
Dies gilt nur für Dosier-Aerosole mit mindestens 200 Sprühstößen.

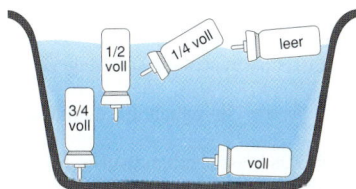

Abb. 4-9 Kontrolle des Füllungszustands

4.3 Magenspülung

Eine Magenspülung wird vorwiegend zum Entleeren des Magens bei Intoxikationen durch Nahrungsmittel, Medikamente und Alkoholabusus angewandt. Kontraindikationen sind Vergiftungen mit Säuren und Laugen und Verdacht auf eine Ösophagus- oder Magenperforation.

Vorbereiten des Materials

– dicklumige Magensonde
– Verbindungsschlauch mit Ansatz
– Trichter, Auffanggefäß, große Eimer
– Mundkeil
– Schlauchklemme
– lauwarme Spülflüssigkeit, z.B. Wasser
– Anästhesie-Gel, z.B. Xylocain®-Gel
– Gummischürzen
– Bettschutz
– Handschuhe
– Abwurf
– evtl. Medikamente, z.B. Kohle-Kompretten, Abführmittel (Karlsbader Salz)
– Intubationsbesteck und Notfallmedikamente

Vorgehen

- Vitalzeichenkontrolle
- Lagerung je nach Zustand aufrecht sitzend, linke Seitenlage, Bauchlage, evtl. Kopftieflage
- bei bewußtlosen Patienten Intubation
- Handschuhe und Gummischürze anziehen
- Patienten beruhigen
- bei Bedarf Mundkeil einbringen
- gleitfähige Sonde zügig durch den Mund in den Magen schieben
- richtige Lage kontrollieren
- Trichter und Schlauch mit der Magensonde verbinden
- Mageninhalt in das Auffanggefäß entleeren, Probe für die toxikologische Untersuchung entnehmen
- Trichter und Schlauch mit Wasser füllen
- durch Hochheben Wasser einlaufen lassen
- bevor der Trichter ganz leer ist, diesen senken und Mageninhalt in den Eimer entleeren
- Vorgang so oft wiederholen, bis die Flüssigkeit aus dem Magen klar ist
- nach Anordnung ein halbes Glas Wasser mit aufgelösten Kohletabletten und Karlsbader Salz durch die Magensonde verabreichen
- Sonde abklemmen und zügig entfernen
- Patienten den Mund ausspülen lassen

 Engmaschige Kreislaufkontrolle und sorgfältige Krankenbeobachtung vornehmen.
Komplikationen wie Bradykardie durch Vagusreizung, Kreislaufversagen, Eintrübung durch Gifte und Magenperforation sind möglich.

4.4 Notfallendoskopie

Endoskope sind Lichtleitsysteme zum Ausleuchten innerer Hohlräume. Die Bildinformationen werden durch Glasfiberfasern oder elektronische Abtastköpfe (Videoendoskopie) dargestellt. Viele gastroenterologische (z.B. Magenblutungen) und pulmonologische Notfälle (z.B. Fremdkörperaspirationen) lassen sich endoskopisch erfassen und therapieren.

Bestandteile des Endoskops

- flexibler Patientenschlauch mit steuerbarer Endoskopspitze
- Benutzeroptik
- Anschlüsse für Licht-, Luft- und Saugquelle
- Spülkanal und Instrumentierzugang

4.4.1   Bronchoskopie

Die Bronchoskopie ist eine endoskopische Darstellung der Luftwege zum Abklären von entzündlichen, ulzerösen oder tumorösen Veränderungen und zum Entfernen von aspirierten Fremdkörpern.

Vorbereitung

– Abteilung für Endoskopie über geplante Notfallbronchoskopie informieren
– Zahnprothesen des Patienten entfernen
– Pulsoxymetrie, evtl. EKG-Monitor anschließen
– venösen Zugang für Notfallmedikamente legen
– Rachen anästhesieren

Vorgehen

Eine Notfall-Bronchoskopie ist ärztliches Aufgabengebiet. Die Pflegeperson assistiert dem Arzt und überwacht die Vitalfunktionen.
– Oberkörper leicht erhöht lagern
– Beißring zum Schutz des Endoskops einführen
– Patienten zum ruhigen, tiefen Durchatmen anhalten
– während der Untersuchung assistieren
– Anreichen und Bedienen von Instrumenten und Geräten
– für freie Atemwege sorgen, bei Bedarf absaugen
– Lage des Beißringes kontrollieren
– psychische Betreuung
– kontinuierliche Kontrolle der Vitalfunktionen

Abschließende Arbeiten

– kontinuierliche Krankenbeobachtung, bis die Wirkung der Sedativa abklingt
– zwei Stunden Nahrungskarenz bei Rachenanästhesie
– Geräte nach Herstellerangaben reinigen und warten

4.4.2 Gastroskopie, Ösophago-Gastroduodenoskopie

Eine Gastroskopie ist eine endoskopische Darstellung des oberen Verdauungstraktes zum Abklären von entzündlichen, ulzerösen oder tumorösen Veränderungen der Speiseröhre, des Magens und des Duodenums. Durch den am Endoskop vorhandenen Instrumentierkanal können lebensbedrohliche Blutungen, z.B. durch Elektrokoagulationen und Umspritzungen, gestillt werden.

Vorbereitung

– Abteilung für Endoskopie über geplante Notfallgastroskopie informieren
– Zahnprothesen des Patienten entfernen

- Pulsoxymetrie, evtl. EKG-Monitor anschließen
- venösen Zugang für Notfallmedikamente legen
- Rachen anästhesieren

Vorgehen

Eine Notfallgastroskopie ist ärztliches Aufgabengebiet. Die Pflegeperson assistiert dem Arzt und überwacht die Vitalfunktionen.
- Patienten auf die linke Seite (Anatomie des Magens) lagern, mit leicht nach vorne gebeugtem Kopf
- Beißring zum Schutz des Endoskops einführen
- Patienten zum ruhigen, tiefen Durchatmen anhalten
- während der Untersuchung assistieren
- Anreichen und Bedienen von Instrumenten und Geräten
- für freie Atemwege sorgen, bei Bedarf absaugen
- Lage des Beißringes kontrollieren
- psychische Betreuung
- kontinuierliche Kontrolle der Vitalfunktionen

Abschließende Arbeiten

- kontinuierliche Krankenbeobachtung, bis die Wirkung der Sedativa abklingt
- zwei Stunden Nahrungskarenz bei Rachenanästhesie
- Geräte nach Herstellerangaben reinigen und warten

4.5 Notfalldialyse

Ist die Ausscheidungsfunktion der Nieren zeitweise oder vollständig erloschen, kann das Leben des Patienten nur noch mit Hilfe einer Dialyse (künstlicher Niere) erhalten werden.

Die Dialyse ist ein **chemisch-physikalisches Trennverfahren** für kolloidal gelöste Teilchen mittels selektiver (ausgewählter) Diffusion durch eine semipermeable (halbdurchlässige) Membran. Durch die Poren der Membran diffundieren nur Wasser, Mineralien und die harnpflichtigen Substanzen.

Die Diffusion erfolgt immer vom Ort der höheren zum Ort der niederen Konzentration (Abb. 4-10).

Folgen der Dialyse

- Entfernen von Stoffwechselprodukten
- Ausscheiden von Wasser
- Entfernen von Giften oder Medikamenten bei Intoxikationen
- Austausch von Elektrolyten
- Korrektur des Säure-Basen-Haushaltes

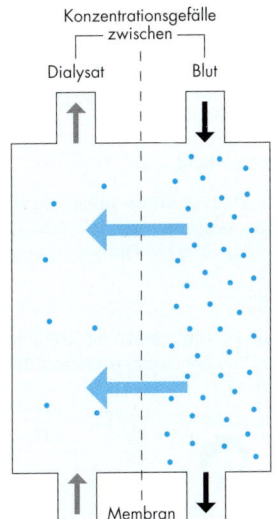

Konzentrationsgefälle
— zwischen —

Dialysat   Blut

Membran

Abb. 4-10 Durchtritt
gelöster Partikel durch eine
semipermeable Membran

4

4.5.1 Peritonealdialyse

Funktionsprinzip

- über einen Dauerkatheter wird Flüssigkeit (Dialysat) in die freie
  Bauchhöhle gespült
- das Peritoneum dient dabei als semipermeable Membran zum Stoff-
  austausch (Abb. 4-11)

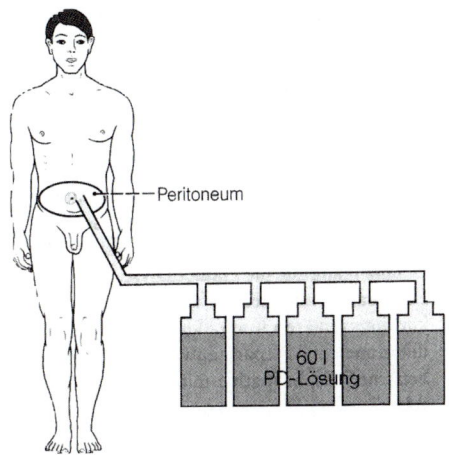

Peritoneum

60 l
PD-Lösung

Abb. 4-11 Peritonealdialyse

4.5.2 Hämodialyse

Bei der Hämodialyse kommt es zur kompletten Filtration des Blutes (Abb. 4-12) über einen extrakorporalen Kreislauf und spezielle Geräte (künstliche Niere).

Vorbereitung

Die Dialyse kann nur in speziell ausgestatteten Funktionsabteilungen bzw. -zentren vorgenommen werden.
– Abteilung für Dialyse über geplante Notfall-Dialyse informieren

Vorgehen

Eine Notfalldialyse ist ärztliches Aufgabengebiet. Speziell ausgebildetes Pflegepersonal assistiert dem Arzt und überwacht die Vitalfunktionen.

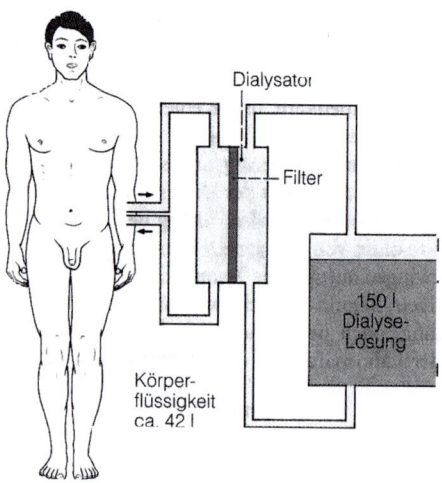

Dialysator

Filter

150 l
Dialyse-
Lösung

Körper-
flüssigkeit
ca. 42 l

Abb. 4-12 Hämodialyse

4.6 Erkennen, Überwachen und Behandeln von respiratorischen Störungen

4.6.1 Pulsoxymetrie

Eine Pulsoxymetrie ist eine unblutige Messung der Sauerstoffsättigung des Blutes mit einem transkutan angebrachten Meßfühler. Die Messung erfolgt spektralphotometrisch, je nach Gerät (Abb. 4-13) an den Fingerkuppen, Zehen oder Ohrläppchen.

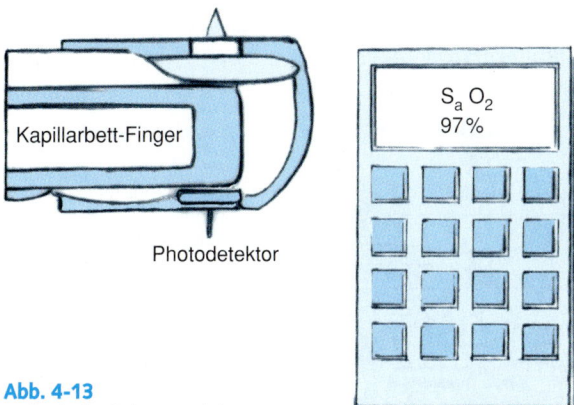

Kapillarbett-Finger

$S_a O_2$
97%

Photodetektor

Abb. 4-13
Technik der Pulsoxymetrie

Indikationen

– alle Notfälle, bei denen eine kontinuierliche Überwachung der arteriellen Sauerstoffsättigung ($S_a O_2$) notwendig ist
– z.B. Atemstörungen, Schock

Vorgehen

– Meßdiode je nach Gerätetyp (z.B. Fingerkuppe) anschließen
– Pulsoxymeter einschalten
– Meßwerte ($S_a O_2$ und Pulsfrequenz) kontinuierlich ablesen und Veränderungen registrieren
– Dokumentation

Normwert

– 95 bis 97%

Meßfehler

- verschmutzte Meßdioden
- Artefaktüberlagerungen bei unruhigen Patienten oder Bewegungen an der betroffenen Patientenhand
- lockerer oder zu fester Sitz der Meßdiode
- starke Umgebungshelligkeit
- kalte Extremitäten (Hypothermie) des Patienten

4.6.2 Spirometrie

Mit der Spirometrie werden die Ventilationsgrößen bestimmt. Die Messung erfolgt mit dem Minutenvolumeter (Spirometer) des Kreisteils am Beatmungsgerät (Abb. 4-14).

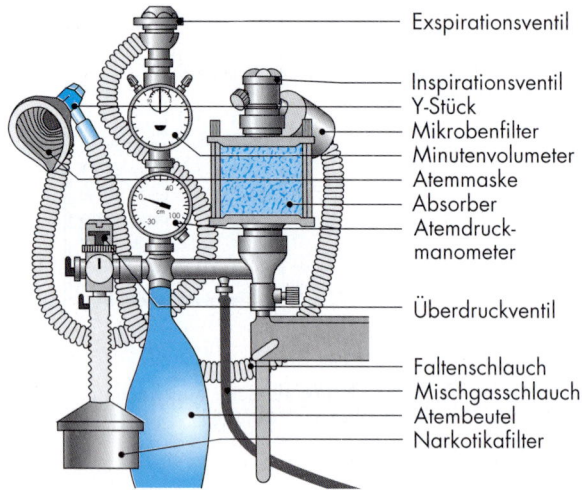

Exspirationsventil

Inspirationsventil
Y-Stück
Mikrobenfilter
Minutenvolumeter
Atemmaske
Absorber
Atemdruck-
manometer

Überdruckventil

Faltenschlauch
Mischgasschlauch
Atembeutel
Narkotikafilter

Abb. 4-14 Narkosekreisteil mit Minutenvolumeter

Indikationen

- Bestimmung der Atemgrößen, z.B. Atemhubvolumen
- Berechnen des Atemminutenvolumens

Voraussetzungen und Vorgehen bei der Notfallspirometrie

Zur genauen Berechnung des Atemhub- und Atemminutenvolumens sollte der Patient **intubiert** sein.
- Tubus mit dem Y-Stück verbinden
- Spirometer auf NULL stellen

– Wert nach einem Atemzug ablesen (z.B. 500 ml)
– Spirometer erneut auf NULL stellen und Zeitabnehmer betätigen
– Wert (z.B. 9600 ml) nach einer Minute ablesen (Meßuhr bleibt je nach Hersteller automatisch nach einer Minute stehen)
– Dokumentation

Normwerte (Tab. 4-1)

– Atemhubvolumen: 10 ml/kg KG
– Minutenvolumen: Atemhubvolumen × Frequenz

Tab. 4-1   Normwerte der Atmung

Alter	Atemhubvolumen	Frequenz/Minute	Minutenvolmen
Neugeborene	15 bis 20 ml	30 bis 50/Min.	ca. 720 ml
1 Jahr	50 bis 80 ml	20 bis 40/Min.	ca. 1800 ml
2 Jahre	90 bis 120 ml	20 bis 30/Min.	ca. 2800 ml
3 Jahre	120 bis 150 ml	20 bis 30/Min.	ca. 3300 ml
5 Jahre	150 bis 200 ml	20 bis 25/Min.	ca. 3900 ml
8 Jahre	180 bis 300 ml	18 bis 22/Min.	ca. 4800 ml
12 Jahre	250 bis 350 ml	16 bis 22/Min.	ca. 5700 ml
Erwachsene	500 bis 800 ml	14 bis 18/Min.	ca. 10400 ml

Ventilationsgrößen sind immer in Abhängigkeit der momentanen psychischen und physischen Belastung (z.B. in Ruhe, in Aufregung, nach körperlicher Aktivität), des Körpergewichtes (z.B. Normal-, Unter- oder Übergewicht) und des körperlichen Trainingszustandes (z.B. trainiert, untrainiert) zu beurteilen.

4.6.3 Blutgasanalyse

Eine Blutgasanalyse ist die durch verschiedene Verfahren (z.B. volumetrisch, manometrisch, photoelektrisch, potentiometrisch oder polarographisch) invasive punktuelle Bestimmung der im arteriellen, venösen oder kapillären Blut vorhandenen Gase (z.B. Sauerstoff, Kohlendioxid). Sie wird bei allen Notfällen (z.B. Atemstörungen), bei denen eine Kontrolle der Beatmungseffektivität und der Gassättigung im Blut notwendig ist, vorgenommen.

Vorbereiten des Materials

- **Venen- oder Arterienpunktion**
  - Einmalhandschuhe
  - Hautdesinfektionslösung
  - Staubinde bei der Venenpunktion
  - Kanüle
  - Fertigspritze mit Heparin
  - Verbandmaterial
  - evtl. Kompressionskissen bei der Arterienpunktion
- **Kapillarblutentnahme**
  - Einmalhandschuhe
  - Hautdesinfektionslösung
  - hyperämisierende Salbe
  - Stichlanzette oder Softclick-Gerät
  - Tupfer
  - spezielle Kapillare
  - Verbandmaterial

Vorgehen

- **Venen- oder Arterienpunktion**
  - Punktion der Vene durch das Pflegepersonal oder der Arterie durch den Arzt
  - Abnahme von Blut in einem beschrifteten Blutgasanalyse-Röhrchen oder in einer speziellen Spritze mit z.B. 10 IE Heparin/ml (Herstellerangaben des Analysegerätes beachten)
  - sofortige Messung im vorher kalibrierten Blutgasanalysegerät oder Spritze bzw. Röhrchen verschließen und gekühlt ins Labor bringen
  - Punktionsstelle sachgerecht versorgen
  - bei der arteriellen Entnahme auf Nachblutung achten
  - Dokumentation
- **Kapillarblutentnahme**
  - mechanische Reibung oder hyperämisierte Salbe auf die Entnahmestelle auftragen (z.B. Ohrläppchen)
  - den ersten Blutstropfen entfernen
  - Blut in eine Kapillare aufnehmen
  - in einem speziellen Analysegerät Werte (Tab. 4-2) ermitteln

---

 Bei der Verwendung einer hyperämisierenden Salbe muß diese vor dem Einstich abgewischt werden.

Tab. 4-2   Normwerte der Blutgasanalyse nach Astrup

Parameter	Frauen	Männer
pH	7,35 bis 7,44	7,34 bis 7,44
pCO_2 (mmHg)	32 bis 42	35 bis 45
pO_2 (mmHg)	75 bis 100	75 bis 100
HCO_3 (mmol)	20 bis 24	22 bis 26
TCO_2 (mmol)	21 bis 25	23 bis 27
SBic (mmol)	22 bis 26	22 bis 26
ABE_3 (mmol)	–3,3 bis +1,2	–2,4 bis +2,4
SAET (Sauerstoffsättigung %)	95 bis 98	95 bis 98

4.6.4 Freimachen und Freihalten der Atemwege

Freimachen und Freihalten der Atemwege sind wichtige Voraussetzungen zur effektiven Atmung und Beatmung eines Patienten und müssen sicher und jederzeit vom Pflegepersonal vorgenommen werden können.

Maßnahmen

– Überstrecken des Halses
– manuelles Ausräumen und Absaugen aus dem Mund-Rachen-Raum
– Einlegen eines Oropharyngeal-Tubus

4.6.4.1 Überstrecken des Halses

Bei Verlegung der Atemwege durch zurückgesunkenen Zungengrund und zum Überprüfen der Atmung bei bewußtlosen Personen muß der Hals überstreckt werden.

Vorgehen (Abb. 4-15a und b)

– Patienten in Rückenlage bringen (Abb. 4-15a)
– eine Hand auf die Stirn-Haar-Grenze des Patienten legen
– mit der anderen Hand das Kinn umgreifen und den Unterkiefer anheben
– beide Hände bewegen den Kopf nackenwärts (Abb. 4-15b)

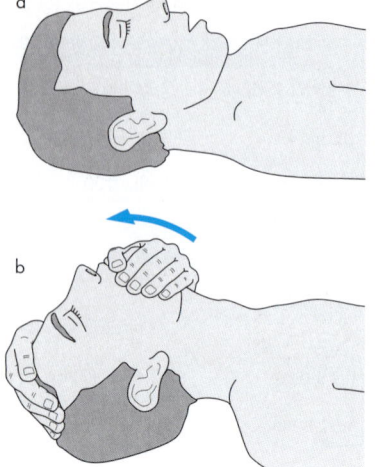

Abb. 4-15a und b
Überstrecken des Halses
a Patient in Rückenlage
b mit beiden Händen
den Kopf nackenwärts
bewegen

4.6.4.2 Manuelles Ausräumen des Mund-Rachen-Raums

Bei teilweiser oder kompletter Verlegung der Atemwege, z.B. durch Erbrochenes, Fremdkörper oder Blutkoagel, muß der Mund-Rachen-Raum manuell ausgeräumt oder abgesaugt werden.

Vorgehen

– Handschuhe anziehen
– Mund durch den **Esmarch-Handgriff** öffnen (Abb. 4-16)
dabei
– mit den Fingern die beiden Kieferwinkel umgreifen, die Daumen liegen am Kinn
– Unterkiefer so weit nach vorne schieben, bis die untere Zahnreihe vor die obere gelangt
– der Mund öffnet sich durch das Herabziehen der Unterlippe mit dem Daumen
anschließend
– mit Zeige- und Mittelfinger oder einer gebogenen Kornzange mit gefaßtem Tupfer die Mundhöhle »auslöffeln« (Abb. 4-17)

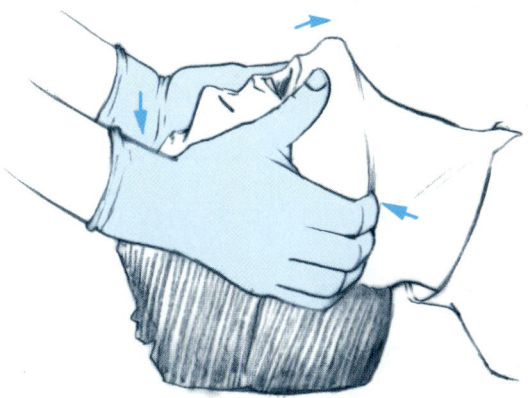

Abb. 4-16 Esmarch-Handgriff

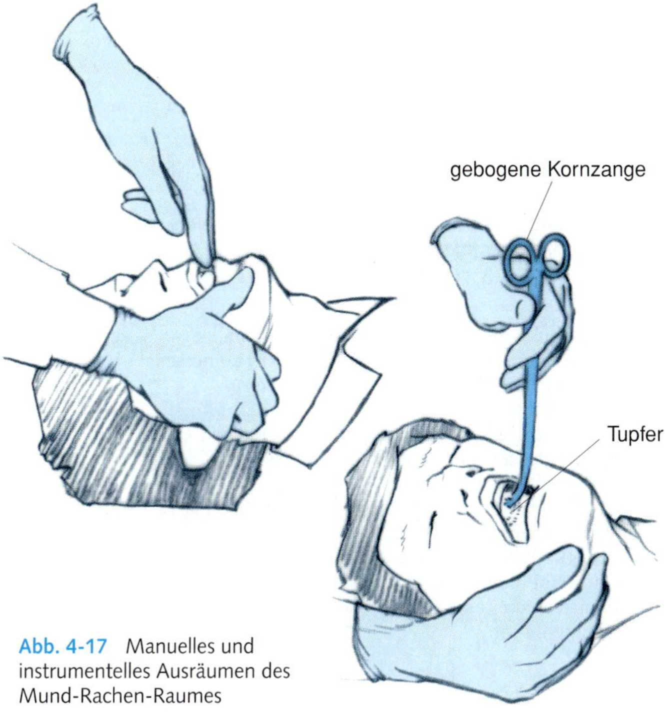

gebogene Kornzange

Tupfer

Abb. 4-17 Manuelles und
instrumentelles Ausräumen des
Mund-Rachen-Raumes

4.6.4.3 Orotracheales Absaugen

Vorbereiten des Materials

– funktionstüchtiges Absauggerät (Abb 4-18)

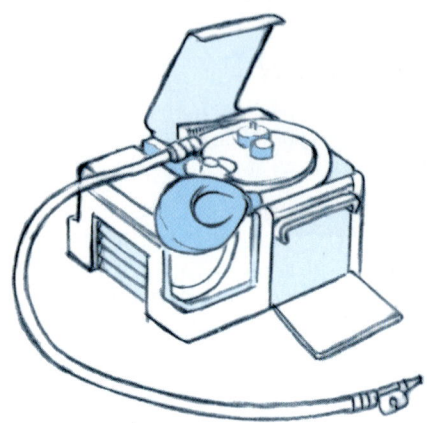

Abb. 4-18   Absaugpumpe, z.B. Manuvac

– Absaugkatheter (evtl. großlumig bei Fremdkörpern)
– Handschuhe
– Spüllösung zum Durchspülen des Absaugkatheters
– Mundschutz bei infektiösen Patienten

Vorgehen

– Handschuhe und evtl. Mundschutz anziehen
– einzuführende Länge des Absaugkatheters abmessen
  (ca. Entfernung Nasenspitze–Ohrläppchen)
– Mund mit Esmarch-Handgriff (Kap. 4.6.4.2) öffnen
– Absaugkatheter ohne Sog in den Mund-Rachen-Raum einführen
– Absaugkatheter unter Sog zurückziehen
– evtl. Vorgang wiederholen
– Patienten während der Maßnahme beobachten (z.B. Veränderung
  des Aussehens durch Zyanose)
– Absaugkatheter nach dem Absaugen durchspülen
– Handschuh über den gebrauchten Katheter stülpen und im
  Abwurfbehälter entsorgen
– Dokumentation

Bei nichtbewußtlosen Patienten kann durch Reizungen an der Rachenwand ein Würgen oder Erbrechen ausgelöst werden.
Starre Absaugkatheter verletzten die Schleimhaut an der Rachenhinterwand.
Zu tiefes Einführen des Absaugkatheters kann bei Kindern durch Reizung des Kehlkopfes einen Laryngospasmus hervorrufen.

4.6.4.4 Einlegen eines Oropharyngeal-Tubus

Eingelegte Oropharyngeal-Tuben sollen bei einem bewußtlosen Patienten mit zurückgesunkenem Zungengrund eine Luftbrücke im Rachenraum schaffen. Die Tubuslänge sollte der Entfernung zwischen Ohrläppchen und Mundwinkel entsprechen (Tab. 4-3).

Tab. 4-3 Größen für Oropharyngeal-Tuben

Alter	Größe des Tubus
Frühgeborene	000
Neugeborene	00
Kleinkinder	0
Kinder	1
Jugendliche	2
Frauen	3
Männer	4 bis 5

Vorgehen (Abb. 4-19 a und b)

– Mund mit Esmarch-Handgriff öffnen (Kap. 4.6.4.2)
– Tubus mit der Öffnung und Wölbung zur Zunge gaumenwärts bis zur Mitte der Mundhöhle einführen (Abb. 4-19a)
– durch eine Drehung um 180 Grad legt sich die Tubuswölbung der Gaumenform und dem Zungengrund an (Abb. 4-19b)
– Tubus vorsichtig weiterschieben, bis die Gummiplatte an den Lippen abschließt

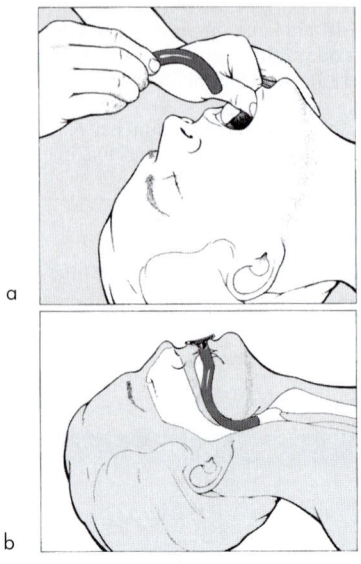

a

b

Abb. 4-19a und b
Einlegen eines
Oropharyngeal-Tubus
a Einlegen
b Lage des Tubus

 Bei nichtbewußtlosen Patienten kann durch Reizungen am Zungengrund ein Würgen oder Erbrechen ausgelöst werden. Bei der Verwendung zu großer Tuben wird der Kehldeckel auf den Kehlkopfeingang gedrückt und der Luftstrom behindert. Bei der Verwendung zu kleiner Tuben wird der Zungengrund gegen die Rachenhinterwand gedrückt und der Rachenraum verlegt.

4.6.5 Tracheale Intubation

Unter einer Intubation versteht man das Einlegen eines Tubus (Beatmungsschlauch) durch die Stimmritze in die Luftröhre zum Freihalten der Atemwege als wichtigste Hilfe für die künstliche Beatmung im Notfall und bei der Intubationsnarkose.

Indikationen

– Sicherung freier Atemwege
– Aspirationsprophylaxe
– respiratorische Insuffizienz
– exakte Beatmung mit Volumenkontrolle
– Totraumverkleinerung
– Atemstillstand

Intubationsverfahren

- **Nasotracheale Intubation** (Abb. 4-20)
- Zugang erfolgt über den Nasen-Rachen-Raum
- **Orotracheale Intubation** (Abb. 4-21)
- Zugang erfolgt über den Mund-Rachen-Raum

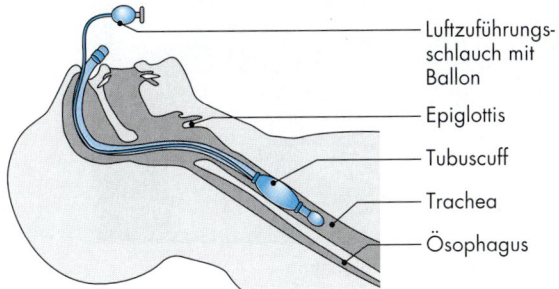

Luftzuführungs-
schlauch mit
Ballon

Epiglottis

Tubuscuff

Trachea

Ösophagus

Abb. 4-20 Nasotracheal eingelegter Tubus

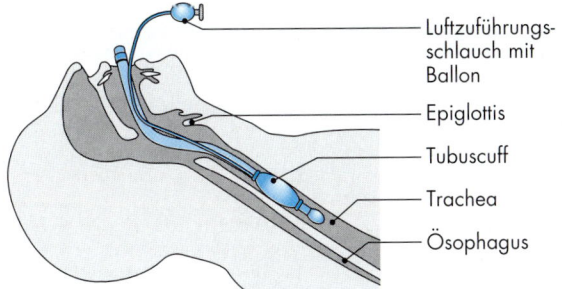

Luftzuführungs-
schlauch mit
Ballon

Epiglottis

Tubuscuff

Trachea

Ösophagus

Abb. 4-21 Orotracheal eingelegter Tubus

Vorbereiten des Materials (Abb. 4-22)

- alle Materialien auf Funktionsfähigkeit prüfen
- Einmalhandschuhe
- sterile Tuben in verschiedenen Größen (Tab. 4-4)
- Laryngoskop (Kehlkopfspiegel)
- Intubationshilfe, z.B. Führungsstab
- Spritze oder Endotest zum Blocken des Tubus
- evtl. Klemme mit Gummischutz zum Verschließen des Blocker-
  schlauchs
- Magill-Zange
- Lokalanästhetikum oder Silikon (Gleitmittel für den Tubus)
- Guedel-Tubus oder anderen Beißschutz
- Materialien zum Fixieren des Tubus, z.B. Pflaster, Tubushalteband

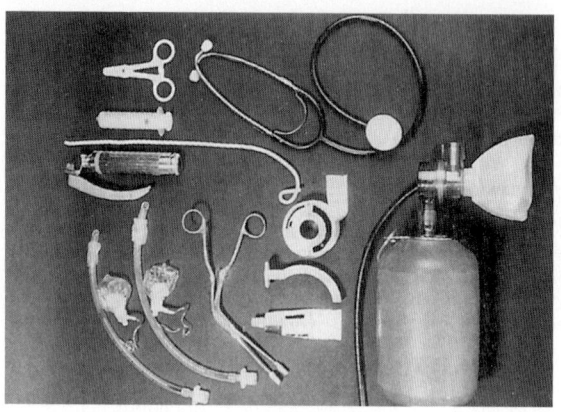

Abb. 4-22 Gegenstände zur Intubation

Tab. 4-4 Tubusgrößen

Alter	Tubusgröße mmID*/CH*
Frühgeborene	2,5/12
Neugeborene	3,0/14
1 Monat	3,5/16
6 Monate	3,5/16
1 Jahr	4,0/18
2 Jahre	4,5/20
4 Jahre	5,0/22
6 Jahre	5,5/24
8 Jahre	6,0/26
10 Jahre	6,5/28
Frauen	7,0–7,5/30–34
Männer	7,5–8,5/32–36

*mmID: Millimeter Innendurchmesser   *CH: Charrière

– Stethoskop zur Beurteilung der Lungenbelüftung
– Beatmungsmaske und -beutel
– Sauerstoffflasche mit Anschluß für den Beatmungsbeutel
– Absauggerät mit Absaugkathetern

Vorgehen

– Handschuhe anziehen
● **Lagerung**
– Hals überstrecken und auf einem geeigneten Polster etwa 10 cm höher als den Oberkörper lagern (Abb. 4-23)
– Zahnprothesen oder Zahnspangen **unbedingt** entfernen

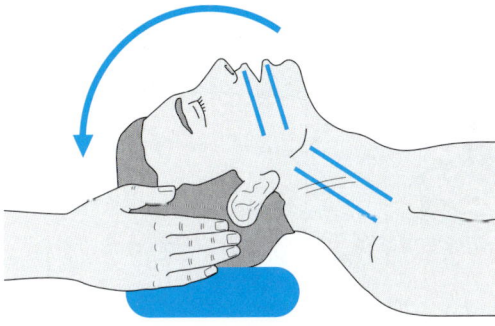

Abb. 4-23 Lagerung zur Intubation

● **Oxygenierung**
– Patienten über die Maske mit einem Beatmungsbeutel ausreichend mit Sauerstoff beatmen (Abb. 4-24)
– dies bewirkt eine adäquate Sauerstoffversorgung während der Intubation

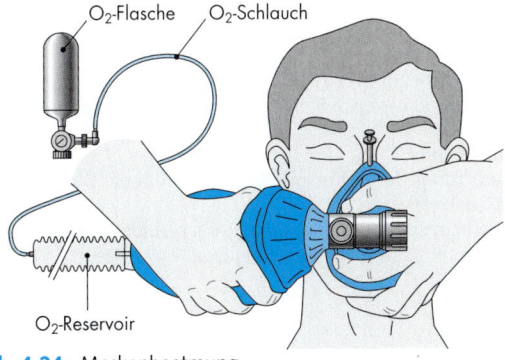

O$_2$-Flasche   O$_2$-Schlauch

O$_2$-Reservoir

Abb. 4-24 Maskenbeatmung

- **Laryngoskop einführen**
  - Laryngoskop einführen und darauf achten, daß Wange, Zunge, Zähne und Lippen des Patienten nicht durch den Laryngoskopspatel verletzt werden (Abb. 4-25)

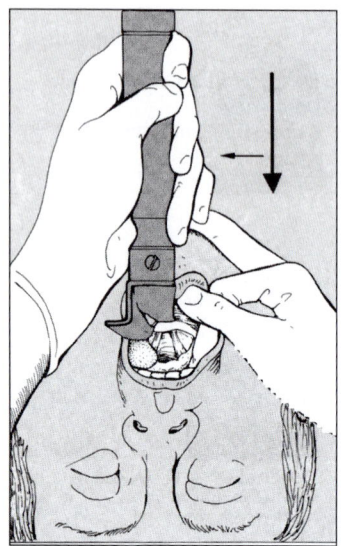

Abb. 4-25   Einführen des Laryngoskops

- **Epiglottis einstellen**
  - unter Sicht Spatel über den Zungengrund bis zur Epiglottis vorschieben
  - mit dem Laryngoskop Zungengrund ventralwärts verschieben
  - Einblick in den Kehlkopfeingang ist dadurch frei
- **Intubation**
  - unter Sicht Tubus einführen
  - korrekte Tubuslage bei etwa 3 cm oberhalb der Bifurkation der Luftröhre
- **Blocken des Tubus**
  - eingeführten Tubus durch Einspritzen von Luft in die Blockermanschette fixieren
  - Druck mit einem speziellen Manometer überprüfen (Endotest), um Nekrosen an der Trachea zu vermeiden (Abb. 4-26)

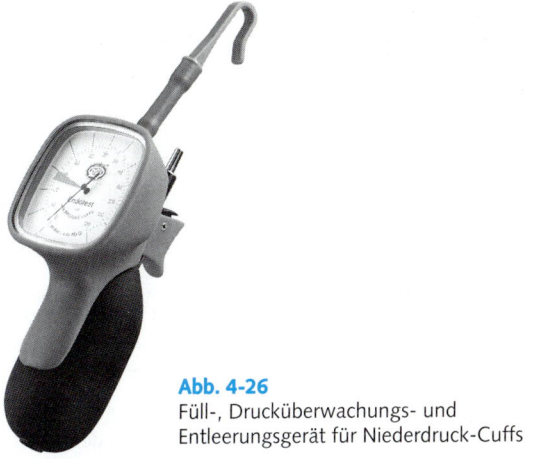

Abb. 4-26
Füll-, Drucküberwachungs- und
Entleerungsgerät für Niederdruck-Cuffs

- **Kontrolle der Tubuslage**
- Lungenspitzen, Lungenbasis und Magen abhören, um zu kontrollieren, ob die Lunge seitengleich belüftet ist und der Tubus richtig liegt (Abb. 4-27)
- **Beißschutz**
- um den Tubus vor Zubiß bei wach werdenden Patienten zu schützen, Oropharyngeal-Tubus oder anderen Beißschutz (z.B. Mullbinde) zwischen Ober- und Unterkiefer einlegen

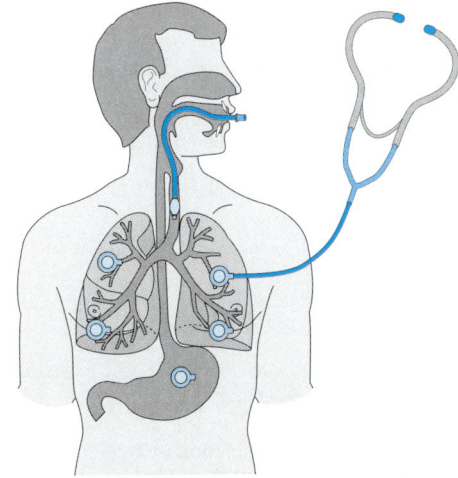

Abb. 4-27   Kontrolle der Tubuslage

● **Befestigung des Tubus**
– blockierten und lageüberprüften Tubus mit Pflasterstreifen oder speziellem Fixationsmaterial befestigen

> Die Intubation ist ärztliches Aufgabengebiet. Die Pflegeperson assistiert dem Arzt dabei.
> Eine selbständige Intubation ist nur im Rahmen der Notfallkompetenz möglich.

> Besteht akute Aspirationsgefahr bei der Intubation eines Patienten?
> Richten und prüfen Sie alle Gegenstände zur Intubation. Legen Sie eine Klemme unterhalb des Kontrollballons an. Füllen Sie nun den Kontrollballon mit ca. 10 ml Luft und setzen Sie wie gewohnt eine Klemme oberhalb des Kontrollballons an.
> Wenn der Arzt intubiert hat, brauchen Sie nur noch die Klemme unterhalb des Kontrollballons zu öffnen, und der Tubus wird automatisch, und vor allem schnell, geblockt.
> Technik bitte vorher üben.

4.6.6 Tracheotomie, laryngotracheale Punktion (Notkoniotomie)

Bei einer Tracheotomie wird die Luftröhrenvorderwand (oberes Drittel) zum Einlegen einer speziellen Kanüle (Tracheotomiekanüle) operativ eröffnet oder punktiert (Spaltung oder umschriebene Exzision).

Indikationen

– alle mechanischen Atemwegsverlegungen, z.B. Fremdkörper, Schwellung, Trachealstenose, Verletzung
– wenn eine endotracheale Intubation unmöglich ist
– bei Langzeitbeatmung zur Schonung der oberen Atemwege, Verkleinerung des Totraums

Vorbereiten des Materials

● **Koniotomie-Set**
– sterile Einmalhandschuhe
– Hautdesinfektionsspray
– Skalpell
– spezielle Punktionskanüle
– Verbandmaterial
– Material zur Kanülenfixierung

Die Tracheotomie bzw. laryngotracheale Punktion ist ärztliches Aufgabengebiet. Die **Pflegeperson assistiert** dem Arzt.

Pflegerische Maßnahmen

- Vitalfunktionen überwachen
- Rückenlage des Patienten
- Kopf durch Überstrecken des Halses genau in Mittelstellung bringen
- Koniotomie-Set öffnen
- Material anreichen
- nach erfolgreicher Koniotomie (Abb. 4-28a) sterilen Verband anlegen
- Kanüle fixieren (Abb. 4-28b)
- Dokumentation

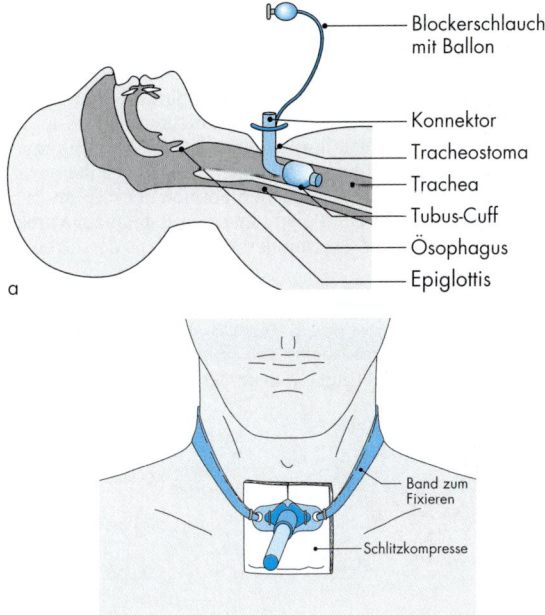

Abb. 4-28a und b   Eingeführte Trachealkanüle
a Lage der Kanüle, b Fixierung

4.6.7 Beatmung

Beim teilweisen oder vollständigen Ausfall der Spontanatmung muß die Atemarbeit ersetzt werden. Zur Sicherstellung einer ausreichenden alveolären Ventilation wird die Atemarbeit von einem Helfer oder maschinell von einem Beatmungsgerät übernommen.

Beatmungsarten, -formen

- **Assistierte Beatmung**
- – Spontanatmung ist noch vorhanden. Frequenz und Rhythmus werden vom Patienten bestimmt, die Atemtiefe künstlich geregelt
- **Kontrollierte Beatmung**
- – Spontanatmung ist nicht mehr vorhanden. Frequenz, Rhythmus und Atemtiefe werden künstlich geregelt (Tab. 4-5)
- **PEEP-Beatmung**
- – (engl.) **p**ositive-**e**nd-**e**xpiratory-**p**ressure: Druckbeatmung mit positivem Beatmungsdruck (5 cmH$_2$O) in der endexspiratorischen Phase
- – bei der Beatmung mit PEEP sinkt der Druck nicht auf Null, sondern wird durch einen Ventilmechanismus (PEEP-Ventil) im geschlossenen System auf einem bestimmten Niveau gehalten
- – die Anwendung erfolgt bei verschiedenen Formen der respiratorischen Insuffizienz (z.B. ARDS, Polytraumen) und dient zur Verbesserung der Oxygenierung und vermindert den Kollaps der Alveolen

Tab. 4-5 Richtwerte für die Beatmung

Alter	Frequenz/Minute	Volumen in ml
Früh- und Neugeborene	abhängig vom Körpergewicht	
Kinder bis 5 Jahre	20 bis 25	150 bis 200
Kinder bis 10 Jahre	18 bis 25	300 bis 400
Jugendliche	16 bis 20	300 bis 500
Erwachsene	16 bis 20	500 bis 1000

Beutel-Masken-Beatmung

- **Aufsetzen und Halten der Maske**
- – Maske mit Daumen und Zeigefinger einer Hand (C-Griff) mit gleichmäßigem Druck auf die Maskenbasis und Maskenspitze über Mund und Nase des Patienten aufsetzen
- – Mittel-, Ring- und Kleinfinger umfassen den Unterkiefer des Patienten und heben ihn an
- – alle fünf Finger dieser Hand halten den Kopf überstreckt

- **Beatmen**
- die andere Hand umgreift den mit der Maske verbundenen Beutel und drückt ihn zur Beatmung (Inspiration) zusammen
- die sich im Beutel befindliche Luft strömt über ein Ventil und die Maske in die Lunge des Patienten
- nach jedem Zusammendrücken des Beutels werden die Finger so entspannt, daß sich der Beutel selbsttätig wieder mit Luft füllt
- **Sauerstoffanschluß**
- bei Bedarf kann die Sauerstoffkonzentration erhöht werden, dabei Beatmungsbeutel durch einen Schlauch mit dem Sauerstoffanschluß verbinden

> Sitzt die Maske nicht dicht auf, entweicht ein unkalkulierbarer Anteil des Beutelvolumens.
> Durch eine höhere Beutelkompression und Beatmungsfrequenz (Aufregung des Beatmers) kann es zur Überblähung des Magens mit nachfolgendem Zwerchfellhochstand kommen. Es besteht dadurch eine akute Aspirationsgefahr (Abb. 4-29).

4

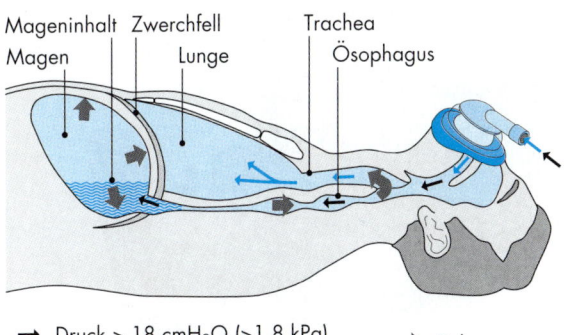

Mageninhalt Zwerchfell   Trachea
Magen   Lunge   Ösophagus

→ Druck > 18 cmH₂O (>1,8 kPa)
→ Druck < 18 cmH₂O (<1,8 kPa)   ➡ Folgen

Abb. 4-29 Gefahren bei der Beatmung nichtintubierter Patienten

Beatmung mit dem Notfall-Beatmungsgerät Oxylog® (Abb. 4-30)

- Beatmungsgerät für die zeitgesteuerte und volumenkonstante kontrollierte Beatmung von Kindern ab 5 kg Körpergewicht und Erwachsenen
- konzipiert für den mobilen Einsatz in Rettungsfällen und zur Verlegung innerhalb der Klinik, z.B. vom Op zur Intensivstation

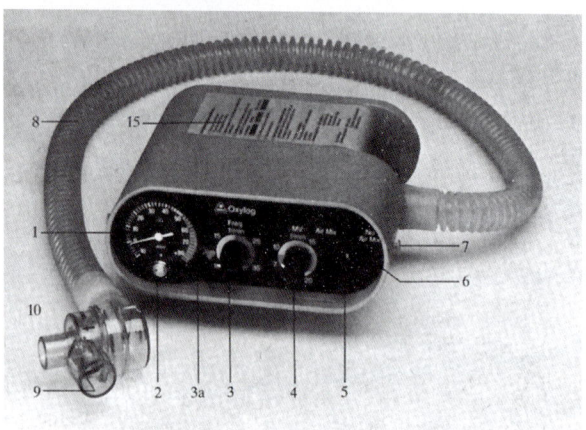

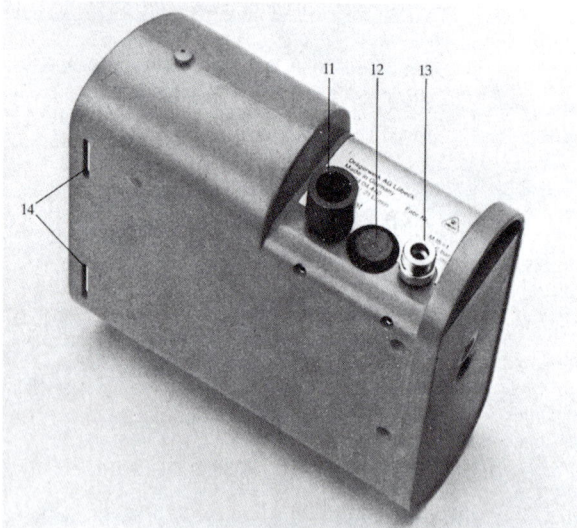

Abb. 4-30 Oxylog®

1 Beatmungsdruckmesser (Anzeigebereich –10 bis +80 mbar)
2 Nullpunktjustierung des Beatmungsdruckmessers
3 Drehknopf zur Einstellung der Beatmungsfrequenz
3a Herzsymbol: dient der Einstellung zur Beatmung während der Herz-
   Lungen-Wiederbelebung durch zwei Helfer (Beatmungsfrequenz:
   12/Minute)

4   Drehknopf zur Einstellung des Minutenvolumens (MV)
5   Pneumatischer Hauptschalter (I – O)
6   Schalter »Air Mix« – »No Air Mix«
7   Ohr zur Befestigung des Tragegurts
8   Beatmungsschlauch
9   Beatmungsventil
10 Aufsatz für Beatmungsmaske
11 Tülle für Beatmungsschlauch
12 Sieb zur Reinigung der angesaugten Umgebungsluft
13 Druckgasanschluß
14 Schlitz zur alternativen Befestigung des Tragegurtes
15 Kurzbetriebsanleitung

Vorbereitung und Inbetriebnahme

Der Betrieb des Oxylog® erfordert einen Eingangsdruck am Gerät von mindestens 2 bar bei einem Flow von 60 Liter/Minute.
– Beatmungsschlauch mit Ventil auf die Tülle (Inspiration) setzen
– Beatmungsdruckmesser auf Null justieren
– O₂-Konzentration vorwählen

 Schalterstellung »Air Mix« verringert den Antriebsgasverbrauch um ca. 50 %, da Umgebungsluft angesaugt wird.

● **Prüfung der Beatmungsfrequenz**
mit folgender Geräteeinstellung:
– pneumatischer Hauptschaler I (Ein)
– Minutenvolumen (MV) 3 Liter/Minute
– Beatmungsfrequenz 15/Minute
– Schalter »No Air Mix«
– Beatmungsventil am Patientenanschluß dicht halten und mit der Stoppuhr die Zeit (t) für 10 volle Zyklen messen und die Beatmungsfrequenz (f) errechnen

$$f = \frac{60}{t/10} \text{ Min.}$$

Der Oxylog® soll mit einer Frequenz von 13 bis 17 Beatmungen schalten.

● **Prüfung des Sicherheitsventils mit gleicher Geräteeinstellung**
– während das Beatmungsventil am Patientenanschluß dicht gehalten wird, soll der max. Beatmungsdruck 45 bis 55 mbar betragen

● **Prüfung der Druckgasversorgung und des Beatmungsminutenvolumens**
– zur Prüfung wird ein Katheterstutzen (Gr. 5) auf den Patientenanschluß des Beatmungsventils gesteckt und der max. Inspirationsdruck am Beatmungsdruckmesser bei den verschiedenen MV-Einstellungen abgelesen (Tab. 4-6)

Tab. 4-6   Normale Beatmungsminutenvolumina (MV)

Einstellung	Beatmungsdruck
MV 7 l/Min.	3 bis 5 mbar
MV 15 l/Min	13 bis 20 mbar
MV 20 l/Min.	23 bis 30 mbar

Das Oxylog® soll regelmäßig von Inspiration auf Exspiration umschalten. Anschließend den Katheterstutzen aus dem Patientenanschluß entnehmen. Das Gerät ist nun einsatzbereit.

● **Ermittlung des Druckgasvorrats und der Betriebszeit**
– Beispiel: Druckgasvorrat bei einer O_2-Flasche (3 Liter) und einem Flaschendruck von 200 bar.
  Druckgasvorrat = 200 (bar) $\times$ 3 Liter = ca. 600 Liter
– Beispiel: Druckgasvorrat (600 Liter), Schalterstellung am Oxylog® ist: »No Air Mix« und Minutenvolumen (MV) 10 Liter/Minute

$$\text{Betriebszeit} = \frac{\text{Druckgasvorrat}}{\text{MV} + 1}$$

$$\text{Betriebszeit} = \frac{600 \text{ Liter}}{(10 + 1) \text{ Liter/Minute}} \quad \text{ca. 54 Minuten}$$

Wird auf »Air Mix« geschaltet, reduziert sich der Gasverbrauch um 50%, d.h., die Betriebszeit erhöht sich auf ca. 100 Minuten.

Schnelleinstellungen

– die Skalen sind zur Schnelleinstellung für die Beatmungsfrequenz und das Beatmungsvolumen in je drei Farbbereiche für die Patientengruppen Kleinkinder, Kinder und Erwachsene gekennzeichnet
– werden beide Drehknöpfe auf einen gleichfarbigen Bereich eingestellt, erhält man folgende Beatmungswerte (Tab. 4-7)

Tab. 4-7   Schnelleinstellungen

Einstellungen	Beatmungsfrequenz/ Minute	Minutenvolumen in Liter
Grüner Bereich Kleinkinder (5 bis 20 kg KG)	28 bis 35	2 bis 3,5
Blauer Bereich Kinder (20 bis 40 kg KG)	16 bis 28	3,5 bis 7
Brauner Bereich Erwachsene (ab 40 kg KG)	10 bis 18	7 bis 20

Je nach Erfordernissen des Patienten ist der Schalter auf »No Air Mix« bzw. auf »Air Mix« zu stellen.

Während des Betriebs

– auf freie Atemwege achten
– Beatmungsdruckmesser beobachten, um eine gestörte Beatmung rechtzeitig erkennen zu können

Beendigung des Betriebs

– zur Beendigung des Betriebs Hauptschalter auf 0 (Aus) stellen und das Flaschenventil der Druckgasflasche schließen

Ist ein zu hoher Beatmungsdruck zu beobachten, sind die Einstellungen am Oxylog®, Beatmungsschläuche und Atemwege zu kontrollieren.
Beim Einsatz in toxischer Atmosphäre ist immer die Schalterstellung »No Air Mix« zu verwenden. Damit wird das Ansaugen von toxischen Gasen oder O_2-reduzierter Luft verhindert. Die ausführlichen Bedienungshinweise des Herstellers sind zu beachten.

Beatmung mit dem Notfall-Beatmungsgerät Medumat® Variabel (Abb. 4-31)

– zeitgesteuertes volumenkonstantes Beatmungsgerät für die kontrollierte Beatmung, Sauerstoffinhalation und Sekretabsaugung

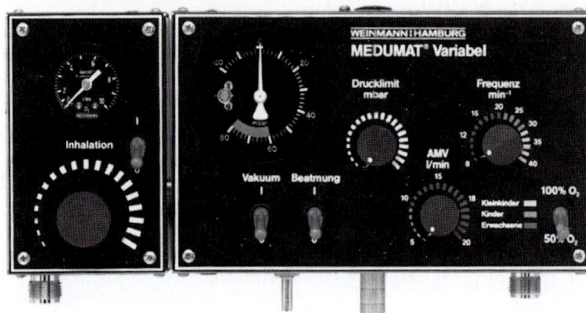

Abb. 4-31   Medumat® Variabel

- die Beatmungsfrequenz ist stufenlos einstellbar zwischen 8 und 40 Atemstößen pro Minute
- das Beatmungsverhältnis zwischen Inspiration und Exspiration beträgt 1:1,7
- das Atemminutenvolumen kann stufenlos zwischen 3 und 20 Litern/Minute verändert werden
- der Beatmungsdruck ist begrenzbar von 20 bis 60 mbar
- die Gaszusammensetzung erfolgt wahlweise ohne Veränderung der Volumeneinstellung zwischen 50% Sauerstoff-Luft-Gemisch oder 100% Sauerstoff
- Patienten mit Eigenatmung und Sauerstoffbedarf erhalten über eine separate Atemstelle Sauerstoff stufenlos bis zu 10 Litern/Minute
- der integrierte Vakuumanschluß ermöglicht eine Sekretabsaugung mit einer Saugleistung von –0,5 bar und einem Sauerstoffverbrauch von maximal 13 Litern/Minute
- ein Sekretauffangbehälter (z.B. Omnivac®) kann angeschlossen werden

Vorbereitung und Inbetriebnahme

Der Betrieb des Medumat® Variabel erfordert einen Eingangsdruck am Gerät von mindestens 2 bar bei einem Flow von 60 Litern/Minute
- Beatmungsschlauch mit Ventil auf die Tülle (Inspiration) setzen
- Beatmungsdruckmesser auf Null justieren
- Sauerstoffkonzentration wählen, Schalterstellung »Air Mix« verringert den Antriebsgasverbrauch um ca. 50%, da Umgebungsluft angesaugt wird

● **Prüfung der Beatmungsfrequenz**

mit folgender Geräteeinstellung

- pneumatischer Hauptschalter I (Ein)
- Atemminutenvolumen (AMV) 10 Liter/Minute
- Beatmungsfrequenz 8/Minute
- O_2-Konzentration »50% Air Mix«

Inspirationsphasen eine Minute lang zählen. Der Medumat® Variabel soll mit einer Beatmungsfrequenz zwischen 7 und 9 Beatmungen schalten.

Der Medumat® Variabel soll regelmäßig von Inspiration auf Exspiration umschalten. Wiederholung der Überprüfung bei einer Frequenzeinstellung von 40/Minute. Die Frequenz muß hier zwischen 38 und 42 Beatmungen liegen.

● **Prüfung des Überdruckventils (Drucklimit)**

mit gleicher Geräteeinstellung (AMV und O_2-Konzentration)

- Drehknopf für Überdruckventil nach links bis zum Anschlag drehen
- Beatmungsdruckmesser zeigt den Endwert des Überdrucks (Drucklimit) an, der unterer Wert liegt bei 15 bis 25 mbar
- Drehknopf dann nach rechts bis zum Anschlag drehen
- der obere Wert liegt bei 50 bis 70 mbar
- Drehknopf wieder nach links bis zum Anschlag drehen

● **Prüfung des Atemminutenvolumens (AMV)**

Zur Prüfung wird ein Prüfbeutel (1 Liter) auf den Maskenschluß des Patientenventils mit folgender Geräteeinstellung gesteckt:

- Atemminutenvolumen (AMV) 15 Liter/Minute
- Beatmungsfrequenz 15/Minute
- O_2-Konzentration »50% Air Mix«
- pneumatischer Hauptschalter I (Ein)

Der Prüfbeutel muß sich bei der 1. Inspiration ganz aufblähen. Damit ist ein Atemvolumen von 1 Liter je Inspirationshub gewährleistet. Zur Wiederholung des Versuches muß der Beutel vollständig entleert sein.

● **Ermittlung des Druckgasvorrats und der Betriebszeit**

- siehe Oxylog®

● **Schnelleinstellungen**

- die Skalen sind zur Schnelleinstellung für Beatmungsfrequenz und Beatmungsvolumen in je drei Farbbereiche (Kleinkinder, Kinder, Erwachsene) gekennzeichnet
- die empfohlenen Beatmungswerte sind in Tabelle 4-8 dargestellt

Tab. 4-8 Empfohlene Beatmungswerte

Einstellungen	Beatmungsfrequenz/ Minute	Minutenvolumen in Liter
Gelber Bereich Kleinkinder (8 bis 15 kg KG)	30 bis 40	8 kg: 3,0 10 kg: 3,5 15 kg: 5,0
Orangefarbener Bereich Kinder (20 bis 45 kg KG)	20 bis 30	20 kg: 6,0 30 kg: 7,0 45 kg: 8,0
Brauner Bereich Erwachsene (ab 50 kg KG)	8 bis 20	50 kg: 9,0 60 kg: 10,5 70 kg: 12,0 80 kg: 12,5 90 kg: 13,5

Je nach Erfordernissen des Patienten ist der Schalter auf »No Air Mix« bzw. auf »Air Mix« zu stellen.

Während des Betriebs

– auf freie Atemwege achten
– der Beatmungsdruckmesser ist zu beobachten, um eine gestörte Beatmung rechtzeitig erkennen zu können

Beendigung des Betriebs

– Hauptschalter auf 0 (Aus) stellen und das Flaschenventil der Druckgasflasche schließen

 Ist ein zu hoher Beatmungsdruck zu beobachten, sind die Einstellungen am Medumat® Variabel, die Beatmungsschläuche und Atemwege zu kontrollieren.
Beim Einsatz in toxischer Atmosphäre ist immer die Schalterstellung »No Air Mix« zu verwenden. Damit wird das Ansaugen von toxischen Gasen oder O_2-reduzierter Luft verhindert. Die ausführlichen Bedienungshinweise des Herstellers sind zu beachten.

 Probleme mit der optimalen Einstellung des Beatmungsgerätes in schwierigen Beatmungssituationen?
Mit dem sogenannten Lungensimulator lassen sich unterschiedliche Beatmungssituationen simulieren und entsprechende Beatmungsmuster üben. Die angemessene Geräteeinstellung wird zur Routine. Den Simulator kann man bei jedem Beatmungsgeräte-Hersteller kostenlos ausleihen.

4.6.8 Extubation

Unter einer Extubation versteht man das Entfernen eines Tubus aus den Atemwegen.

Indikationen

– mit Sekret verlegter Tubus
– ausreichende Spontanatmung mit vollständiger Reflextätigkeit bei wiedererlangtem Bewußtsein

Vorbereiten des Materials

Funktionsfähigkeit überprüfen
– unsterile und sterile Absaugkatheter
– Spritze zum Entblocken
– Absauggerät
– Einmalhandschuhe
– Oropharyngeal-Tubus
– Mundschutz, wenn mit Aerosolbildung zu rechnen ist
– griffbereiter Beatmungsbeutel

Vorgehen

– Tubusfixierung lösen
– Handschuhe und evtl. Mundschutz anziehen
– Mundhöhle mit Absaugkatheter absaugen
– Tubus mit sterilem Absaugkatheter absaugen
– Tubus entblocken und in der Exspirationsphase zurückziehen, Sog beibehalten
– Handschuh über den Absaugkatheter ziehen und entsorgen
– evtl. Oropharyngeal-Tubus einlegen, solange ihn der Patient toleriert
– Dokumentation

 Probleme beim Einführen des Absaugkatheters in den Trachealtubus?
Es ist hilfreich, vor der Intubation den Trachealtubus außen und innen mit z.B. Silikon einzusprühen. Der Reibungswiderstand des Absaugkatheters vermindert sich dadurch deutlich, und die Gleitfähigkeit wird erhöht.

4.6.9 Thoraxdrainage

Eine Thoraxdrainage ist eine Drainage des Pleuraraumes mit einem flexiblen Plastik- oder Gummirohr zur (kontinuierlichen) Absaugung von Luft oder Blut, z.B. bei Pneumo- oder Hämatothorax.

Vorbereiten des Materials

- **Steriles Material**
  - Trokar-Katheter-Einmalset
  - Drainagesystem
  - Abdecktuch
  - Verbandmaterial
  - Einmalhandschuhe
  - Hautdesinfektionsspray
  - Lokalanästhetikum mit Spritze und Kanüle
  - Skalpell
  - Schere, Nahtmaterial und Nadelhalter
  - spezielle Punktionskanüle
- **Sonstiges**
  - Verbandmaterial
  - Material zur Kanülenfixierung

Vorgehen

Die Thoraxdrainage ist ärztliches Aufgabengebiet. Die Pflegeperson assistiert dem Arzt, z.B. Patienten in die richtige Lage bringen, Anreichen von Materialien, und überwacht die Vitalfunktionen.

- Patienten informieren, während der Maßnahmen nicht zu husten oder zu pressen
- evtl. Rasur der Einstichstelle
- Patienten mit dem Oberkörper hochlagern, leicht zur betroffenen Seite drehen, den Arm über den Kopf halten
- Desinfektion der Haut
- Verabreichen der Lokalanästhesie
- Haut mit dem Skalpell anritzen
- Punktion des Pleuraspaltes und Einlegen der Drainage
- Drain mit einer Naht an der Haut fixieren (Abb. 4-32)
- sterilen Verband mit einer Schlitzkompresse und Pflaster anlegen
- Saugsystem anschließen (Abb. 4-33)
- gewünschten Unterdruck bei noch abgeklemmter Drainage einstellen
- Klemme langsam öffnen
- gebrauchtes Material entsorgen
- Dokumentation

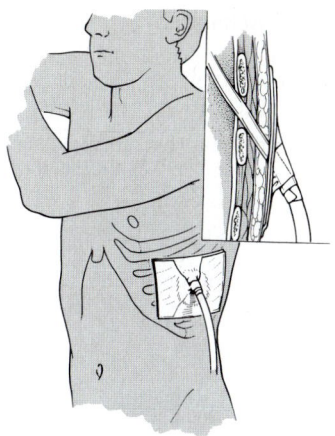

Abb. 4-32 Fixierung der Thoraxdrainage

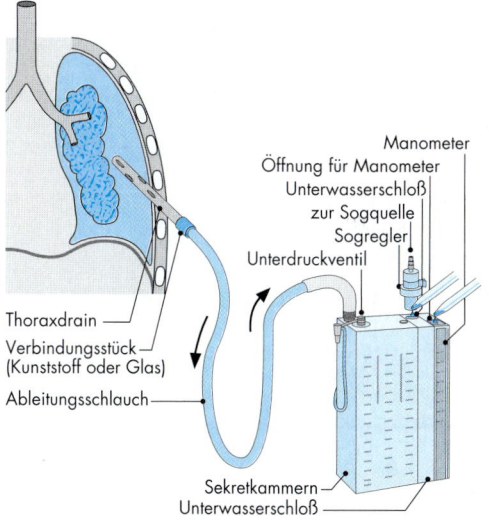

Abb. 4-33 Lage der Thoraxdrainage

4.7 Erkennen, Überwachen und Behandeln von Kreislaufstörungen

4.7.1 Puls messen

Der Puls (lat.: das Stoßen, Schlagen) ist die vom Herzschlag erzeugte Druckwelle im Blutkreislauf, die als Anstoß an den Gefäßwänden des arteriellen Systems spürbar ist.

Vorgehen

– der Puls kann da getastet werden, wo sich eine oberflächliche Arterie befindet und gegen eine härtere Unterlage (z.B. Knochen) gedrückt werden kann (Abb. 4-34)

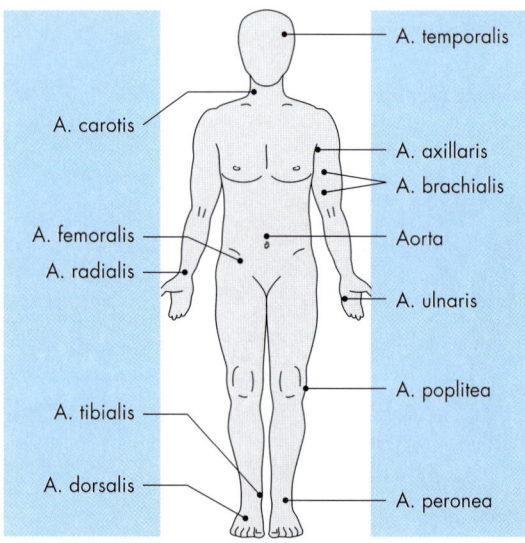

Abb. 4-34   Tastbare Arterien zum Pulsfühlen

– in der Regel tastet man den Puls an der **Arteria radialis**
– bei Patienten im Schock, mit Herz-Kreislauf-Stillstand erfolgt die Kontrolle herznah an der **Arteria carotis** oder **Arteria femoralis**
– Pulsschläge 15 Sekunden auszählen und Ergebnis mit 4 multiplizieren (entspricht einer Minute)
– bei Patienten mit Herzrhythmusstörungen oder Bradykardie muß eine Minute voll ausgezählt werden
– Normwerte sind in Tabelle 4-9 zu finden

Tab. 4-9 Normwerte der Pulsfrequenz

Alter	Schläge/Minute
Neugeborene	120 bis 140 Schläge/Minute
Kleinkinder	90 bis 100 Schläge/Minute
Jugendliche	75 bis 90 Schläge/Minute
Erwachsene	60 bis 80 Schläge/Minute

Rhythmus, Qualität

– regelmäßige Wiederholung bei guter Beschaffenheit, Puls ist gut tastbar

Pathologische Befunde

- **Absolute Arrhythmie**
- absolut unregelmäßiger Herzrhythmus
- **Arrhythmie**
- Störungen des Herzrhythmus
- **Bigeminus**
- Zwillingspuls, Doppelschlag
- **Bradykardie**
- Pulsfrequenz beim Erwachsenen unter 60 Schläge/Minute
- **Extrasystole**
- vorzeitig einfallender Sonderschlag
- **Pulsdefizit**
- Differenz zwischen den Herzaktionen und den zählbaren Pulswellen
- **Sinusarrhythmie**
- unregelmäßige Reizbildung im Sinusknoten
- **Supraventrikuläre Extrasystole**
- Reizbildung ist im Herzvorhof (Abb. 4-35)
- **Tachykardie**
- Pulsfrequenz beim Erwachsenen über 100 Schläge/Minute
- **Ventrikuläre Extrasystole**
- Reizbildung ist in der Herzkammer (Abb. 4-36)

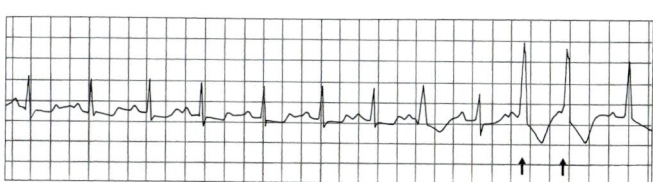

Abb. 4-35 Supraventrikuläre Extrasystole

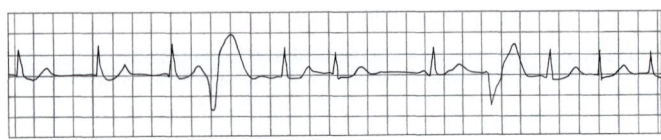

Abb. 4-36   Ventrikuläre Extrasystole

Herzfrequenzmeßgeräte

Hochentwickelter Kleincomputer (z.B. Polar Protrainer NV). Es besteht die Möglichkeit während Notfallsituationen (oder Mobilisation, Rehabilitation) die Herzfrequenz kontinuierlich zu überwachen und zu bewerten. Übertragung geschieht über einen am Brustkorb getragenen Sender zu einem Armbandempfänger (Abb. 4-37).

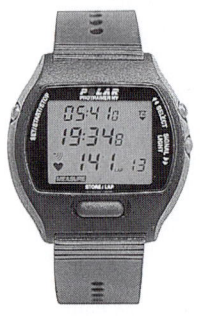

– Sender mit einem elastischen Brustgurt verbinden
– beide Elektroden befeuchten (gerippte, rechteckige Zonen)
– Gurt um die Brust legen; Sender bei Frauen unter dem Brustansatz, bei Männern unter dem Brustmuskel
– Empfänger wie Armbanduhr anlegen
– Herzfrequenz-Grenzwerte (z.B. Minimum 120 bis Maximum 140 Schäge/Minute) programmieren, Alarm aktivieren
– Sender schaltet sich automatisch ein, bzw. beim Ablegen des Senders aus

Abb. 4-37
Herzfrequenzmeßgerät

4.7.2 Blutdruck messen

Blutdruck ist der in den Gefäßen des Körper- und Lungenkreislaufs herrschende (intravasale) Druck. Er ist abhängig von der Schlagkraft des Herzens, dem Gefäßwiderstand, dem Füllungszustand des Gefäßsystems und der Viskosität (Fließeigenschaft) des Blutes.

Begriffserklärungen

Riva-Rocci	italienischer Internist und Kinderarzt, nach dem eine Blutdruckmeßart benannt ist
systolischer Blutdruck	Druckmaximum im arteriellen System während der Austreibungsphase
diastolischer Blutdruck	Druckminimum im arteriellen System während der Erschlaffungs- und Füllungsphase
Blutdruckamplitude	Differenz zwischen dem systolischen und diastolischen Blutdruckwert
auskultatorische Blutdruckmessung	Erfassung des systolischen und diastolischen Blutdruckwertes
invasive Blutdruckmessung	kontinuierliche Erfassung des systolischen und diastolischen Blutdruckwertes durch einen intravasal liegenden Katheter und einen Monitor
palpatorische Blutdruckmessung	Erfassung des systolischen Blutdruckwertes

4

Vorbereitung und Vorgehen bei der auskultatorischen Blutdruckmessung

- Blutdruckapparat mit aufblasbarer Manschette, Gummiballon mit Ventilschraube und Manometer und Stethoskop (Abb. 4-38) richten
- Patienten informieren
- Patienten sitzend oder liegend lagern
- Oberarm von Kleidungsstücken befreien
- Manschette eng und luftleer an den Oberarm anlegen (Messung erfolgt in Herzhöhe), Luft unter Messung des Radialispulses in die Manschette pumpen
- ist kein Puls mehr tastbar, Manschettendruck noch um ca. 30 mmHg (4 kPa) erhöhen
- Druck langsam (maximal 2 bis 3 mmHg/Sekunde) durch Öffnen des Ventils senken
- erster hörbarer Ton, Druckwert auf dem Manometer ablesen (systolischer Druckwert)
- letzter hörbarer Ton oder deutliches Leiserwerden der Töne, Druckwert auf dem Manometer ablesen (diastolischer Druckwert)
- Restluft aus der Manschette ablassen
- ermittelte Werte im Notfallprotokoll dokumentieren
- Normwerte sind in Tabelle 4-10 zu finden

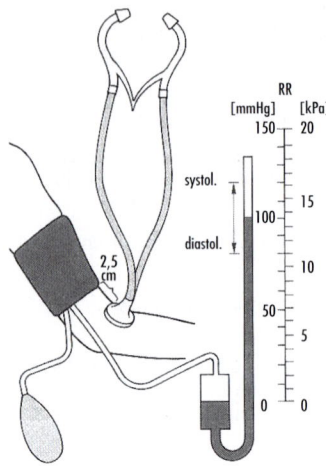

Abb. 4-38
Auskultatorische
Blutdruckmessung

Tab. 4-10 Blutdrucknormwerte nach Riva-Rocci

Alter	mmHg	kPa
Neugeborene (systolisch)	60 bis 80	8,0 bis 10,7
Säuglinge (systolisch)	80 bis 85	10,7 bis 11,3
Kleinkinder (systolisch)	80 bis 100	10,7 bis 13,3
Jugendliche (systolisch/diastolisch)	120/80	16,0/10,7
Erwachsene (systolisch/diastolisch)	139/95	18,5/12,5

Umrechnung von mmHg (Millimeter Quecksilbersäule) in kPa (Kilopascal):
7,5 mmHg entsprechen 1,0 kPa

 Blutdruckschwankungen sind abhängig vom Tagesrhythmus und von der physischen und psychischen Belastung normal.

Pathologische Befunde

- **Hypertonie**
– Bluthochdruck
– arterieller Blutdruck systolisch über 160 mmHg und diastolisch über 95 mmHg

Grenzwerte beim Erwachsenen
systolisch   140 bis 159 mmHg
diastolisch   90 bis   94 mmHg

● **Hypotonie**
– niedriger Blutdruck
– arterieller Blutdruck systolisch unter 100 mmHg beim Erwachsenen

 Bei der Erstmessung muß beim Patienten an beiden Armen der Blutdruck ermittelt werden (Seitendifferenz).
Vor einer erneuten Messung muß die Manschette vollständig luftleer sein.
Die Blutdruckmessung darf am betreffenden Arm nicht erfolgen bei:
– Dialysepatienten (Gefäßshunt)
– peripheren Venenkathetern
– passageren Schrittmachern

4.7.3 Elektrokardiogramm (EKG)

Das EKG ist die graphische Darstellung der elektrischen Erregungen am Herzen. Die Brustwandableitung erfolgt durch Elektroden, die in bestimmter Anordnung auf dem Thorax angebracht werden. Gleichzeitig wird die Herzfrequenz durch Messung der R-Zacke im EKG festgestellt.

Vorbereitung und Vorgehen beim Elektrokardiogramm

– Patienten informieren
– EKG-Gerät nach Herstellerangaben in Betrieb nehmen
– Brustkorb von Kleidungsstücken freimachen
– Klebeelektroden mit dem Ableitungskabel in richtiger Anordnung zur Notfallableitung (Drei-Punkt) auf dem Thorax anbringen (Abb. 4-39)
– die rote und die gelbe Elektrode müssen mit der elektrischen Herzachse übereinstimmen
– die schwarze (neutrale) Elektrode kann beliebig plaziert werden
– bei der Sechs-Punkt- bzw. Zehn-Punkt-Ableitung werden die Standard-Ableitungen (z.B. Einthoven, Goldberg, Wilson) einzeln auf dem Monitor oder Papierstreifen dargestellt (Abb. 4-40)

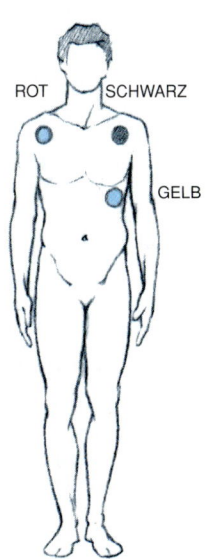

ROT   SCHWARZ

GELB

Abb. 4-39   Drei-Punkt-Ableitung

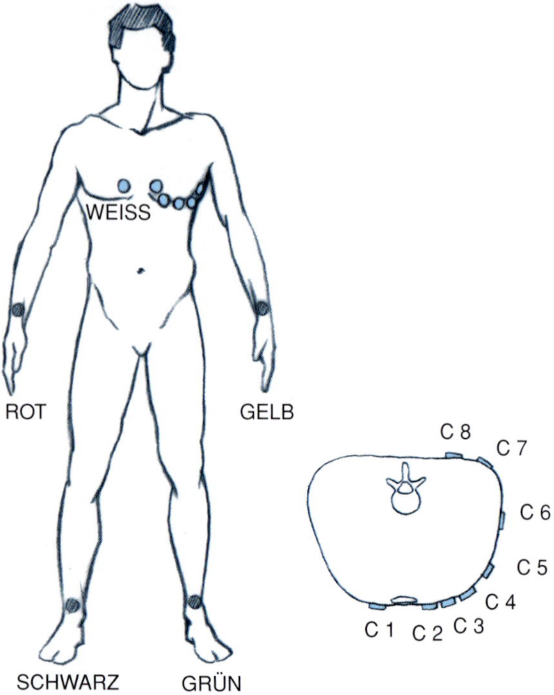

WEISS

ROT   GELB

C 8
C 7
C 6
C 5
C 4
C 1   C 2   C 3

SCHWARZ   GRÜN

Abb. 4-40 Zehn-Punkt-Ableitung

– Elektrokardiogramm fortlaufend auf dem Oszilloskop (Monitor) oder einem mitlaufenden Papierstreifen darstellen

Moderne Überwachungsgeräte speichern über einen bestimmten Beobachtungszeitraum alle elektrischen Impulse des Herzens und externe Manipulationen (z.B. Defibrillationen). Die erfaßten Werte sind jederzeit auf dem Monitor oder Papierstreifen abrufbar.

4.7.4 Messen des zentralen Venendrucks

Mit der zentralen Venendruckmessung (ZVD) kann der Druck im klappenlosen Teil der oberen Hohlvene ermittelt werden. Der ZVD gibt eine Aussage über das Verhältnis des venösen Blutangebotes und der Leistungsfähigkeit des rechten Herzens und ist ein Parameter der zirkulierenden Blutmenge. **Normwert:** +4 bis +12 cmH$_2$O (Zentimeter Wassersäule).

Indikationen

– Hypovolämie, z.B. bei Blutungsschock
– Hypervolämie, z.B. bei erhöhtem Infusionsangebot

Voraussetzungen

– zentraler Venenkatheter
– Bestimmung des Nullpunktes mit einer Thoraxschublehre
– flache Rückenlage des Patienten bzw. für jede Messung die gleiche Lagerung

Vorbereiten des Materials

– Thoraxschublehre
– Markierungsstift
– Venotonometer (Meßskala mit Meßschlauch)
– Infusionslösung (NaCl 0,9%ig)

Vorgehen

– Händedesinfektion
– flache Rückenlage, bei Patienten mit Asthma bronchiale halbsitzende Lagerung
– einmalig Nullpunkt mit der Thoraxschublehre bestimmen und am Patienten markieren (Abb. 4-41)

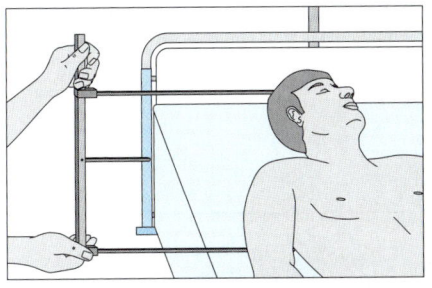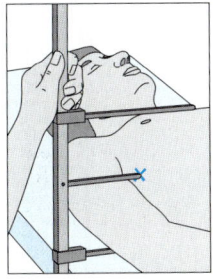

Abb. 4-41 Bestimmung des Nullpunktes

– Nullmarkierung der Meßskala auf diesen Punkt ausrichten (Abb. 4-42)
– Meßschenkel mit physiologischer Kochsalzlösung füllen (Abb. 4-43)
– Meßschenkel mit dem zentralen Venenkatheter mit einem Dreiwegehahn verbinden
– Druck im oberen Hohlvenensystem messen; der Flüssigkeitsspiegel im Meßschenkel sinkt ab und pendelt sich atemsynchron auf einen Wert ein

- Wert ablesen
- Patienten bequem lagern
- Meßschenkel mit physiologischer Kochsalzlösung füllen als Vorbereitung für die nächste Messung
- Grundinfusion mit Dreiwegehahn aktivieren
- Dokumentation von zentral-venösem Druck, Lage des Patienten während der Messung, Uhrzeit

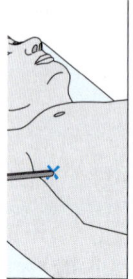

Abb. 4-42   Einstellen der Meßskala auf den Nullpunkt

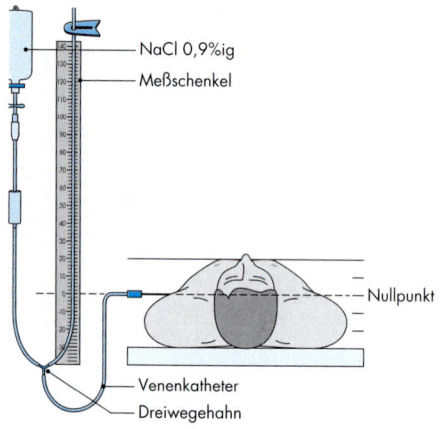

Abb. 4-43   Aufbau einer Meßeinheit zur zentralen Venendruckmessung

4.7.5 Echokardiographie

Die Echokardiographie ist eine Ultraschalluntersuchung des Herzens zum Nachweis eines Herzfehlers und zum Prüfen der Herzfunktion.

Es sind **keine speziellen Vorbereitungen** notwendig. Der Patient wird lediglich über diese schmerzfreie und nichtinvasive Maßnahme informiert.

4.7.6 Defibrillation

Eine Defibrillation ist ein Elektroschock zum Beseitigen eines Kammerflimmerns oder -flatterns durch einen Wechsel- oder Gleichstromstoß, der über großflächige Elektroden auf die Thoraxwand appliziert wird. Der Defibrillator (Abb. 4-44) ist ein Gerät zum Erzeugen von Elektroschocks.

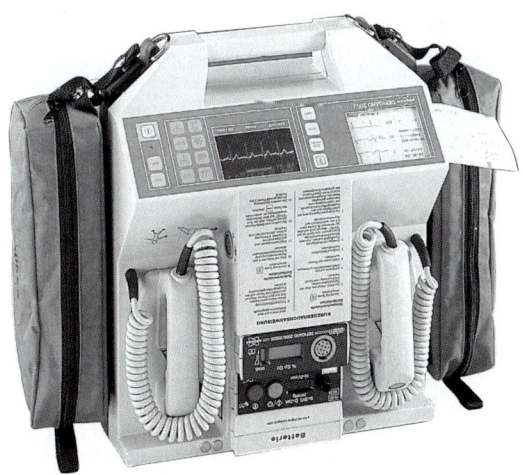

Abb. 4-44 Defibrillator, als Beispiel der Defigard 2002

Vorbereitung und Vorgehen bei der Defibrillation

– vor dem Einsatz muß sich der Benutzer mit der Funktionsfähigkeit und Handhabung vertraut machen (Kap. 7.2)
– Gerät einschalten
– beide Elektroden mit Elektroden-Gel bestreichen (Abb. 4-45)
– Energiestufe nach Arztanordnung wählen (Tab. 4-11)

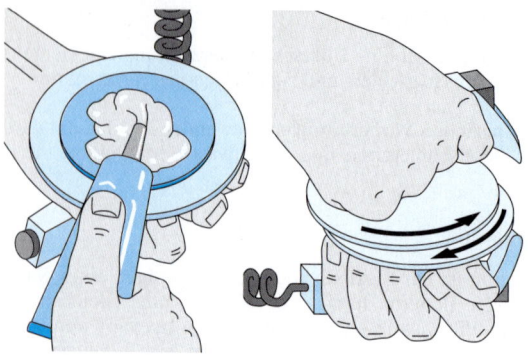

Abb. 4-45 Elektroden mit Gel bestreichen

Tab. 4-11 Empfohlene Energiestufen

Alter	Energiestufen
Säuglinge	50 bis 100 Joule
Kinder	100 bis 200 Joule
Erwachsene	200 bis 400 Joule

1 Joule entspricht 1 Wattsekunde

– Schockauslösung synchron oder asynchron nach Arztanordnung
   einstellen
   synchron: Schockauslösung synchron zur R-Zacke
   asynchron: sofortige Schockauslösung, wenn das Gerät im EKG
   keine R-Zacke erkennt
– Defibrillator auf die gewählte Energiestufe hochladen (z.B. durch
   Kontrolleuchte und Signalton wird der Bereitzustand angezeigt)
– Elektroden aufsetzen: eine Elektrode mit mäßigem Druck im
   Winkel zwischen oberer Brustbeinhälfte und rechtem Schlüsselbein
   und die andere über der Herzspitze plazieren (Abb. 4-46)
– alle Wiederbelebungsmaßnahmen am Patienten unterbrechen,
   Patienten nicht berühren, vom Patientenbett wegtreten
– Hinweis: **ACHTUNG Defibrillation!** geben
– Stromstoß durch Druckschalter an den Elektroden auslösen

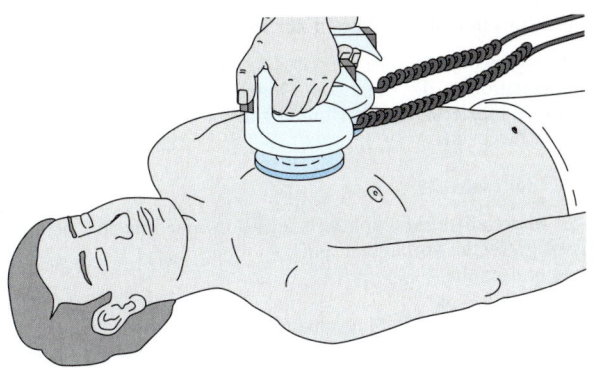

Abb. 4-46 Position der Defibrillator-Elektroden

- Erfolg der Defibrillation durch EKG-Ableitung kontrollieren
- evtl. Maßnahme wiederholen
- Dokumentation mit Angaben über Anzahl und Stärke der Defibrillation

Defibrillatoren sind **nicht** für den Betrieb in explosionsgefährdeten Bereichen bestimmt.
Bei Feuchtigkeit muß eine Sicherheitsmatte nach Herstellerangaben an den Defibrillator angeschlossen werden.
Der Patient darf während der Defibrillation **nicht** berührt werden!
Elektromedizinische Geräte, die keinen Defibrillationsschutz haben, sind während der Defibrillation vom Patienten zu trennen.
Für die Defibrillation von Säuglingen oder Kleinkindern sind die vom Hersteller empfohlenen Schockelektroden mit Energiereduzierung (meist im Verhältnis 1:10) zu verwenden.
Defibrillationen dürfen nur von befugten Personen vorgenommen werden.

4.7.7 Punktion peripherer Venen zur Infusionstherapie

Der gesicherte venöse Zugangsweg ist lebenswichtige Voraussetzung in Notfallsituationen. Er dient zum Verabreichen von Infusionen, Applikationen injizierbarer Arzneimittel und zur Blutentnahme zu diagnostischen Zwecken.

Vorbereiten des Materials

Benötigte Materialien zur Punktion, Injektion und Infusion richten. Sie müssen griffbereit vorhanden sein.
– Einmalhandschuhe
– Hautdesinfektionsspray
– geeignete Staubinde (z.B. Stauschlauch, Blutdruckmanschette)
– intravenöse Kanülen, die Auswahl der intravenösen Verweilkanülen ist abhängig von der geplanten therapeutischen Maßnahme (z.B. Druckinfusion) und den peripheren Venenverhältnissen
– evtl. Spritze zur Blutentnahme oder i.v. Injektion
– Fixationsmaterial (z.B. Pflaster, spezieller Kanülenverband)
– Infusionslösung

Vorgehen

– Patienten über geplante Maßnahme informieren
– Punktionsstelle auswählen
– Stauung anlegen, Stauungsdruck darf den arteriellen Blutdruck **nicht** übersteigen
– Venenfüllung optimieren, z.B. durch Faust öffnen und schließen, Beklopfen der Vene und äußerliche Wärmeanwendung
– gründliche Desinfektion und Entfettung der Punktionsstelle (Abb. 4-47)

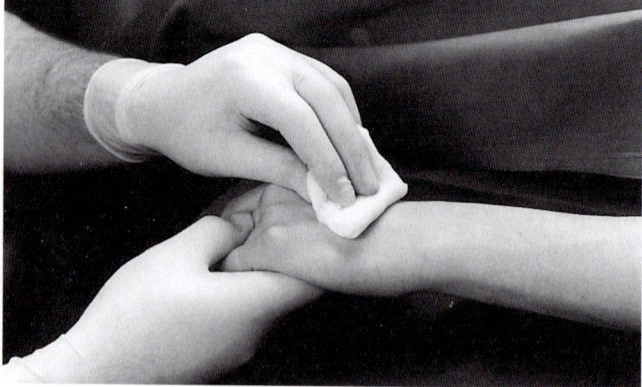

Abb. 4-47 Punktionsstelle desinfizieren und entfetten

- Verpackung der Venenverweilkanüle auf Unverletztheit prüfen und Verfallsdatum kontrollieren
- durch Straffung der Haut die Vene so fixieren, daß sie der Nadelspitze nicht ausweichen kann

- Kanüle direkt oder indirekt auf das Gefäß aufsetzen und unter leichtem Druck proximal in die Tiefe vorschieben, bis die Spitze in das Gefäß eingedrungen ist
- das in die Punktionsnadel eindringende Blut wird von dem transparenten Blutauffangstopfen gestoppt und ist Zeichen, daß die Kanülenspitze in der Vene liegt
- nach erfolgter Punktion Kunststoffverweilkanüle einige Millimeter weiter in die Vene vorschieben (Abb. 4-48)

4

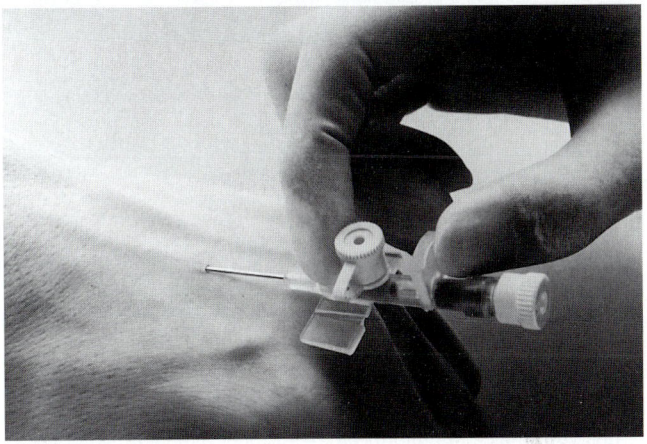

Abb. 4-48 Vorschieben der Kunststoffkanüle

- durch Zurückziehen der Stahlkanüle um etwa 5 mm wird ein unbeabsichtigtes Durchstechen der Vene beim weiteren Vorschieben der Kunststoffkanüle verhindert (Abb. 4-49)

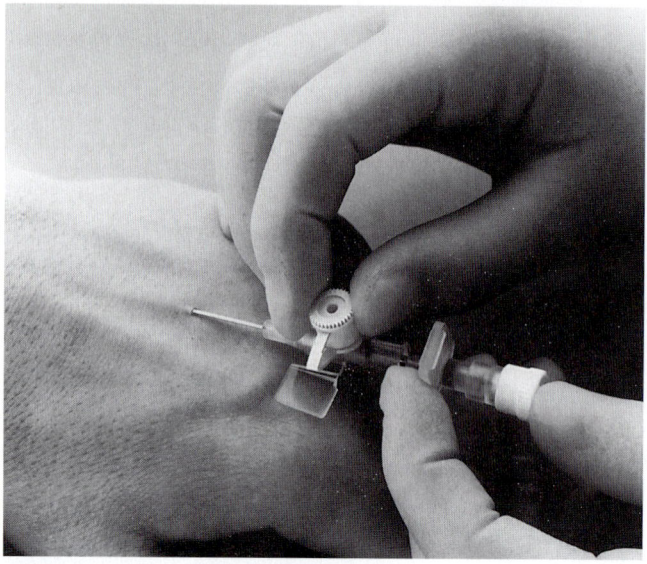

Abb. 4-49 Zurückziehen der Stahlkanüle

– nach erfolgreichem Vorschieben der Kunststoffkanüle die Stahlkanüle vollständig entfernen
– Venen vor der Verweilkanüle komprimieren, um Blutaustritt zu
  vermeiden (Abb. 4-50)
– Infusionsgerät, Spritze oder Luer-Lock-Stopfen an die Verweilkanüle anschließen
– richtige Lage im Gefäßlumen durch Anstellen der Infusion, Injektion von einigen Millilitern NaCl 0,9 % oder Aspiration von Blut
  kontrollieren

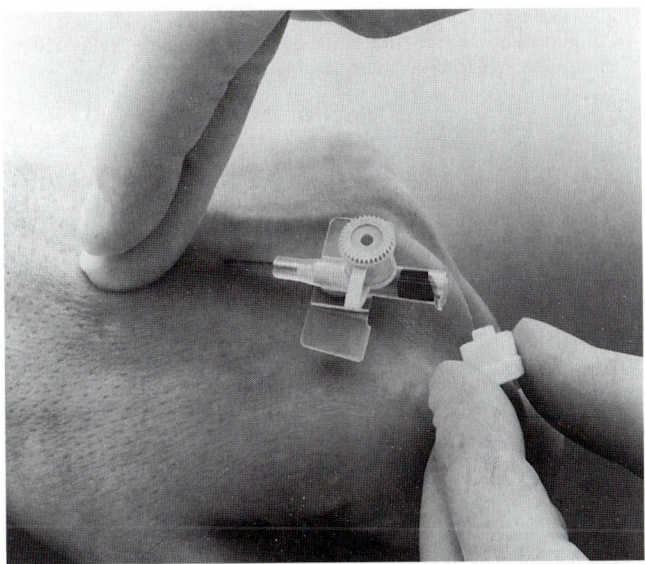

Abb. 4-50   Vene vor der Verweilkanüle komprimieren

– Kanüle mit Heftpflaster oder speziellem Kanülenverband sicher fixieren (Abb. 4-51)

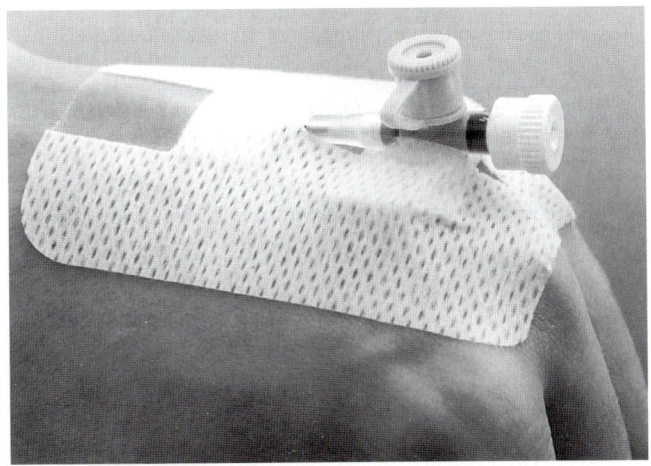

Abb. 4-51   Kanülenfixierung

– alle benötigten Materialien entsorgen
– Punktionskanüle **nicht** in die Schutzkappe zurückstecken, sondern in die Kanülensicherheitsbox (Abb. 4-52) entsorgen

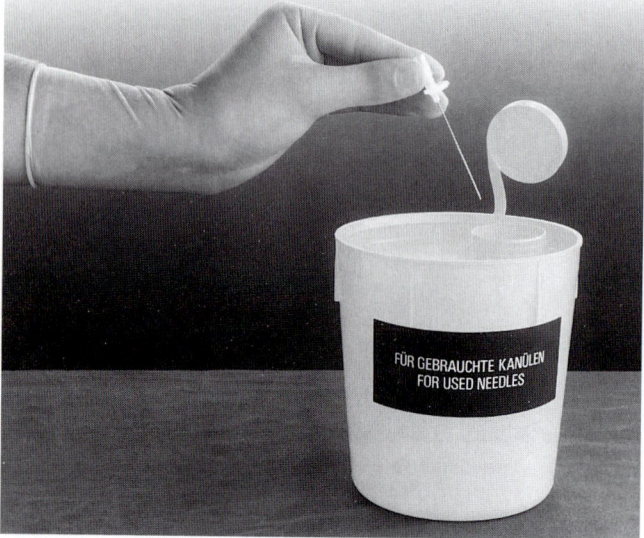

Abb. 4-52   Entsorgung der Stahlkanüle in der Sicherheitsbox

– Dokumentation im Notfallprotokoll (z.B. „i.v. Kanüle rechter Handrücken")

> Schlechte Venenfüllungen lassen sich deutlich verbessern, wenn Sie vorher etwas Nitro-Spray auf die Punktionsstelle aufsprühen.

4.7.8 Assistenz beim Legen eines zentralen Venenkatheters

Hierzu verwendet man einen Katheter aus gewebefreundlichem und röntgenpositivem Material, der sich zum Einführen in eine zentrale Vene eignet.

Indikationen

– kollabierte periphere Venen (Zugangsweg zum Gefäßsystem)
– Extremitätenverletzungen
– Infusion größerer Flüssigkeitsmengen, z.B. bei massiven Blutungen (großlumiger Zugang)

Zugangswege

Im Notfall können folgende zentrale Venen punktiert werden (Abb. 4-53)
– Vena jugularis interna
– Vena jugularis externa
– Vena subclavia

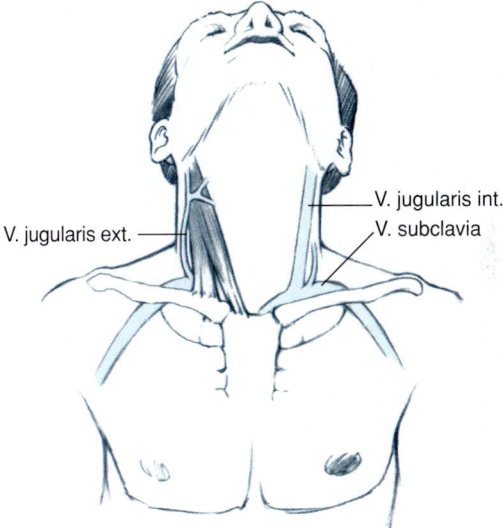

V. jugularis int.
V. subclavia
V. jugularis ext.

Abb. 4-53   Zugangswege zu zentralen Venen

Vorbereiten des Materials

Benötigte Materialien zur Punktion zentraler Venen, Blutabnahme, Injektion und Infusion richten
– Desinfektionsmittel
– 10-ml-Spritze mit 8 ml NaCl 0,9%ig
– sterile Handschuhe
– steriles Abdecktuch
– sterile Verbandmaterialien (z.B. Tupfer, Kompressen)
– steriles Einmalset (Abb. 4-54) mit Spritze, Punktionskanüle, Katheter
– evtl. Blutabnahme-Röhrchen
– Fixationsmaterial (z.B. Pflaster)
– Verbandmaterialien
– gerichtete Infusionslösung
– evtl. Spritze mit Medikament

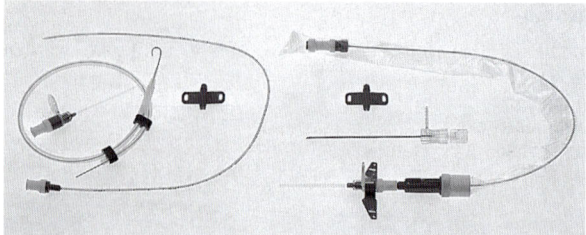

Abb. 4-54 Einmalset Cavacatheter® Safe

Vorgehen

Die zentrale Venenpunktion und das Legen eines Katheters sind ärztliches Aufgabengebiet. Die Pflegeperson assistiert dem Arzt, z.B. Patienten in die richtige Lage bringen, Anreichen von Materialien.
– Patienten informieren
– Patienten in flache Rückenlage bringen
– zur Erhöhung des zentralvenösen Druckes Beine hochlagern oder Kopf tieflagern
– Punktionsstelle desinfizieren und mit sterilem Tuch (z.B Schlitztuch) abdecken
– Arzt beim Legen des Katheters assistieren
– Infusion anschließen, evtl. Medikament injizieren, Blut abnehmen
– zentralen Venenkatheter sicher fixieren

> Bei einem negativen Venendruck (z.B. Blutungsschock) besteht die Gefahr einer Luftembolie. Prophylaktisch sollen deshalb nur zentrale Venenkatheter mit einem Ventilmechanismus verwendet werden. Vor und während der Dekonnektion des Infusionssystems muß bei Kathetern ohne diesen Schutzmechanismus das Katheterlumen mit einer Klemme unterbrochen werden.
> Auch unter Notfallbedingungen muß auf eine ausreichende Asepsis geachtet werden.

4.7.9 Richten einer Infusion zur Infusionstherapie

Eine Infusionstherapie ist die intravenöse, arterielle oder subkutane, meist tropfenweise Zufuhr größerer Flüssigkeitsmengen.

Indikationen

– Offenhalten einer Vene zum schnellen intravenösen Verabreichen von Notfallmedikamenten
– Trägerlösung von Medikamenten (z.B. Analgetika)
– Wiederherstellen und Korrektur von gestörten Gleichgewichten (z.B. Säure-Basen-Haushalt)

– Ersatzbehandlung von quantitativen und qualitativen Verlusten
  (z.B. Elektrolyt-, Blutverlust)

Vorbereiten des Materials

Benötigte Materialien zur Infusionstherapie richten.
– verordnete Infusionslösung (z.B. 50, 100, 250, 500 und 1000 ml in
  Glas-, Kunststofffflaschen oder Kunststoffbeuteln)
– Infusionsbesteck nach DIN 58362 (Abb. 4-55)

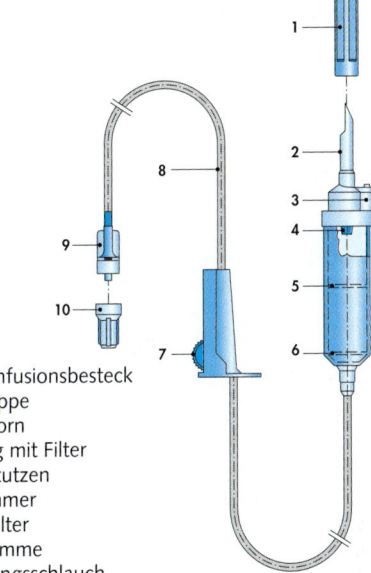

Abb. 4-55 Infusionsbesteck
1 Schutzkappe
2 Einstichdorn
3 Belüftung mit Filter
4 Abtropfstutzen
5 Tropfkammer
6 15-µm-Filter
7 Rollenklemme
8 Überleitungsschlauch
9 Anschlußstück
10 Schutzkappe

Vorgehen

– Hände desinfizieren
– Schutzkappe der Infusionsflasche entfernen
– Durchstichstelle der Infusionsflasche desinfizieren
– Luftfilterklappe am Infusionsgerät schließen
– Einstichdorn des Infusionsbesteckes in die stehende Infusions-
  flasche stechen
– Rollenklemme schließen
– Flasche aufhängen
– Tropfenkammer durch mehrfaches Zusammendrücken bis zur
  Graduierung füllen

- Luftfilterklappe öffnen
- Rollenklemme öffnen und Schlauchsystem entlüften
- Anschlußstück an eine liegende Venenkanüle oder Venenkatheter anschließen
- Infusionsschlauch sicher fixieren
- Tropfgeschwindigkeit nach Arztverordnung einstellen
- Dokumentation im Notfallprotokoll

 Der Luftklappenfilter muß bei Kunststoffbeuteln auch während der Infusion geschlossen bleiben, wenn eine Druckinfusion evtl. notwendig sein könnte.

Berechnen der Tropfgeschwindigkeit

1 ml Infusionsflüssigkeit entspricht 20 Tropfen (Tropfgeschwindigkeiten, Tab. 4-12)

Tab. 4-12 Tropfgeschwindigkeiten: Tropfen pro Minute bei einer Verabreichung von 100, 250, 500 bzw. 1000 ml

Zeit	100 ml	250 ml	500 ml	1000 ml
1 Stunde	33 Tr./Min.	83 Tr./Min.	–	–
2 Stunden	17 Tr./Min.	42 Tr./Min.	83 Tr./Min.	–
3 Stunden	11 Tr./Min.	28 Tr./Min.	56 Tr./Min.	–
4 Stunden	8 Tr./Min.	21 Tr./Min.	42 Tr./Min.	84 Tr./Min.
5 Stunden	7 Tr./Min.	17 Tr./Min.	34 Tr./Min.	68 Tr./Min.
6 Stunden	6 Tr./Min.	14 Tr./Min.	28 Tr./Min.	56 Tr./Min.
8 Stunden	4 Tr./Min.	10 Tr./Min.	21 Tr./Min.	42 Tr./Min.
10 Stunden	–	8 Tr./Min.	17 Tr./Min.	34 Tr./Min.
12 Stunden	–	7 Tr./Min.	14 Tr./Min.	28 Tr./Min.
24 Stunden	–	–	7 Tr./Min.	14 Tr./Min.

Tropfen/Min. = $\dfrac{\text{Infusionsmenge (ml)} \times 20 \text{ Tropfen}}{\text{Infusionsdauer (Min.)}}$

oder

Tropfen/Min. = $\dfrac{\text{Infusionsmenge (ml)}}{\text{Infusionsdauer (Std.)} \times 3}$

Beispiel: Eine Infusionsmenge (500 ml) soll in vier Stunden einlaufen

Tropfen/Min. = $\dfrac{500 \text{ (ml)} \times 20 \text{ Tropfen}}{240 \text{ (Min.)}}$ = ca. 42 Tropfen

Tropfen/Min. = $\dfrac{500 \text{ (ml)}}{4 \text{ (Std.)} \times 3}$ = ca. 42 Tropfen

4.7.10 Umgang mit Injektionspumpen

Automatische Injektionspumpen (Perfusoren, Injektomaten usw.) werden zur kontrollierten, kontinuierlichen oder fraktionierten Zufuhr von Medikamenten verwendet (Abb. 4-56). Eine genaue Dosierung ist auch über einen längeren Zeitraum möglich.

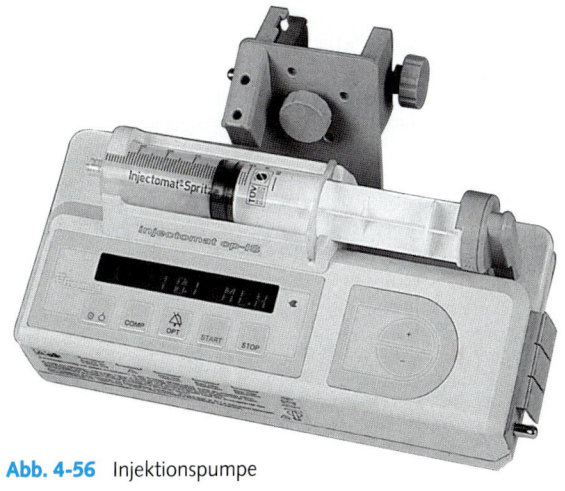

Abb. 4-56 Injektionspumpe

Indikationen

– längerdauernde Medikation
– hochwirksame Medikamente (z.B. Streptokinase, Katecholamine) in kleinen Verabreichungsmengen

Vorbereiten des Materials

– Spezialspritze mit Medikament
– spezielles druckstabiles Schlauchsystem für Injektionspumpen
– Injektionspumpe

Vorgehen

– Hände desinfizieren
– Injektionspumpe überprüfen (Herstellerangaben)
– Medikament in der Spezialspritze aufziehen
– Spritze entlüften
– Spritze in die Halterung der Injektionspumpe einlegen
– steriles Schlauchsystem anschließen
– Injektionspumpe auf langsame Injektionsgeschwindigkeit einstellen und Schlauchsystem entlüften
– Laufgeschwindigkeit berechnen und einstellen
– Schlauchsystem an den Patienten (z.B. zentraler Venenkatheter) anschließen
– Alarmgrenzen einstellen (z.B. Geräte- und Patientenalarm)
– Injektionspumpe starten

4.7.11 Assistenz beim Legen eines passageren Herzschrittmachers

Wenn die Pumpleistung des Herzens durch nicht medikamentös behandelbare Herzrhythmusstörungen erheblich gestört ist, wird die Elektrode eines externen (passageren) Herzschrittmachers vorübergehend intravenös oder durch den Ösophagus eingelegt, um den Herzmuskel zu stimulieren.

Vorbereiten des Materials

– externer Herzschrittmacher
– sterile Einmalhandschuhe
– Hautdesinfektionsspray
– Material zur Venenpunktion
– Verbandmaterial

Vorgehen

Das Legen eines passageren Herzschrittmachers ist ärztliches Aufgabengebiet. Die Pflegeperson assistiert dem Arzt, z.B. Patienten in die richtige Lage bringen, Anreichen von Materialien, Fixieren des Katheters, und überwacht die Vitalfunktionen.

Schrittmacher-Codes

- **Erster Buchstabe kennzeichnet den Stimulationsort, z.B.**
  - A: Atrium
  - V: Ventrikel
  - D: A und V, doppelt
- **Zweiter Buchstabe kennzeichnet den Wahrnehmungsort, z.B.**
  - A: Atrium
  - V: Ventrikel
  - D: A und V, doppelt
- **Dritter Buchstabe kennzeichnet die Betriebsart, z.B.**
  - I: Inhibition (Hemmung der Eigenaktionen des Herzens)
  - T: Triggerung (Auslösen der Ventrikel-Erregung im Rhythmus der Vorhoferregung)
  - D: I und T, doppelt
- **Vierter Buchstabe kennzeichnet die Programmierbarkeit, z.B.**
  - P: ein bis zwei Funktionen
  - M: multiprogrammierbar
  - R: frequenzangepaßt
- **Fünfter Buchstabe ist die Antitachykardiefunktion, z.B.**
  - 0: keine
  - P: antiarrhythmische Stimulation
  - S: Elektroschock
  - C: Kardioversion
  - D: P und S, doppelt

 Bei einem Patienten mit passagerem Schrittmacher ist absolute Bettruhe geboten. Umlagerungen sind zu vermeiden.
Jede Bewegung kann eine Dislokation der Elektrode verursachen.

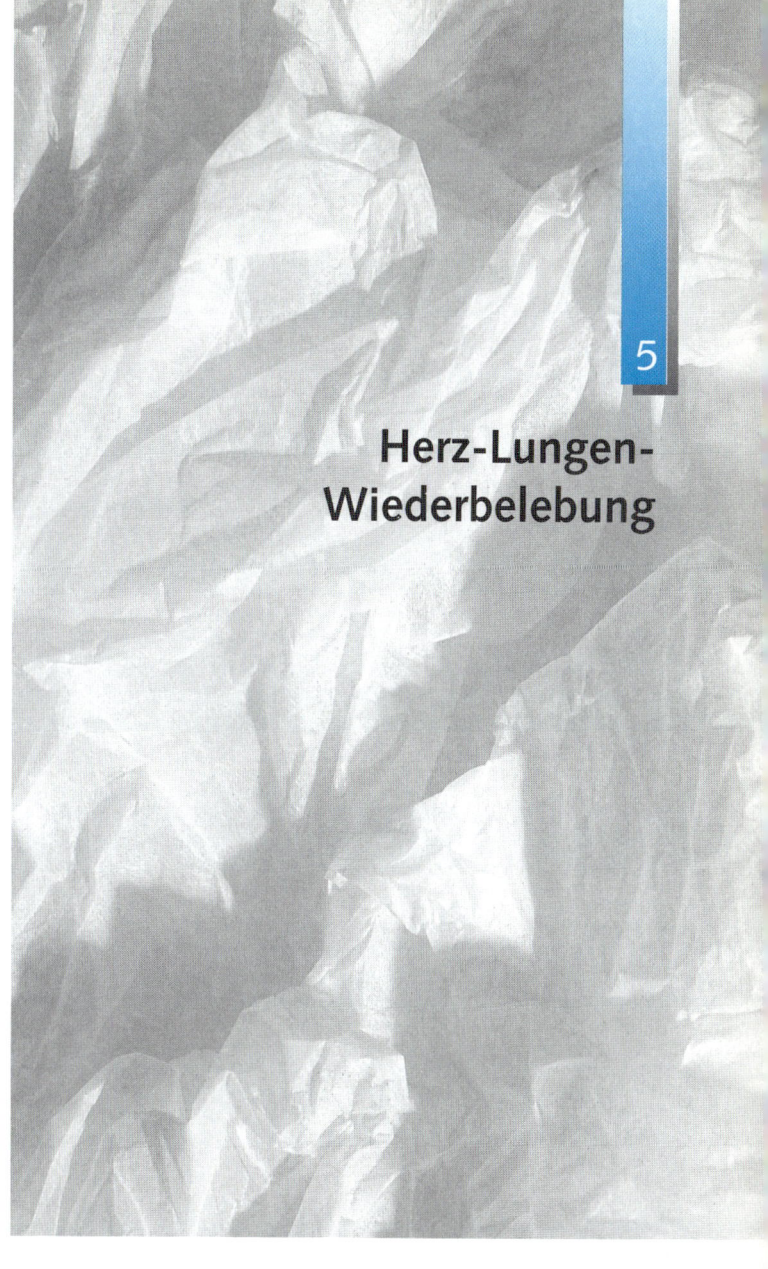

5

Herz-Lungen-Wiederbelebung

5.1 Ursachen und Zeichen eines Herz-Kreislauf- und Atemstillstandes

Störungen des Herz-Kreislauf-Systems gehören zu den häufigsten Notfallsituationen in medizinischen Einrichtungen.

Die Herz-Lungen-Wiederbelebung (HLW) wird vorgenommen, wenn **Bewußtsein, Atmung, Herz** und **Kreislauf** so weit gestört sind, daß als Folge dieser Störung der Tod eintreten kann.

Die Erfolgsrate für die Reanimation (Wiederbelebung) ist abhängig von der **Organisation** und dem **Vorgehen** sowie **Art** und **Schwere** der **Grund-** und **Begleiterkrankungen**.

Ursachen

Der Herz-Kreislauf-Stillstand entsteht durch eine Funktionsstörung des Herzens (Ausfall der Pumpfunktion) als Folge von
- Sauerstoffmangel, z.B. bei nicht ausreichender Atmung
- Durchblutungsstörungen des Herzmuskels, z.B. bei Herzinfarkt
- massivem Blutverlust, z.B. bei Schock
- Intoxikationen, z.B. bei Schlafmittelvergiftung
- Unterkühlung, z.B. nach langen Operationen

Symptome

- Bewußtlosigkeit, fehlende Ansprechbarkeit und Bewegungslosigkeit
- Atemstillstand, fehlende Atembewegungen, keine Atmung
- Pulslosigkeit, kein tastbarer Puls an der Halsschlagader beidseitig
- **zusätzliche Symptome**
- nicht meßbarer Blutdruck
- Herztöne nicht zu hören
- EKG (Asystolie oder Kammerflimmern, Ausnahme bei der elektromechanischen Entkoppelung)

Symptomenfolge (Tab. 5-1)

Tab. 5-1   Symptomenfolge bei Herz-Kreislauf- und Atemstillstand

Symptome	feststellbar
Pulslosigkeit	sofort
Bewußtlosigkeit	nach etwa 6 Sekunden
Atemstillstand*, Schnappatmung	nach etwa 15 Sekunden
Hautfarbe**, graublau	nach etwa 15 Sekunden
Pupillen erweitert	nach etwa 45 Sekunden
Atemstörung	nach etwa 60 Sekunden
Pupillen lichtstarr	nach etwa 90 Sekunden
Klinischer Tod nach Kreislaufstillstand mit – Pulslosigkeit – Bewußtlosigkeit – Atemstillstand – graublauer Verfärbung der Haut und Schleimhäute	nach etwa 1,5 bis 3 Minuten

*   nur wenn der Atemstillstand nicht primäre Ursache des Herz- und Kreislaufstillstandes ist

**   teilweise Änderung der Zyanose in eine graue, fahle Hautfarbe bei primärem Atemstillstand

 Die Herz-Lungen-Wiederbelebung wird notwendig, wenn die Zeichen des Atemstillstandes, der Pulslosigkeit und Bewußtlosigkeit gemeinsam auftreten.

5.2 Herz-Lungen-Wiederbelebung durch eine Person

Vorgehen

Der Erfolg der HLW ist abhängig vom sofortigen Beginn der Maß-
nahmen.
Ohne Verzögerung soll ein Notruf mit dem Zusatz „Herz-Kreislauf-
Stillstand" erfolgen.

● **Bewußtseinslage prüfen (ansprechen)**

bei Bewußtlosigkeit:
– Kontrolle der Atmung (sehen, hören, fühlen)

bei Atemstillstand:
– Mund- und Rachenraum inspizieren
– Überstrecken des Halses (Abb. 5-1)

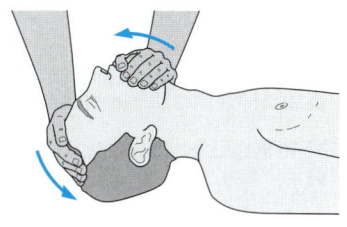

Abb. 5-1
Überstrecken des Halses

setzt Atmung nicht ein:
– 2 × Atemspende (Abb. 5-2 a, b)

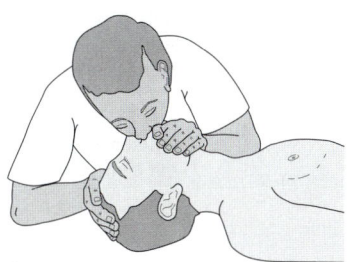

Abb. 5-2a Atemspende

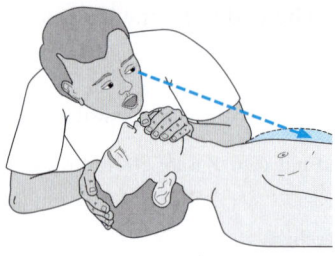

Abb. 5-2b
Kontrolle des
Brustkorbes

setzt Atmung immer noch nicht ein:
– Pulskontrolle an beiden Seiten des Halses

bei Pulslosigkeit, Bewußtlosigkeit und Atemstillstand:
– Herz-Lungen-Wiederbelebung
– Betroffenen auf eine harte Unterlage legen
– Oberkörper freimachen
– Aufsuchen des Druckpunktes
– an der Seite des Betroffenen knien
– unteres Brustbeinende mit den Fingern (Abb. 5-3a) aufsuchen
– zwei Finger der anderen Hand in Richtung Hals danebenlegen
  (Abb. 5-3b)
– Handballen neben den zwei Fingern aufsetzen, dies ist der Druck-
  punkt (Abb. 5-3c und Abb. 5-3d)

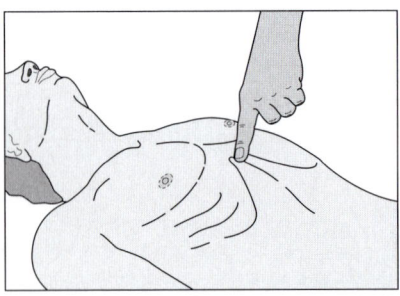

Abb. 5-3a bis d
Aufsuchen des
Druckpunktes

a Aufsuchen des
unteren Brustbeins
mit dem Finger

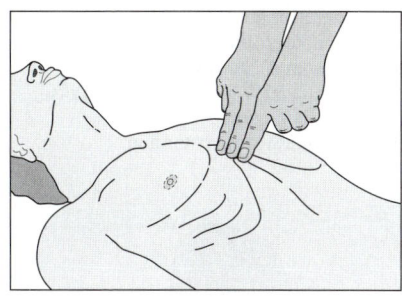

b Zwei Finger danebenlegen

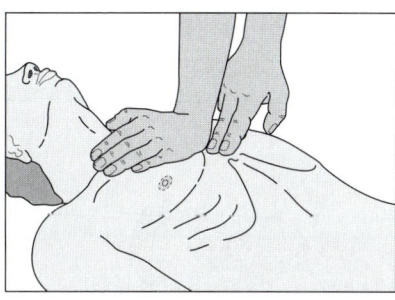

c Aufsetzen des Handballens

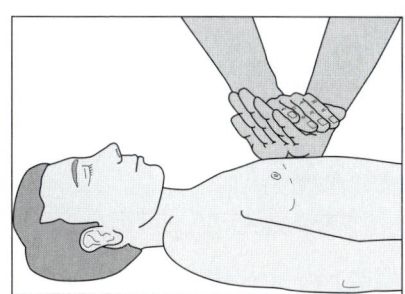

d Druckpunkt

 Der Druckpunkt muß exakt ermittelt werden, um Verletzungen, wie z.B. Rippenbrüche, Leber- und Milzschädigungen, zu vermeiden.

- **Ausgangsposition für die Herzdruckmassage** (Abb. 5-4)
- Handballen auf den ermittelten Druckpunkt aufsetzen
- Finger nach oben strecken
- Handballen der anderen Hand mit gestreckten Fingern auf das Handgelenk aufsetzen

– Arm in den Ellenbogengelenken strecken
– Druck senkrecht auf den Druckpunkt durch Gewichtsverlagerung des Oberkörpers über die gestreckten Arme ausüben
– 15 × Herzdruckmassage im Wechsel mit 2 × Atemspende, Pulsfrequenz von ca. 80/Minute (Abb. 5-5 a und b)
● **Kontrolle des Halspulses in regelmäßigen Abständen**

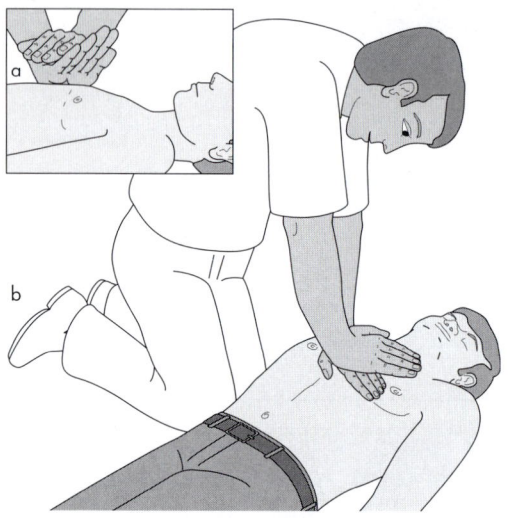

Abb. 5-4 a und b   Ausgangsposition für die Herzdruckmassage
a Finger nach oben strecken
b Druckausübung mit gestreckten Armen

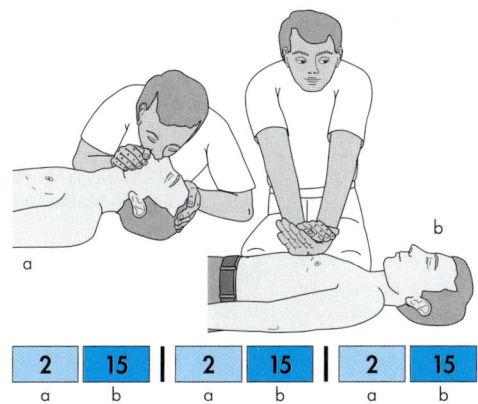

Abb. 5-5 a und b Schema der Ein-Helfer-Methode
a Atemspende
b Herzdruckmassage

Zusammenfassung

- **Feststellung Atemstillstand!**
  - Notruf so bald wie möglich veranlassen
  - Mund- und Rachenraum inspizieren, Hals überstrecken

- **Atmung setzt nicht ein**
  - 2 × Atemspende

- **Atmung setzt immer noch nicht ein!**
  - Pulskontrolle an beiden Seiten des Halses

- **Feststellung: Herz- und Kreislaufstillstand!**
  - Herz-Lungen-Wiederbelebung:
  - Betroffenen auf harte Unterlage legen
  - Oberkörper freimachen
  - Druckpunkt aufsuchen
  - 15 × Herzmassage, 2 × Atemspende im Wechsel
  - nach ca. 4 Zyklen Kontrolle des Pulses

 Die obengenannten Empfehlungen der Ein-Helfer-Methode gelten ausschließlich für den **nichtintubierten** Patienten.

5.3   Herz-Lungen-Wiederbelebung durch zwei Personen

Vorgehen

Der Erfolg der HLW ist abhängig vom sofortigen Beginn der Maßnahmen.

Ohne Verzögerung der Maßnahmen soll ein Notruf mit dem Zusatz „Herz-Kreislauf-Stillstand" erfolgen. Bei der Herz-Lungen-Wiederbelebung durch zwei Personen erfolgt eine Teilung der Maßnahmen nach folgendem Schema:

Erste Person	**Zweite Person**
● **Bewußtseinslage prüfen** (ansprechen)	
bei Bewußtlosigkeit: – Kontrolle der Atmung (sehen, hören, fühlen)	
bei Atemstillstand:	– Mund und Rachenraum inspizieren – Überstrecken des Halses (Abb. 5-6)

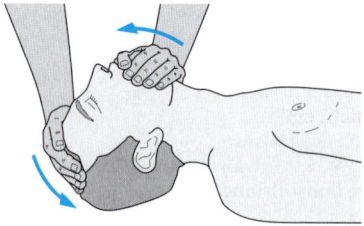

Abb. 5-6
Überstrecken des
Halses

setzt Atmung nicht ein:	– 2 × Atemspende (Mund zu Nase bzw. mit Beatmungsbeutel) (Abb. 5-7a und b)

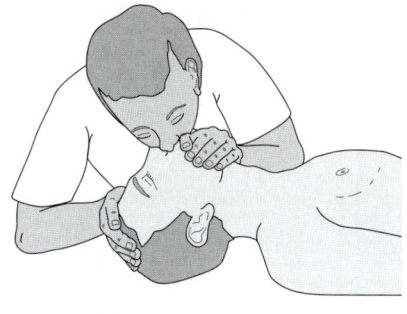

Abb. 5-7a
Atemspende

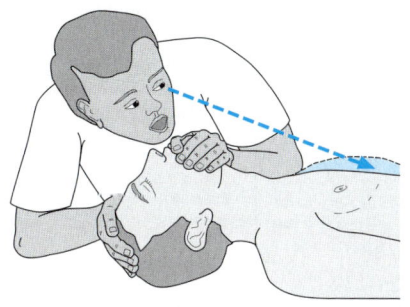

Abb. 5-7b
Kontrolle des
Brustkorbes

5 Herz-Lungen-Wiederbelebung

Erste Person   **Zweite Person**

setzt Atmung immer noch nicht ein:
                                – Pulskontrolle an beiden
                                    Seiten des Halses

bei Pulslosigkeit, Bewußtlosigkeit und Atemstillstand
● **Herz-Lungen-Wiederbelebung:**
– Betroffenen auf eine harte
  Unterlage legen   – Mithilfe
– Oberkörper freimachen   – Mithilfe
– Aufsuchen des Druckpunktes
– an der Seite des Betroffenen
  knien
– Aufsuchen des unteren
  Brustbeinendes mit den
  Fingern (Abb. 5-8 a)
– zwei Finger der anderen
  Hand in Richtung Hals
  danebenlegen (Abb. 5-8 b)
– Aufsetzen des Handballens
  neben den zwei Fingern:
  Druckpunkt (Abb. 5-8 c und
  Abb. 5-8 d)

Der Druckpunkt muß exakt ermittelt werden, um Verletzungen, wie z.B. Rippenbrüche, Leber- und Milzschädigungen zu vermeiden.

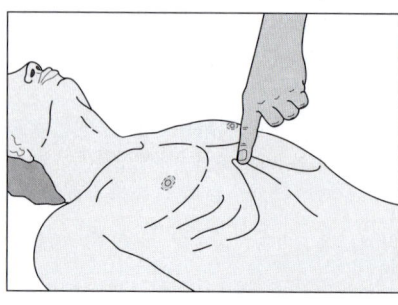

Abb. 5-8 a bis d
Aufsuchen des
Druckpunktes

a Aufsuchen des
unteren Brustbeins
mit dem Finger

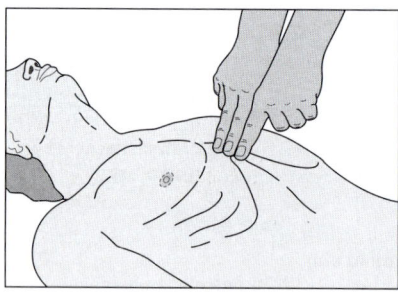

b Zwei Finger
danebenlegen

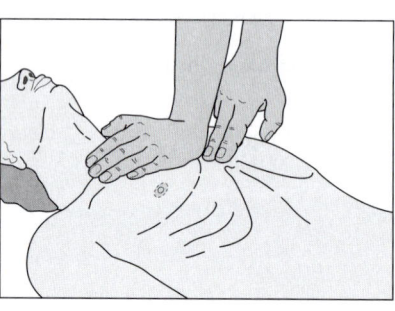

c Aufsetzen des
Handballens

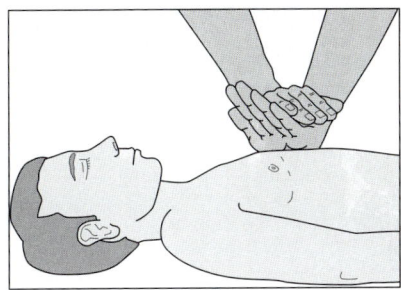

d Druckpunkt

Erste Person   **Zweite Person**

● **Ausgangsposition für die Herzdruckmassage** (Abb. 5-9 a und b)
– Aufsetzen eines Handballens auf
  den ermittelten Druckpunkt
– Strecken der Finger nach oben

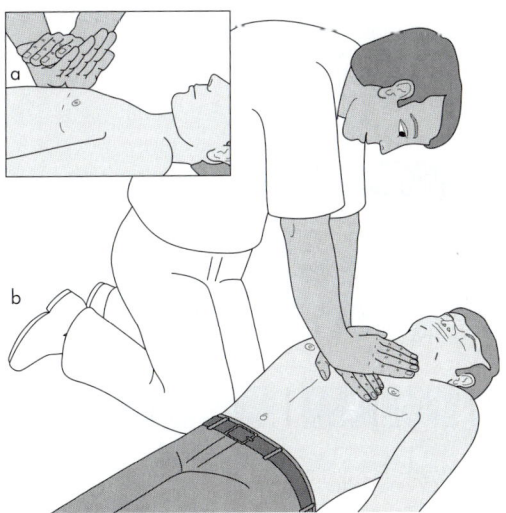

Abb. 5-9 a und b Ausgangsposition für die Herzdruckmassage

– Aufsetzen des Handballens
  der anderen Hand mit gestreckten
  Fingern auf das Handgelenk
– Arm in den Ellenbogengelenken
  strecken

Erste Person

– Druck senkrecht auf den Druckpunkt durch Gewichtsverlagerung des Oberkörpers über die gestreckten Arme ausüben

– 5 × Herzdruckmassage im Wechsel mit 1 × Atemspende (Frequenz von ca. 80/Min.; Abb. 5-10)

– 5 × Herzdruckmassage

– 5 × Herzdruckmassage

Zweite Person

– 2 bis 3 × Beatmung

– 1 × Beatmung

– 1 × Beatmung

– Kontrolle des Halspulses in Abständen

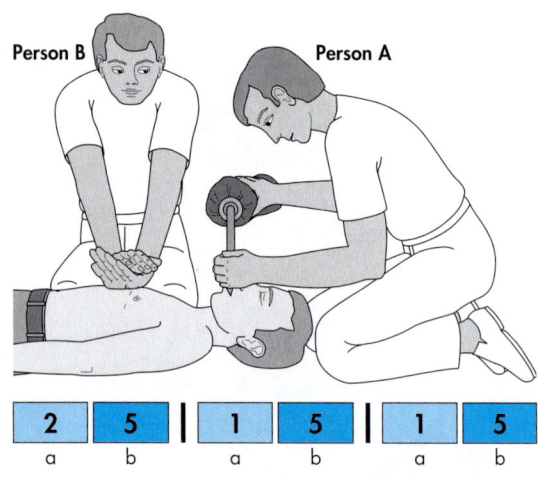

Abb. 5-10   Schema der Zwei-Helfer-Methode
a Beatmung (zweite Person)
b Herzdruckmassage (erste Person)

Zusammenfassung

- **Feststellung: Atemstillstand!**
  – Notruf so bald wie möglich veranlassen
  – Mund- und Rachenraum inspizieren, Überstrecken des Halses

- **Atmung setzt nicht ein!**
  – 2 × Atemspende

- **Atmung setzt immer noch nicht ein!**
  – Pulskontrolle an beiden Seiten des Halses

- **Feststellung: Herz- und Kreislaufstillstand!**
  – Herz-Lungen-Wiederbelebung:
  – Betroffenen auf harte Unterlage legen
  – Oberkörper freimachen und Druckpunkt aufsuchen
  – 5 × Herzmassage, 1 × Atemspende im Wechsel
  – nach ca. 4 Zyklen Kontrolle des Pulses

 Die obengenannten Empfehlungen der Zwei-Helfer-Methode gelten ausschließlich für den **nichtintubierten** Patienten.

5 Herz-Lungen-Wiederbelebung

5.4 Herz-Lungen-Wiederbelebung von Kleinkindern und Säuglingen

Kleinkinder sind Kinder nach der Vollendung des ersten bis zum sechsten Lebensjahr.

Vorgehen

Der Erfolg der HLW ist abhängig vom sofortigen Beginn der Maßnahmen. Ohne Verzögerung der Maßnahmen soll ein Notruf mit dem Zusatz „Herz-Kreislauf-Stillstand KLEINKIND" erfolgen.

- **Bewußtseinslage prüfen (ansprechen)**

bei Bewußtlosigkeit:
- Kontrolle der Atmung (sehen, hören, fühlen)

bei Atemstillstand:
- Mund- und Rachenraum inspizieren
- vorsichtiges Überstrecken des Halses

setzt Atmung nicht ein:
- 2 × Atemspende, nicht zu kräftig beatmen, das Volumen von 15 bis 20 ml entspricht etwa dem Inhalt der Mundhöhle eines Erwachsenen

setzt Atmung immer noch nicht ein:
- Pulskontrolle an beiden Seiten des Halses, an der Fontanelle, in der Achselhöhle oder Leiste

bei Pulslosigkeit, Bewußtlosigkeit und Atemstillstand:
- Herz-Lungen-Wiederbelebung
- Kind auf eine harte Unterlage legen
- Oberkörper freimachen
- Aufsuchen des Druckpunktes, der Druckpunkt liegt bei Säuglingen und Kleinkindern in der Mitte des Brustbeins, etwa 1 cm unterhalb der Verbindungslinie beider Brustwarzen
- 5 × Herzdruckmassage im Wechsel mit 1 × Atemspende, die Frequenz ist höher als bei einem Erwachsenen und beträgt ca. 100 ×/Minute. Der Druck wird dem Alter und der Größe des Kindes angepaßt und mit zwei Fingern ausgeübt (Abb. 5-11a und b)
- Kontrolle des Halspulses in Abständen

Besonderheiten der Säuglingsreanimation

Herzdruckmassage und Beatmung erfolgen bei einer festgestellten Bradykardie unter 80 Schlägen/Minute und fehlender Spontanatmung.

– Beatmung erfolgt im Notfall Mund-zu-Mund-Nase oder mit passen-
  den Beatmungsbeuteln
– Druckpunkt befindet sich eine Fingerbreite unter den Linie
  zwischen beiden Brustwarzen
– Herzdruckmassage wird nach Möglichkeit immer mit zwei Händen
  vorgenommen
– Effektivfrequenzen betragen 40 Beatmungen und 120 Herzdruck-
  massagen pro Minute
– auf eine frühzeitige und ausreichende Wärmeerhaltung achten

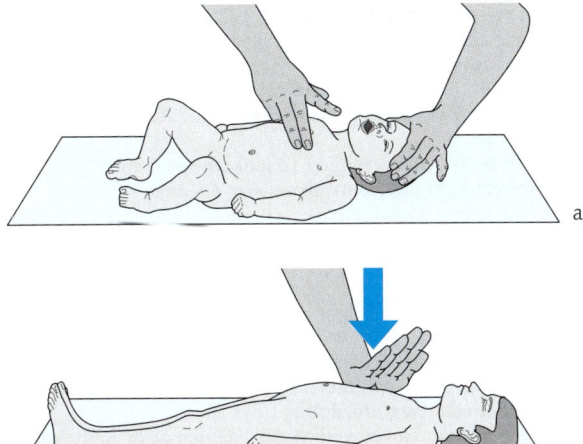

Abb. 5-11a und b Ausgangsposition der Herzdruckmassage
a beim Säugling (bis 1$\frac{1}{2}$ Jahre)
b beim Kleinkind (2 bis 7 Jahre)

5 Herz-Lungen-Wiederbelebung

5.5 Herz-Lungen-Wiederbelebung mit einem Arzt

Die Maßnahmen der Herz-Lungen-Wiederbelebung mit einem Arzt basieren auf dem Verfahren der Zwei-Helfer-Methode.
Ist der Patient **endotracheal intubiert,** so können Beatmungen (ca. 12 bis 15/Minute) und Herzdruckmassage (ca. 60 bis 80/Minute) unabhängig voneinander vorgenommen werden.

Vorgehen

- **EKG-Ableitung (frühestmöglich)**
- – 3-Punkt-EKG-Ableitung anlegen
- **Defibrillation bei Kammerflimmern**
- – Defibrillator richten und einsatzbereit halten
- **Infusionstherapie**
- – Infusion richten (nach Arztverordnung)
- **Vorbereitungen zum Legen eines venösen oder zentralvenösen Zugangs**
- – Venenpunktionsset oder zentralen Venenkatheter richten
- **Legen eines venösen oder zentralvenösen Zugangs**
- – Assistenz
- **Vorbereitung zum Legen eines orotrachealen Tubus**
- – Intubationsbesteck richten
- **Intubation**
- – Assistenz
- **Sauerstoff**
- – 100% Sauerstoffinsufflation über das Reservoir des Beatmungsbeutels (ca. 10 Liter pro Minute)
- **Medikamente nach Arztverordnung**
- – Aufziehen und Verabreichen von Medikamenten nach Arztverordnung (intravenös, in die Infusion oder endobronchial über den Tubus in den Bronchialraum)

Nach der Sicherung einer ausreichenden Ventilation durch Intubation und Beatmung, nach dem Erhalten eines Notkreislaufs (Zentralisation) durch Herzdruckmassage und Infusionstherapie zum Offenhalten eines venösen oder zentralvenösen Zugangs erfolgt die gezielte Medikamentengabe.

Mögliche Medikamente der Erwachsenen-Reanimation

- **Adrenalin (Suprarenin®)**
- – Stimulierung und Verstärkung der Reizbildung des Sinusknotens
- – Frequenzerhöhung
- – Erhöhung des peripheren Widerstandes
- **Dosis:**
- – 0,5 bis 1,0 mg: 5 bis 10 ml i.v.
- – 1,0 bis 2,0 mg: 10 bis 20 ml endotracheal

– Wiederholung der Dosis nach 5 Minuten (1 ml Adrenalin + 9 ml NaCl 0,9% in einer 10-ml-Spritze ergeben 0,1 mg/ml)
- **Kaliumchlorid 7,45%**
– Verhinderung einer atypischen Reizbildung am Herzmuskel bei z.B. hypokaliämischem Kammerflimmern
– Rhythmusstabilisierung
– Verhütung von heterotopen Reizbildungen

Dosis:
– 10 bis 20 ml langsam intravenös
- **Natriumbikarbonat 8,4%**
– Bindung von H^+-Ionen
– Blindpufferung frühestens nach 15 Minuten

Dosis:
– initial 1,0 mval/pro kg KG intravenös
– Wiederholung der **halben** Dosis nach weiteren 10 Minuten
- **Xylocain 2% (Lidocain®)**
– Erhöhung der Flimmerschwelle des Herzens und Verminderung der ventrikulären Erregbarkeit

Dosis:
– initial 1,0 mg/pro kg KG intravenös
– Wiederholung der **halben** Dosis nach ca. 10 Minuten (5 ml Xylocain 2% in einer 5-ml-Spritze ergeben 20 mg/ml)
- **Ringer-Lösung oder andere Infusionslösung**
– Trägerlösung für Medikamente
– Freihalten des venösen Zugangs

Medikamente zur Neugeborenen-Reanimation

Zur Neugeborenen-Reanimation werden die gleichen Medikamente wie in der Erwachsenen-Reanimation verwendet. Es erfolgt lediglich eine Anpassung der Dosierung an das Lebensalter und das Körpergewicht.
- **Adrenalin**
Dosis: 0,01 mg/kg KG
– entspricht 0,1 ml der 1:10 verdünnten Lösung
- **Atropin**
– Reduzierung des Vagotonus
– Beschleunigung der Herzfrequenz bei Sinusbradykardie
Dosis: 0,02 mg/kg KG
– entspricht 0,2 ml der 1:5 verdünnten Lösung
- **Xylocain 2%**
Dosis: 1 mg/kg KG
– entspricht 0,05 ml der 2%igen Lösung
- **Natriumbikarbonat 8,4%**
Dosis: 1 mval/kg KG, frühestens nach 15 Minuten
– entspricht 1 ml der 1:1 verdünnten Lösung

5 Herz-Lungen-Wiederbelebung

5.6 Reanimationsmaßnahmen, abhängig von der EKG-Bewertung

Grundsätzlich sind Beatmung, Herzdruckmassage, Intubation, Legen eines venösen oder zentralvenösen Zugangs notwendig.

Vorschläge zur Therapie

● **Asystolie** (Abb. 5-12)

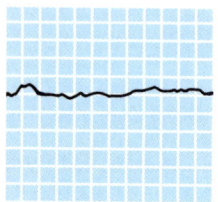

Abb. 5-12 Asystolie im EKG

– Adrenalin
  Dosis: 0,5 bis 1,0 mg; wenn kein Erfolg, Wiederholung der Dosis nach 5 Minuten
– Natriumbikarbonat 8,4%
  Dosis: 1,0 mval/kg KG, frühestens nach 10 Minuten
– evtl. Schrittmacherstimulation
● **Kammerflimmern**
– Defibrillation
  Anfangsdosis 200 Joule (Wattsekunden); wenn kein Erfolg, evtl. Wiederholung der Defibrillation und Steigerung der Energiedosis
– Adrenalin
  Dosis: 0,5 bis 1,0 mg; wenn **kein** Erfolg, Wiederholung der Dosis nach 5 Minuten
– Xylocain 2%
  Dosis: 1 mg/kg KG
– evtl. Natriumbikarbonat 8,4%
  Dosis: 1,0 mval/kg KG, frühestens nach 15 Minuten
– evtl. Kaliumchlorid 7,45%
  Dosis: 10 bis 20 ml langsam intravenös

- **Elektromechanische Entkoppelung** (Abb. 5-13)

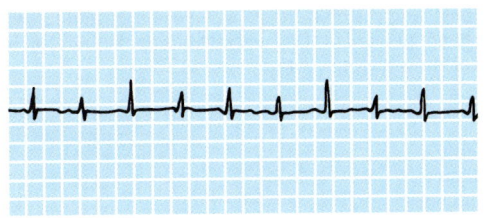

Abb. 5-13 Elektromechanische Entkoppelung im EKG

– Kreislaufstillstand durch fehlende Muskelaktivität bei erhaltener rhythmischer Erregung. Es ist ein QRS-Komplex erkennbar, eine meßbare Blutförderung besteht nicht
– Suprarenin®
  Dosis: 0,5 bis 1,0 mg; wenn kein Erfolg, Wiederholung der Dosis nach 5 Minuten
– Natriumbikarbonat 8,4%
  Dosis: 1,0 mval/kg KG, frühestens nach 15 Minuten

5 Herz-Lungen-Wiederbelebung

5.7 Gegenstände zur Reanimation

Hier soll noch einmal aufgelistet werden, welche Gegenstände bei einer Reanimation benötigt werden. Das meiste Material befindet sich im Notfallkoffer oder -wagen (Kap. 3.4).

Vorbereiten des Materials

- Notfallmedikamente
- Venenverweilkatheter
- Spritzen und Kanülen
- Desinfektionslösung
- Infusionslösungen
- Infusionsbestecke
- Absaugkatheter
- Magensonde
- Fixiermaterial
- Handschuhe
- Blutdruckgerät
- Stethoskop
- EKG-Monitor mit Defibrillator
- Pulsoxymeter
- Beatmungsbeutel mit Reservoir
- Beatmungsgerät
- Absauggerät
- **Intubationsbesteck**
- Laryngoskop (verschiedene Spatel)
- Magill-Zange
- Führungsstab
- Blockerspritze
- Klemme
- Ersatzbatterien
- endotracheale Tuben
- oropharyngeale Tuben

5.8 Maßnahmen nach erfolgreicher Herz-Lungen-Wiederbelebung

Voraussetzungen zur Beendigung der Herz-Lungen-Wiederbelebung

– tastbarer Puls am Hals ohne Ausübung der Herzdruckmassage
– Einsetzen der Atmung
– Spontanbewegungen
– Beendigung der Maßnahmen durch einen Arzt

Maßnahmen nach Beendigung der Herz-Lungen-Wiederbelebung

● **Tastbarer Puls, aber weiterhin fehlende Atemtätigkeit**
– Atemspende bzw. Beatmung fortsetzen
– ständig Puls und Atmung kontrollieren
● **Tastbarer Puls, ausreichende Atmung, aber bestehende Bewußtlosigkeit**
– Seitenlagerung
– ständig Puls und Atmung kontrollieren
● **Tastbarer Puls, ausreichende Eigenatmung und Wiedererlangung des Bewußtseins**
– zum Liegenbleiben veranlassen
– ständig Puls, Atmung und Bewußtseinslage kontrollieren

Abschließende Maßnahmen

– bei der Beatmung nichtintubierter Patienten (Gefahr der Überblähung des Magens) eine Magensonde legen
– Dokumentation

5 Herz-Lungen-Wiederbelebung

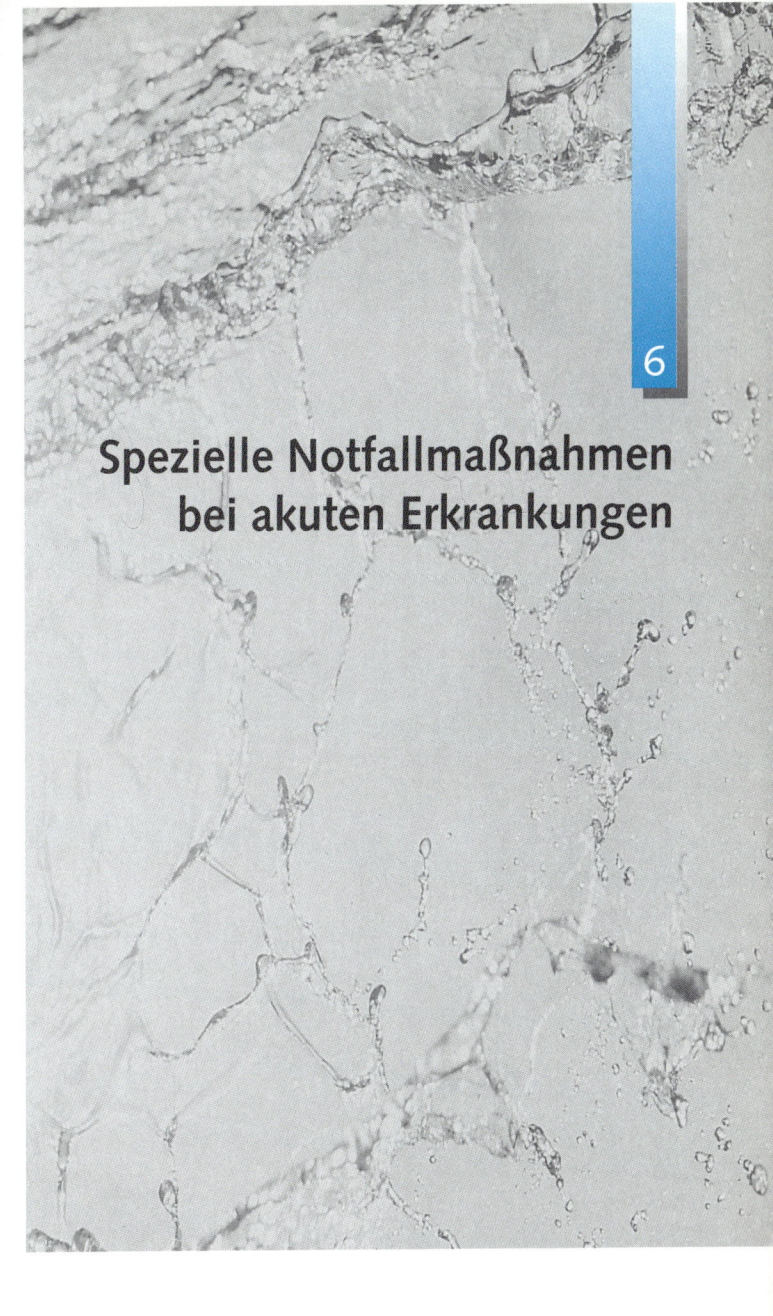

6

Spezielle Notfallmaßnahmen
bei akuten Erkrankungen

Basismaßnahmen

- Patienten beruhigen
- Notfallanamnese (z.B. Zyanose, zerebraler Krampfanfall, Bewußtlosigkeit)
- Puls, Blutdruck, Atmung, Bewußtsein (Vitalzeichen) kontrollieren und überwachen
- Atemwege freimachen und freihalten, z.B. enge Kleidungsstücke öffnen, Rachenraum absaugen, Zahnprothesen entfernen
- Hals überstrecken, evtl. Oropharyngeal-Tubus einlegen
- evtl. Sauerstoff geben
- Körperwärme erhalten

Basismaßnahmen des Arztes

- körperliche und evtl. neurologische Untersuchung
- Legen einer Infusion oder eines zentralen Venenkatheters
- Medikamente verabreichen

Benötigtes Material

- Blutdruckapparat
- Stethoskop
- EKG-Monitor
- Pulsoxymeter
- Sauerstoffsonde, Sauerstoff
- Gegenstände zum Legen einer Infusion
- Handschuhe zum Eigenschutz

> Die Basismaßnahmen sowie das genannte Material sind bei allen Notfallsituationen relevant. Bei den folgenden Störungen werden immer die zusätzlichen Maßnahmen und das zusätzliche Material benannt.

6.1 Störungen und Erkrankungen der Atmung

6.1.1 Asthma bronchiale

Das Asthma bronchiale ist eine durch verschiedene Ursachen auslösbare, anfallsweise akut auftretende Atemnot mit vorwiegender Behinderung der Exspiration.

Ursachen

– allergische Reaktionen auf exogene oder endogene Allergene mit Spasmen der Bronchialmuskulatur, Ödemen der Bronchialwand und übermäßiger Absonderung eines zähen Schleims

Symptome

– Unruhe, Angst
– schweißnasse Haut
– Atemnot (Dyspnoe), Zyanose
– erschwerte Ausatmung
– Einsatz der Atemhilfsmuskulatur (Orthopnoe)
– Atemgeräusche
– Tachykardie
– prall gefüllte Halsvenen
– erhöhter Blutdruck
– evtl. Bewußtseinsstörungen

Vorgehen

– Basismaßnahmen (Seite 171)
– Oberkörper erhöht lagern, nach Möglichkeit sitzend, mit Abstützen der Arme (Kap. 3.3.2)
– Sauerstoffgabe bei fortlaufender Atemkontrolle, z.B. 4 bis 6 Liter/Minute

Vorgehen des Arztes

– Basismaßnahmen (Seite 171)
– evtl. Intubation und Beatmung beim Status asthmaticus

Mögliche medikamentöse Therapie

– Berotec®-Spray	2 Hübe
– Bronchoparat®	2,5 bis 3,0 mg/kg KG, langsam i.v.
– Fortecortin®	20 bis 40 mg langsam i.v.
– Valium®	5 bis 10 mg i.v.
– Ringer-Lactat®	langsame Tropfgeschwindigkeit

Material

– Basismaterial (Seite 171)
– Absaugkatheter, Absaugpumpe
– evtl. Beatmungsbeutel
– evtl. Materialien zur Intubation

> Bei chronischen Atemwegserkrankungen kann die Steuerung der Atmung anders als beim Lungengesunden (CO_2-Steuerung) über den Sauerstoffgehalt des Blutes geregelt sein. Bei unkontrollierter Sauerstoffgabe kann es zur Atemdepression kommen.

6.1.2 Akute Ateminsuffizienz durch Aspiration

Die akute Ateminsuffizienz durch Aspiration ist eine plötzliche Störung der Atmung durch Ansaugen (Einatmen) fester oder flüssiger Stoffe. Die Atemwege sind durch einen Fremdkörper verlegt.

Ursachen

– Ausfall wichtiger Schutzreflexe, z.B. Schluck- und Hustenreflex
– Eindringen von Fremdkörpern, z.B. Schleim oder Erbrochenem, in die Trachea

Symptome

– Unruhe, Angst
– Atemnot (Dyspnoe), Zyanose
– erschwerte Ausatmung
– brodelnde oder pfeifende Atemgeräusche
– inverse Atmung
– evtl. Husten
– evtl. Atemstillstand
– Tachykardie
– evtl. Blutdruckabfall
– evtl. Bewußtseinsstörungen

Vorgehen

– Basismaßnahmen (Seite 171)
– Oberkörper erhöht lagern, nach Möglichkeit sitzend, evtl. stabile Seitenlagerung
– evtl. beatmen

Vorgehen des Arztes

– Basismaßnahmen (Seite 171)
– evtl. Intubation und Beatmung
– evtl. Bronchiallavage: Spülung mit NaCl 0,9%

Mögliche medikamentöse Therapie

– Auxiloson®-Spray   5 Hübe
– Bronchoparat®   2,5 bis 3,0 mg/kg KG, langsam i.v.
– Fortecortin®   20 bis 40 mg langsam i.v.
– Ringer-Lactat®   langsame Tropfgeschwindigkeit

Material

– Basismaterial (Seite 171)
– Absaugkatheter, Absaugpumpe
– Magill-Zange
– Oropharyngeal-Tubus
– evtl. Beatmungsbeutel
– evtl. Materialien zur Intubation
– evtl. Materialien zum Legen einer Magensonde

> Überblähungen bei der Maskenbeatmung (über 15 cmH$_2$O) können zu einer passiven Entleerung des Mageninhalts (Regurgitation) führen

6.1.3 Atemstillstand

Ein Atemstillstand tritt infolge einer Lähmung des Atemzentrums oder der Atemmuskulatur und/oder Verlegung der Atemwege durch einen Fremdkörper ein.

Ursachen

– Verlegung der Atemwege
– Verletzungen des Hirnstamms
– Intoxikationen
– Gabe von Muskelrelaxanzien bei einer Anästhesie
– apnoische Pausen nach der Hyperventilation

Symptome

– Bewußtseinseintrübung, Bewußtlosigkeit
– Fehlen von Atembewegungen des Brustkorbes und/oder der Bauchdecke
– Zyanose
– Tachykardie
– evtl. Blutdruckabfall

Vorgehen

– Basismaßnahmen (Seite 171)
—flach auf den Rücken lagern
– beatmen

Vorgehen des Arztes

- Basismaßnahmen (Seite 171)
- Intubation und Beatmung
- evtl. Bronchiallavage: Spülung mit NaCl 0,9%

Mögliche medikamentöse Therapie

- Auxiloson®-Spray   5 Hübe
- Bronchoparat®   2,5 bis 3,0 mg/kg KG, langsam i.v.
- Fortecortin®   20 bis 40 mg langsam i.v.
- Ringer-Lactat®   langsame Tropfgeschwindigkeit

Material

- Basismaterial (Seite 171)
- Beatmungsbeutel, Oropharyngeal-Tubus
- Absaugkatheter, Absaugpumpe
- Materialien zur Intubation

 Rasches Handeln ist notwendig, da durch einen Sauerstoffmangel die Gehirnzellen nach wenigen Minuten absterben und Funktionsstörungen oder -ausfälle anderer Organe auftreten.

6.1.4 Hämoptoe

Unter Hämoptoe versteht man das Aushusten von blutigem Auswurf oder von reinem Blut aus der Lunge oder den Atemwegen.

Ursachen

- Lungentuberkulose
- Lungentumoren
- Lungenstauung
- pulmonale Hypertonie
- Thoraxtraumen
- Lungenembolie

Symptome

- Unruhe, Angstgefühl
- hellrotes, meist schaumiges Bluthusten
- Orthopnoe, Tachypnoe
- Zyanose
- Tachykardie
- Blutdruck normal bis erhöht

Vorgehen

- Basismaßnahmen (Seite 171)
- Oberkörper erhöht lagern, nach Möglichkeit sitzend, mit Abstützen der Arme (Kap. 3.3.2)

– Sprechverbot erteilen
– Hustenreizung vermeiden

Vorgehen des Arztes

– Basismaßnahmen (Seite 171)
– evtl. Intubation und maschinelle Beatmung

Mögliche medikamentöse Therapie

– Valium®   10 mg i.v.
– Ringer-Lactat®   langsame Tropfgeschwindigkeit

Material

– Basismaterial (Seite 171)
– evtl. Beatmungsbeutel, evtl. Beatmungsgerät
– Absaugkatheter, Absaugpumpe
– Materialien zur Intubation

 Da das Blut aus den Atemwegen verschluckt und später wie bei der Hämatemesis erbrochen werden kann, ist die Beurteilung des Blutungsausmaßes schwierig.

6.1.5 Lungenembolie

Eine Lungenembolie entsteht durch Verstopfung einer Lungenarterie mit Unterbrechung eines mehr oder weniger großen Bereiches des Lungenkreislaufes.

Ursachen

Verstopfung einer Lungenarterie z.B. durch
– Zellverbände
– Luft
– Fetttröpfchen
– Fremdkörper
– Thromben

Symptome

– Unruhe, Angstgefühl
– schweißbedeckte Haut
– Orthopnoe, Tachypnoe, Dyspnoe
– leicht bis starke Schmerzen
– Engegefühl im Brustkorb
– Zyanose
– evtl. Hämoptoe
– Tachykardie
– evtl. Halsvenenstauung
– evtl. Blutdruckabfall

Vorgehen

- Basismaßnahmen (Seite 171)
- Oberkörper erhöht lagern, nach Möglichkeit sitzend, mit Abstützen der Arme (Kap. 3.3.2)
- evtl. beatmen

Vorgehen des Arztes

- Basismaßnahmen (Seite 171)
- evtl. Intubation und Beatmung

Mögliche medikamentöse Therapie

– Valium®	5 bis 10 mg i.v.
– Morphin	5 bis 10 mg langsam i.v.
– Bronchoparat®	2,5 bis 3,0 mg/kg KG, langsam i.v.
– Dopamin®	100 mg in 500 ml Infusion
– Heparin®	5000 bis 10 000 IE, z.B. als Infusionszusatz
– Ringer-Lactat®	sehr langsame Tropfgeschwindigkeit

Material

- evtl. Beatmungsbeutel
- Absaugkatheter, Absaugpumpe
- evtl. Materialien zur Intubation, Oropharyngeal-Tubus

> Tritt bei einer ausgeprägten Zyanose trotz ausreichender Beatmung mit 100% Sauerstoff keine Besserung ein, so besteht immer der Verdacht einer Lungenembolie.

6.1.6 Lungenödem

Ein Lungenödem entsteht durch die pathologische Flüssigkeitszunahme im Interstitium der Lunge mit Übertritt der Flüssigkeit in den Alveolo-Broncho-Trachealraum.

Ursachen

- Linksherzinsuffizienz
- hypertone Krise
- Hypervolämie
- Nierenerkrankungen
- Inhalationstoxine

Symptome

- Unruhe, Angstgefühl
- schweißbedeckte Haut
- Orthopnoe, Tachypnoe
- grobblasige Rasselgeräusche der Atmung

– Zyanose
– schaumiges Sputum
– Tachykardie
– Halsvenenstauung
– Blutdruck normal bis erhöht, später evtl. erniedrigt

Vorgehen

– Basismaßnahmen (Seite 171)
– Oberkörper erhöht lagern, nach Möglichkeit sitzend, Arme und
  Beine herunterhängen lassen (Kap. 3.3.3)
– evtl. unblutiger Aderlaß
– evtl. beatmen

Vorgehen des Arztes

– Basismaßnahmen (Seite 171)
– evtl. Intubation und PEEP-Beatmung

Mögliche medikamentöse Therapie

– Auxiloson®-Spray	5 Hübe
– Bronchoparat®	2,5 bis 3,0 mg/kg KG, langsam i.v.
– Fortecortin®	20 bis 40 mg langsam i.v.
– Valium®	5 bis 10 mg i.v.
– Lasix®	20 bis 40 mg i.v.
– Lanitop®	0,2 bis 0,4 mg langsam i.v.
– Ringer-Lactat®	sehr langsame Tropfgeschwindigkeit

Material

– Basismaterial (Seite 171)
– evtl. Beatmungsbeutel mit PEEP-Ventil
– Absaugkatheter, Absaugpumpe
– Materialien zur Intubation

 Häufig tritt das Lungenödem in den Morgenstunden auf. Ursachen ist der nächtliche Einstrom von tagsüber in den Geweben versackten Flüssigkeiten.

6.2 Störungen und Erkrankungen des Bewußtseins und/oder Verhaltens

6.2.1 Apoplektischer Insult

Beim apoplektischen Insult treten akute Hirnausfallserscheinungen auf, die durch verschiedenartige Durchblutungsstörungen des Gehirns entstehen können.

Ursachen

– zerebrale Ischämie
– ischämischer Hirninfarkt
– Hirnembolie
– Hirnmassenblutung
– spontane Subarachnoidalblutung
– zerebrale Venen- und Sinusthrombose

Symptome

– plötzlich auftretende, einseitige Bewegungsstörungen mit Lähmung
– schlagartig auftretende Kopfschmerzen
– einseitiges Fehlen von Abwehrbewegungen auf Schmerzreize
– Bewußtseinseintrübung, Bewußtlosigkeit
– hängender Mundwinkel
– evtl. motorische Unruhe
– Sprachstörungen
– Tachykardie oder Bradykardie
– Hypertonie oder Hypotonie

Vorgehen

– Basismaßnahmen (Seite 171)
– stabile Seitenlage bei Bewußtlosigkeit, flache Rückenlage bei Hypotonie, Kopf und Oberkörper erhöht lagern bei Hypertonie
– evtl. beatmen

Vorgehen des Arztes

– Basismaßnahmen (Seite 171)
– neurologische Untersuchung
– Intubation und Beatmung

Mögliche medikamentöse Therapie

– Valium®	10 mg i.v.
– Lasix®	20 bis 40 mg i.v.
– Fortecortin®	100 mg langsam i.v.
– Adalat®-Kapseln	1 bis 2 Kapseln (bei Hypertonie)
– Akrinor®	0,5 bis 1,0 ml langsam i.v. (bei Hypotonie)
– Ringer-Lactat®	langsame Tropfgeschwindigkeit

6

Material

- Basismaterial (Seite 171)
- Taschenlampe
- Beatmungsbeutel
- Absaugkatheter, Absaugpumpe
- Materialien zur Intubation

 Bei Lähmungserscheinungen sollten die Lagerung und der venöse Zugang immer auf die nicht betroffene Seite erfolgen.

6.2.2 Bewußtlosigkeit, unklare

Bei einer Bewußtlosigkeit wird das Bewußtsein ausgeschaltet, der Patient ist nicht aufweckbar.

Ursachen

- **Intrakraniell**, z.B. bei
- apoplektischem Insult
- Tumoren
- zerebralen Krampfanfällen
- degenerativen Erkrankungen des ZNS
- Schädel-Hirn-Traumen
- **Extrakraniell**, z.B. bei
- Stoffwechselstörungen
- Intoxikationen
- schweren Infektionen
- Schock
- Herz-, Kreislauf- und Atemstillstand

Symptome

- plötzlich oder langsam auftretender Bewußtseinsverlust (Fremd-angaben, Beobachtungen)
- evtl. zerebrale Krämpfe
- evtl. Fehlen von Abwehrbewegungen auf Schmerzreize
- evtl. Lähmungserscheinungen
- Reflexminderung, -losigkeit
- Pupillenveränderungen (z.B. Weite)
- evtl. Atemstörungen, z.B. Cheyne-Stokes-, Kussmaul-Atmung
- evtl. Geruch, z.B. Azeton
- Tachykardie oder Bradykardie
- Hypertonie oder Hypotonie

Vorgehen

- Basismaßnahmen (Seite 171)
- stabile Seitenlagerung

– evtl. beatmen
– Blutzucker bestimmen, z.B. mit Teststreifen

Vorgehen des Arztes

– Basismaßnahmen (Seite 171)
– neurologische Untersuchung
– Intubation und Beatmung

Mögliche medikamentöse Therapie

– Lasix®   20 bis 40 mg i.v.
– Fortecortin®   100 mg langsam i.v.
– Ringer-Lactat®   langsame Tropfgeschwindigkeit

Material

– Basismaterial (Seite 171)
– Taschenlampe, Blutzuckerteststreifen
– Oropharyngeal-Tubus
– Beatmungsbeutel
– evtl. Material zur Intubation

> Eine Verlegung der Atemwege oder ein Herz- und Kreislauf-stillstand muß sicher als Ursache der Bewußtlosigkeit ausgeschlossen werden.
> Zur Differentialdiagnose der Bewußtlosigkeit ist eine Beurteilung des Atemtyps wichtig.
> Auf Vergiftungshinweise, z.B. Einstiche, Medikamente, achten.

6.2.3 Epilepsie, zerebraler Krampfanfall

Der zerebrale Krampfanfall ist ein unspezifisches Haupt- oder Begleitsymptom einer metabolischen oder strukturellen Störung des Gehirns mit vorübergehenden Bewußtseinsstörungen und abnormen motorischen, sensorischen, vegetativen oder psychischen Erscheinungen.

Ursachen

– Hirnatrophie
– Intoxikationen, Hirnentzündungen
– Schädel-Hirn-Traumen
– familiäre Disposition

Symptome

● **Präkonvulsive Phase** mit z.B.:
– Unruhe
– Schwindel

- Übelkeit
- Erbrechen
- **Konvulsive Phase** mit z.B.:
- tonischem Krampf (ca. 30 Sekunden) mit Streckkrämpfen
- weiten und lichtstarren Pupillen
- zentraler Apnoe mit Zyanose
- klonischem Krampf (ca. $1/2$ bis 3 Minuten) mit rhythmischen Muskelzuckungen
- **Postkonvulsive Phase** mit z.B.:
- Koma (ca. 2 Minuten)
- wiedereinsetzenden Atemzügen
- Verwirrtheit und motorischer Unruhe
- Terminalschlaf
- evtl. Bißverletzungen
- evtl. Aspiration
- Tachykardie

Vorgehen

- Basismaßnahmen (Seite 171)
- stabile Seitenlagerung bei Bewußtlosigkeit
- keine Gewalt anwenden, z.B. durch Festhalten

Vorgehen des Arztes

- Basismaßnahmen (Seite 171)
- neurologische Untersuchung
- Intubation und Beatmung

Mögliche medikamentöse Therapie

- Valium®   20 bis 40 mg i.v.
- Trapanal®   3 bis 5 mg/kg KG i.v.
- Fortecortin®   100 mg i.v.
- Ringer-Lactat®   langsame Tropfgeschwindigkeit

Material

- Basismaterial (Seite 171)
- Taschenlampe
- evtl. Beatmungsbeutel
- Oropharyngeal-Tubus
- evtl. Materialien zur Intubation

 Da der Status epilepticus zu einem Atemstillstand führt, muß frühzeitig eine medikamentöse Durchbrechung (Narkoseeinleitung) des Anfalls erfolgen.

6.2.4 Erregungszustand, akuter

Ein akuter Erregungszustand ist gekennzeichnet durch gesteigerte geistig-seelische und/oder motorische Funktionen. Er ist eine Begleiterscheinung vieler psychischer Krankheiten.

Ursachen

– manische Psychosen
– organische Hirnerkrankungen
– abnorme Persönlichkeit
– abnorme Erlebnisreaktion

Symptome

– veränderte Bewußtseins- und Stimmungslage
– Bewegungsdrang, Unruhe, Tobsucht
– Schreien, Schimpfen
– Schweißausbruch
– körperliches Zittern (Tremor)
– Tachykardie
– Hypertonie

Vorgehen

– Basismaßnahmen (Seite 171)
– Ablenkung des Patienten, z.B. Gespräche, Tätigkeiten
– körperliche Auseinandersetzungen mit dem Patienten vermeiden
– Patienten nach Wunsch lagern, z.B. Sitzen
– gefährliche Gegenstände entfernen

Vorgehen des Arztes

– Basismaßnahmen (Seite 171)
– neurologische Untersuchung
– evtl. Zwangseinweisung

Mögliche medikamentöse Therapie

– Valium®   10 mg i.v.
– Psyquil®   10 mg langsam i.v.
– Ringer-Lactat®   langsame Tropfgeschwindigkeit

> Bei gewalttätigen Handlungen des Patienten Eigenschutz beachten. Eventuelle Suizidalität des Patienten erkennen.

6.2.5 Transitorische ischämische Attacke (TIA)

Die TIA ist eine flüchtige Hirnischämie, deren Symptomatik sich innerhalb von 24 Stunden zurückbildet und keine nachweisbaren Veränderungen hinterläßt. Sie ist oft Vorläufer großer apoplektischer Insulte.

Ursachen

– Arteriosklerose
– Diabetes mellitus
– Cholesterinerhöhung
– Embolien
– Herzrhythmusstörungen
– hypertensive Krisen
– Veränderungen der HWS

Symptome

– Schwindelattacke, z.B. hergerichteter Drehschwindel
– vegetative Symptomatik, z.B. Schweißausbruch
– sensible Halbseitenstörungen
– Kopfschmerzen
– Sehstörungen, z.B. Doppelbilder
– Hörstörungen
– Schluck- und Sprechstörungen
– kurzzeitige Bewußtlosigkeit
– Amnesie
– Tachykardie oder Bradykardie
– Hypertonie oder Hypotonie

Vorgehen

– Basismaßnahmen (Seite 171)
– stabile Seitenlage bei Bewußtlosigkeit, flache Rückenlage bei
  Hypotonie, Kopf und Oberkörper bei Hypertonie erhöht lagern

Vorgehen des Arztes

– Basismaßnahmen (Seite 171)
– neurologische Untersuchung

Mögliche medikamentöse Therapie

– Fortecortin®	100 mg langsam i.v.
– Adalat®-Kapseln	1 bis 2 Kapseln bei Hypotonie
– Akrinor®	0,5 bis 1,0 ml langsam i.v. bei Hypertonie
– Ringer-Lactat®	langsame Tropfgeschwindigkeit

Material

– Taschenlampe, Basismaterial (Seite 171)

 Bei Lähmungserscheinungen sollten die Lagerung und der venöse Zugang immer auf die nicht betroffene Seite erfolgen.

184

6.3 Blutungen

6.3.1 Gefäßverletzungen von Arterien und Venen

Bei Gefäßverletzungen kommt es zur Zerstörung der Gefäßwandstruktur, die häufig im Zusammenhang mit anderen Mehrfachverletzungen auftritt.

Ursachen

- • **Direkte Verletzungen**
- – scharfes Trauma, z.B. Stich, Schnitt (suizidale Absicht)
- – stumpfes Trauma, z.B. Stoß, Kompression
- • **Indirekte Verletzungen**
- – Überdehnung des Gefäßes

Symptome

- – sichtbare spritzende Blutung (Arterienverletzung)
- – sichtbare massive Blutung (Venenverletzung)
- – rasch zunehmende Hämatombildung
- – Ischämiezeichen
- – fehlender peripherer Puls
- – Zunahme des Extremitätenumfanges
- – Schocksymptomatik ohne erkennbare andere Ursache

Vorgehen

- – Basismaßnahmen (Seite 171)
- – Blutung stillen, z.B. betroffene Extremität hochlagern, Gefäß abdrücken, bis ein Druckverband angelegt ist
- – Oberkörper flach lagern, evtl. Schocklagerung (Beine erhöht), bei Bewußtlosigkeit in stabile Seitenlage bringen
- – Blutverlust, Blutungsstärke und -dauer abschätzen
- – evtl. beatmen

Vorgehen des Arztes

- – Basismaßnahmen (Seite 171)
- – evtl. großlumigen venösen Zugang mit z.B. Ringer-Lactat®-Infusion legen
- – neurologische Untersuchung

Mögliche medikamentöse Therapie

– Valium®	5 bis 10 mg i.v.
– Morphin®	5 bis 10 mg i.v.
– Macrodex®	500 ml
– Ringer-Lactat®	normale bis schnelle Tropfgeschwindigkeit

Material

– sterile Wundabdeckung mit nichtklebenden Verbandmaterialien

> Lebensbedrohliche Blutungen müssen schnell und sicher erkannt werden, um die lebensrettende Blutstillung vornehmen zu können.
> Eigenschutz beachten (immer Handschuhe tragen).

6.3.2 Hirnblutungen

Hirnblutungen entstehen durch die Zerstörung der Wandstruktur eines Hirngefäßes mit Blutungen in die Schädelhöhle, in das Gehirn, dessen Ventrikelsysteme und/oder seine Hohlräume.

Begriffserklärungen

Intrakranielle Blutung	Blutung innerhalb des Schädels
Epidurale Blutung	Blutung zwischen Schädelknochen und harter Hirnhaut (Dura mater, Abb. 6-1)
Subdurale Blutung	Blutung zwischen harter Hirnhaut und Spinngewebshaut (Arachnoidea, Abb. 6-1)
Subarachnoidale Blutung	Blutung zwischen Spinngewebshaut und weicher Hirnhaut
Intrazerebrale Blutung	Blutung direkt in das Gehirn (Abb. 6-1)

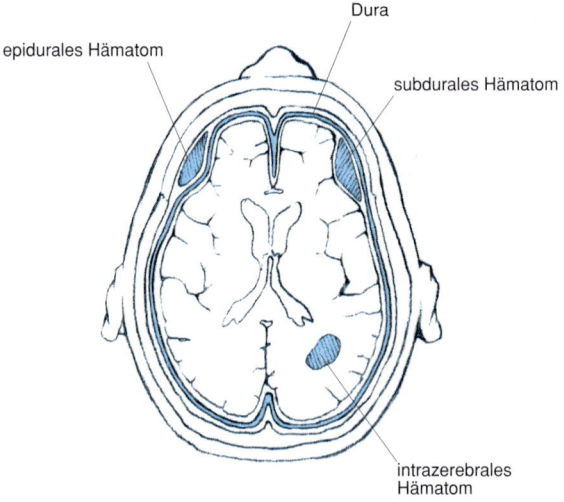

Abb. 6-1   Intrakranielle Blutungen

Ursachen

- Spontanruptur eines Aneurysmas
- Ruptur eines arteriosklerotischen Gefäßes bei Hypertonie
- Schädel-Hirn-Traumen

Symptome

- plötzlich auftretende massive Kopfschmerzen
- Übelkeit, Erbrechen
- psychische Veränderungen
- retrograde Amnesie
- Veränderung der Pupillen wie Weite, Seitengleichheit, Reaktion
- Kreislauffehlregulationen, z.B. Tachykardie/Bradykardie, Hypertonie/Hypotonie
- Atemstörungen, z.B. Biot-Atmung, Ateminsuffizienz
- Reflexstörungen, z.B. Reflexlosigkeit, pathologische Reflexe
- evtl. Nackensteifheit
- Bewußtseinsstörungen, Bewußtlosigkeit
- evtl. zerebrale Krampfanfälle
- evtl. Lähmungserscheinungen, z.B. Hemiplegie
- evtl. Sensibilitätsstörungen, z.B. Mißempfindungen
- evtl. Schocksymptomatik
- evtl. Inkontinenz, z.B. Einnässen
- • **Epidurale Blutung**
- kurzfristige Bewußtlosigkeit von Sekunden bis Minuten (Unfalltrauma)
- Bewußtseinsklarheit, sogenanntes „freies Intervall"
- erneute Bewußtlosigkeit
- • **Subdurale Blutung**
- sofortige Bewußtlosigkeit meist ohne „freies Intervall"

Vorgehen

- Basismaßnahmen (Seite 171)
- Beurteilung des Bewußtseinszustandes (Tab. 6-1)

Tab. 6-1 Beurteilung des Bewußtseinszustandes

Kann der Patient	
die Augen öffnen?	spontan? nur nach Aufforderung? nur nach Schmerzreizung? nicht möglich?
sich verbal äußern?	orientiert? verwirrt? nicht adäquat? unverständlich? keine Äußerungen?
motorisch reagieren?	möglich? kann Schmerzstellen lokalisieren? streckt Extremität auf Schmerzreizung? beugt Extremität auf Schmerzreizung? keine Schmerzreaktionen?

– Oberkörper in Abhängigkeit vom aktuellen Blutdruck leicht erhöht lagern, extreme Kopfabknickungen unbedingt vermeiden, bei Bewußtlosigkeit in stabile Seitenlage bringen
– mit plötzlichem Erbrechen rechnen
– evtl. beatmen
– Intubation vorbereiten
– Reanimationsbereitschaft

Vorgehen des Arztes

– Basismaßnahmen (Seite 171)
– neurologische Untersuchung
– Intubation

Mögliche medikamentöse Therapie

– Valium®	5 bis 10 mg i.v.
– Morphin	5 bis 10 mg i.v.
– Adalat®	1 Kapsel
– Trapanal®	5 bis 7 mg/kg KG i.v.
– Fortecortin®	100 mg i.v.
– Ringer-Lactat®	normale bis schnelle Tropfgeschwindigkeit

Material

– Basismaterial (Seite 171)
– Oropharyngeal-Tubus
– sterile Wundabdeckung mit nichtklebenden Verbandmaterialien
– Gegenstände zur Intubation

Die Herstellung und Sicherung der Vitalfunktionen hat Vorrang vor allen sonstigen Notfallmaßnahmen.

6.3.3 Magen-Darm-Blutungen

Bei ca. 90% aller akuten Blutungen des Bauchraumes ist die Blutungsquelle im Magen, Duodenum oder Ösophagus lokalisiert.

Ursachen

– Erosionen des Magens und/oder Duodenums
– entzündliche Schleimhautveränderungen, z.B. Gastritis, Divertikulitis, Kolitis
– Tumoren
– Ulcus ventriculi, Ulcus duodeni
– Polypen

Symptome

– Übelkeit, Erbrechen
– Unruhe, Angst
– Schwächegefühl
– evtl. Schmerzen
– blutiges Erbrechen (Hämatemesis) bei Blutungen aus dem oberen Gastrointestinaltrakt
– Teerstühle (Melaena) bei Blutungen aus dem unteren Gastrointestinaltrakt
– evtl. Schocksymptomatik, z.B. Tachykardie, Hypotonie, Schweißausbruch
– evtl. Bewußtseinsstörungen

Vorgehen

– Basismaßnahmen (Seite 171)
– Oberkörper leicht erhöht lagern, evtl. Schocklagerung (Beine erhöht), bei Bewußtlosigkeit in stabile Seitenlage bringen
– mit Erbrechen rechnen
– Blutverlust, Blutungsstärke und -dauer abschätzen
– evtl. beatmen

Vorgehen des Arztes

– Basismaßnahmen (Seite 171)
– evtl. Magensonde legen
– evtl. großlumigen venösen Zugang mit z.B. Ringer-Lactat®-Infusion legen
– Blutentnahme zur Blutgruppenbestimmung und Kreuzprobe

Mögliche medikamentöse Therapie

– Valium®   5 bis 10 mg i.v.
– Macrodex® 6%   500 ml
– Ringer-Lactat®   normale bis schnelle Tropfgeschwindigkeit

Material

– Basismaterial (Seite 171)
– Magensonde, Nierenschale
– evtl. Gegenstände zur Blutabnahme
– evtl. Material zur Intubation

> Bei massivem Bluterbrechen besteht akute Aspirationsgefahr. Andere Blutungsquellen (z.B. im Hals-, Nasenbereich) müssen sicher ausgeschlossen werden.
> Eigenschutz beachten, immer Handschuhe tragen.

6.3.4 Nasenbluten

Das Nasenbluten ist die häufigste Blutung im Kopfbereich. Es handelt sich um einen venösen und/oder arteriellen Blutaustritt (Epistaxis) aus der Nase. Die Blutung ist meistens harmlos. Eine lebensbedrohliche Situation entsteht bei Unstillbarkeit mit hohem Blutverlust.

Ursachen

– körperliche Anstrengung
– Hypertonie, Arteriosklerose
– Nasenpolypen
– Entzündung der Nasenschleimhaut
– Verletzung der Nasenschleimhaut
– Fraktur des Nasengerüsts oder der vorderen Schädelbasis
– Marcumar®-Behandlung

Symptome

– mehr oder weniger sichtbare Blutung mit hellrotem bis dunkelrotem Blut
– evtl. sichtbare Verletzungen
– evtl. Schmerzen
– evtl. Schocksymptomatik, z.B. Tachykardie, Hypotonie, Schweißausbruch

Vorgehen

- Basismaßnahmen (Seite 171)
- bei Blutungen aus dem vorderen Septumabschnitt die Nasenflügel zusammenpressen, sonst das Blut ungehindert nach außen abfließen lassen
- kalte Kompresse in den Nacken legen, dies führt reflektorisch zur Konstriktion der Nackengefäße
- Blutverlust, Blutungsstärke und -dauer abschätzen
- evtl. Schocklagerung (Beine erhöht), bei Bewußtlosigkeit stabile Seitenlage

Vorgehen des Arztes

- Basismaßnahmen (Seite 171)
- Nasentamponade, evtl. mit Nasentropfen getränkt, vorsichtig einlegen (gefäßkonstriktorische Wirkung)
- evtl. Blutentnahme zum Bestimmen der Blutgerinnung

Mögliche medikamentöse Therapie

- Nasivin®-Nasentropfen   2 bis 3 ml
- Ringer-Lactat®   normale bis schnelle Tropfgeschwindigkeit
- Macrodex® 6%   500 ml

Material

- Basismaterial (Seite 171)
- sterile Mullkompressen oder Fertigtamponade zur Nasentamponade
- sterile Pinzette, Nasenspiegel
- evtl. Gegenstände zur Blutabnahme

 Massives und häufiges Nasenbluten muß klinisch abgeklärt werden.
Eigenschutz beachten, immer Handschuhe tragen.

6.3.5 Ösophagusvarizen-Blutungen

Ösophagusvarizen sind durch regionale Stauung hervorgerufene Aussackungen (Krampfadern) der paraösophagealen Venen.

Ursachen

- Leberzirrhose mit portalem Hochdruck und Ausbildung eines Kollateralkreislaufs

Symptome

– Übelkeit, Erbrechen
– Unruhe, Angst
– Schwächegefühl
– evtl. Schmerzen
– blutiges Erbrechen (Hämatemesis)
– evtl. Schocksymptomatik, z.B. Tachykardie, Hypotonie, Schweißausbruch
– evtl. Bewußtseinsstörungen

Vorgehen

– Basismaßnahmen (Seite 171)
– Oberkörper leicht erhöht lagern, evtl. Schocklagerung (Beine erhöht), bei Bewußtlosigkeit stabile Seitenlage, mit Erbrechen rechnen
– Blutverlust, Blutungsstärke und -dauer abschätzen
– evtl. beatmen

Vorgehen des Arztes

– Basismaßnahmen (Seite 171)
– evtl. großlumigen venösen Zugang mit z.B. Ringer-Lactat®-Infusion legen
– Blutentnahme zur Blutgruppenbestimmung und Kreuzprobe

Mögliche medikamentöse Therapie

– Valium®   5 bis 10 mg i.v.
– Macrodex® 6%   500 ml
– Ringer-Lactat®   normale bis schnelle Tropfgeschwindigkeit

Material

– Basismaterial (Seite 171)
– Nierenschale
– evtl. Gegenstände zur Blutabnahme
– Absaugsonden, Absauggerät

 Bei massivem Bluterbrechen besteht akute Aspirationsgefahr. Andere Blutungsquellen (z.B. im Hals-, Nasenbereich) müssen sicher ausgeschlossen werden.
Eigenschutz beachten, immer Handschuhe tragen.

6.3.6 Rektale Blutungen

Bei rektalen Blutungen handelt es sich um Blutaustritt aus After und/oder Mastdarm.

Ursachen

– Hämorrhoiden
– Polypen
– Tumoren
– Erosionen, Verletzungen

Symptome

– mehr oder weniger sichtbare Blutung mit hellrotem bis dunkelrotem Blut
– Blutauflagerungen oder Blutbeimengungen beim Stuhlgang
– evtl. sichtbare Verletzungen
– evtl. Schmerzen
– evtl. Schocksymptomatik, z.B. Tachykardie, Hypotonie, Schweißausbruch

Vorgehen

– Basismaßnahmen (Seite 171)
– Oberkörper leicht erhöht lagern, evtl. Schocklagerung (Beine erhöht), bei Bewußtlosigkeit in stabile Seitenlage bringen
– Blutverlust, Blutungsstärke und -dauer abschätzen
– evtl. Kompresse vor den Anus legen
– evtl. beatmen

Vorgehen des Arztes

– Basismaßnahmen (Seite 171)
– evtl. Blutentnahme zur Blutgruppenbestimmung und Kreuzprobe

Mögliche medikamentöse Therapie

– Macrodex® 6%   500 ml
– Ringer-Lactat®   normale bis schnelle Tropfgeschwindigkeit

Material

– Basismaterial (Seite 171)
– sterile Mullkompressen
– evtl. Gegenstände zur Blutabnahme

 Massive rektale Blutungen müssen immer abgeklärt werden. Eigenschutz beachten, immer Handschuhe tragen.

6.4 Störungen und Erkrankungen des Herz-Kreislauf-Systems

6.4.1 Angina pectoris

Die Angina pectoris (Stenokardie) ist ein meist anfallsweise auftretendes Ischämiesyndrom des Herzens. Es kommt zu einem vorübergehenden Sauerstoffmangel ohne Gewebeschädigung.

Ursachen

- Arteriosklerose
- Stenose der Herzkranzgefäße
- körperliche und seelische Belastungen

Symptome

- Angst, Übelkeit, Erbrechen
- Engegefühl in der Brust
- heftige Herzschmerzen, -stiche im Bereich des Brustbeins, der Herzgegend, zum Teil mit Ausstrahlung in den linken Arm
- Tachykardie oder Bradykardie
- Hypertonie oder Hypotonie
- Anfallsdauer ca. 10 bis 20 Minuten
- Patienten geben meistens an, häufig solche Anfälle zu erleben

Vorgehen

- Basismaßnahmen (Seite 171)
- Oberkörper erhöht lagern
- den Patienten beruhigen, zum ruhigen Atmen anregen

Vorgehen des Arztes

- Basismaßnahmen (Seite 171)
- Anlegen eines EKGs
- Auskultation
- evtl. Blutabnahme (klinisches Labor)

Mögliche medikamentöse Therapie

- Valium®   10 mg langsam i.v.
- Nitrolingual®-Kapseln 1 bis 2 Kapseln, Spray: 2 bis 3 Hübe
- Ringer-Lactat®   langsame Tropfgeschwindigkeit

Material

- Basismaterial (Seite 171)
- evtl. Gegenstände zur Blutabnahme

6.4.2 Akuter peripherer Gefäßverschluß, arteriell

Bei einem akuten arteriellen Gefäßverschluß kommt es zur Unterbrechung des arteriellen Blutstroms durch Verlegen des Gefäßlumens in der Peripherie.

Ursachen

– Arteriosklerose
– Embolie, Thrombose
– stenosierende Wandveränderungen
– Kompressionen von außen

Symptome

– plötzlich auftretende Schmerzen
– Sensibilitätsstörungen
– evtl. Lähmungserscheinungen
– Blässe und Kälte der betroffenen Extremität
– Fehlen des peripheren Pulses
– Tachykardie
– Besserung der Symptomatik bei Tieflagerung der betroffenen Extremität

Vorgehen

– Basismaßnahmen (Seite 171)
– Oberkörper leicht erhöht lagern, betroffene Extremität tieflagern (Kap. 3.3.7)
– Druckstellen vermeiden

Vorgehen des Arztes

– Basismaßnahmen (Seite 171)
– neurologische Untersuchung
– Untersuchung der Extremität
– evtl. venösen Zugang legen

Mögliche medikamentöse Therapie

– Valium®	10 mg langsam i.v.
– Tramal®	1 bis 2 Amp. langsam i.v.
– Ringer-Lactat®	langsame Tropfgeschwindigkeit

Material

– Basismaterial (Seite 171)
– Sensibilitätsinstrumente

 An der betroffenen Extremität dürfen keine intravenösen Zugänge gelegt werden.

6.4.3 Akuter peripherer Gefäßverschluß, venös

Bei einem venösen Gefäßverschluß ist der venöse Blutstrom durch die Verlegung des Gefäßlumens in der Peripherie unterbrochen.

Ursachen

– veränderte Blutgerinnung
– verlangsamte Blutströmung
– Thrombose, Thrombophlebitis
– stenosierende Wandveränderungen
– Kompressionen von außen

Symptome

– plötzlich auftretende Schmerzen
– Hitze- und Spannungsgefühl
– Rötung und Wärme der betroffenen Extremität
– evtl. periphere Zyanose, pralle Venenfüllung
– Fußsohlendruckschmerz
– Tachykardie
– Besserung der Symptomatik bei Hochlagerung der betroffenen Extremität

Vorgehen

– Basismaßnahmen (Seite 171)
– Oberkörper leicht erhöht lagern, betroffene Extremität vorsichtig und mäßig hochlagern (Kap. 3.3.8)
– Druckstellen vermeiden

Vorgehen des Arztes

– Basismaßnahmen (Seite 171)
– Untersuchung der Extremität
– neurologische Untersuchung
– evtl. venösen Zugang legen

Mögliche medikamentöse Therapie

– Valium®   10 mg langsam i.v.
– Tramal®   1 bis 2 Amp. langsam i.v.
– Heparin   10 000 bis 15 000 IE per Infusion
– Ringer-Lactat®   langsame Tropfgeschwindigkeit

Material

– Basismaterial (Seite 171)
– Sensibilitätsinstrumente

> An der betroffenen Extremität dürfen keine intravenösen Zugänge gelegt werden.
> Manipulationen an der betroffenen Extremität so gering als möglich halten (Gefahr einer Thrombusverschleppung, Lungenembolie).

6.4.4 Herzinfarkt

Ein Herzinfarkt ist ein durch Koronarinsuffizienz bedingtes, territoriales Mangelversorgungsgebiet des Myokards mit mehr oder weniger ausgedehntem Gewebeuntergang eines ganzen Wandabschnitts oder nur begrenzter Wandbereiche.

Ursachen

- thrombotische Koronarsklerose
- Embolie
- Entzündung (Arteriitis)

Symptome

- heftig stechende Schmerzen mit Ausstrahlung in den Arm, Hals, Rücken und/oder Bauch
- Engegefühl in der Brust
- Übelkeit, Erbrechen
- Angst, Unruhe
- evtl. Bewußtseinseintrübung, Bewußtlosigkeit
- blasse, kaltschweißige Haut
- evtl. Zyanose
- Dyspnoe, Orthopnoe
- Tachykardie
- evtl. Arrhythmie
- Hypertonie oder Hypotonie

Vorgehen

- Basismaßnahmen (Seite 171)
- Mobilität des Patienten (Gehen oder Stehen) vermeiden
- Oberkörper leicht erhöht lagern, evtl. Flach- oder Seitenlagerung
- evtl. beatmen
- Reanimationsbereitschaft
- evtl. Sauerstoffgabe

Vorgehen des Arztes

- Basismaßnahmen (Seite 171)
- Legen eines zentralen Zugangs
- evtl. Intubation
- Kontrolle des EKG
- Blutabnahme (klinisches Labor), Troponin-T-Test

Mögliche medikamentöse Therapie

– Valium®	10 mg langsam i.v.
– Nitrolingual®-Spray	2 bis 4 Hübe
– Morphin	5 bis 10 mg langsam i.v.
– Dopamin®	100 mg in 500 ml Infusion
– Xylocain®	1 mg/kg KG langsam i.v.
– Lasix®	20 bis 40 mg langsam i.v.
– Ringer-Lactat®	langsame Tropfgeschwindigkeit

Material

- Basismaterial (Seite 171)
- Gegenstände zum Legen einer Infusion
- evtl. Gegenstände zur Blutabnahme, Troponin-T-Teststreifen
- Beatmungsbeutel, Material zur Intubation

> Bei fast allen Herzinfarktpatienten kann es zu schweren Herz-
> rhythmusstörungen, kardiogenem Schock und einem kardia-
> len Lungenödem kommen.
> Reanimationsbereitschaft.

6.4.5 Hypertensive Krise

Eine hypertensive Krise ist gekennzeichnet durch die anfallsweise,
plötzlich auftretende erhebliche Steigerung des arteriellen Druckes auf
Werte über 250/140 mmHg (systolisch/diastolisch) mit bedrohlichen
Folgezuständen an Herz und Gehirn.

Ursachen

- bestehende Hypertonie
- akute und chronische Nierenerkrankungen
- Schwangerschaftstoxikose
- Vergiftungen
- Arteriosklerose
- Hirntumoren
- Phäochromozytom
- Hyperparathyreoidismus

Symptome

- starke Kopfschmerzen, Sehstörungen
- Übelkeit, Erbrechen
- Schwindel, Ohrgeräusche
- Angstgefühl
- Parästhesien
- evtl. Bewußtseinseintrübung, Bewußtlosigkeit
- evtl. Krämpfe
- evtl. Bild der Apoplexie

– Lungenödem
– Dyspnoe, Orthopnoe
– Angina pectoris, evtl. Herzinfarktsymptomatik

Vorgehen

– Basismaßnahmen (Seite 171)
– Oberkörper leicht erhöht lagern, bei Bewußtlosigkeit stabile Seitenlage
– Einlegen eines Oropharyngeal-Tubus
– evtl. beatmen

Vorgehen des Arztes

– Basismaßnahmen (Seite 171)
– neurologische Untersuchung
– Behandlung aufgetretener Komplikationen

Mögliche medikamentöse Therapie

– Valium®	10 mg langsam i.v.
– Nitrolingual®-Spray	2 bis 4 Hübe
– Adalat®-Kapseln	1 bis 2 Kapseln
– Ebrantil®	10 bis 50 mg langsam i.v.
– Lasix®	20 bis 40 mg langsam i.v.
– Ringer-Lactat®	langsame Tropfgeschwindigkeit

Material

– Basismaterial (Seite 171)
– evtl. Beatmungsbeutel

 Mögliche Komplikationen sind die Hirnblutung, akutes Herzversagen, kardiales Lungenödem und der Herzinfarkt.

6.4.6 Akute Hypotonie, Kollaps, vasovagale Synkope

Bei diesen drei Situationen kann es zu einer anfallsartigen, kurz dauernden Bewußtlosigkeit infolge einer Minderdurchblutung des Gehirns kommen. Der arterielle Druck sinkt auf Werte unter 100 mmHg (systolisch).

Ursachen

– Blutverteilungsstörung
– Weitstellung der Gefäße durch Vagusstimulation
– Schmerzen
– Schreck
– Kreislaufinsuffizienz

Symptome

- Übelkeit, Erbrechen
- Schwindel
- Blässe, schweißbedeckte Haut
- Schwarzwerden vor den Augen, Ohrgeräusche
- plötzliches Umfallen
- evtl. Bewußtseinseintrübung, Bewußtlosigkeit
- Bradykardie unter 60 Schläge/Minute: vasovagale Synkope
- Tachykardie über 100 Schläge/Minute: Kollaps
- Blutdruck systolisch unter 90 mmHg: Hypotonie

Vorgehen

- Basismaßnahmen (Seite 171)
- Schocklagerung (Beine erhöht oder Kopftieflage), bei Bewußtlosigkeit stabile Seitenlage

Vorgehen des Arztes

- Basismaßnahmen (Seite 171)
- neurologische Untersuchung

Mögliche medikamentöse Therapie

- Akrinor®	0,5 bis 1,0 ml langsam i.v.
- Lasix®	20 bis 40 mg langsam i.v.
- Ringer-Lactat®	schnelle Tropfgeschwindigkeit

Material

- Basismaterial (Seite 171)

 Der Zustand des Patienten bessert sich in den meisten Fällen durch die Lagerung.

6.4.7 Herzrhythmusstörungen

Herzrhythmusstörungen sind Störungen der Herzschlagfolge als Ausdruck einer Irritation oder manifesten Schädigung im Bereich des Reizleitungssystems des Herzens. Die Einteilung erfolgt in bradykarde, tachykarde, ventrikuläre oder supraventrikuläre Herzrhythmusstörungen.

Ursachen

- Koronarinsuffizienz
- Intoxikationen
- hyperkinetisches Herzsyndrom
- erhöhter Hirndruck
- Elektrolytverschiebungen
- Hypertonie

– Infektionen
– Stromunfälle

Symptome

– Übelkeit, Erbrechen
– Blässe, schweißbedeckte Haut
– Angst, Unruhe, Schwindel, Ohrgeräusche
– Herzstolpern, Pulsationen, Herzrasen
– Bradykardie oder Tachykardie, evtl. Hypotonie
– Schwarzwerden vor den Augen, plötzliches Umfallen
– evtl. Bewußtseinseintrübung, Bewußtlosigkeit

Vorgehen

– Basismaßnahmen (Seite 171)
– EKG kontinuierlich aufzeichnen und Störungen erkennen
  (Abb. 6-2 bis 6-13)
– Mobilität des Patienten (Gehen oder Stehen) vermeiden
- flache Rückenlagerung, evtl. leicht erhöhter Oberkörper, bei
  Bewußtlosigkeit stabile Seitenlage
– zur Kardioversion bereit sein

Vorgehen des Arztes

– Basismaßnahmen (Seite 171)
– neurologische Untersuchung
– evtl. Intubation, evtl. Kardioversion

Mögliche medikamentöse Therapie

– Alupent®	0,3 bis 0,5 mg langsam i.v., z.B. bei AV-Block
– Atropin	0,5 bis 2,0 mg langsam i.v., z.B. bei Sinus-bradykardie
– Lanitop®	0,2 bis 0,4 mg langsam i.v., z.B. bei Sinustachykardie, Vorhofflattern, -flimmern
– Xylocain® 2%	1 mg/kg KG langsam i.v., z.B. bei Kammer-tachykardie, ventrikulären Extrasystolen
– Isoptin®	2,5 bis 5,0 mg langsam i.v.
– Visken®	0,4 mg langsam i.v.
– Valium®	10 mg langsam i.v.
– Ringer-Lactat®	normale Tropfgeschwindigkeit

Material

– Basismaterial (Seite 171)
– Gegenstände zur Intubation
– Defibrillator

> Reanimationsbereitschaft!

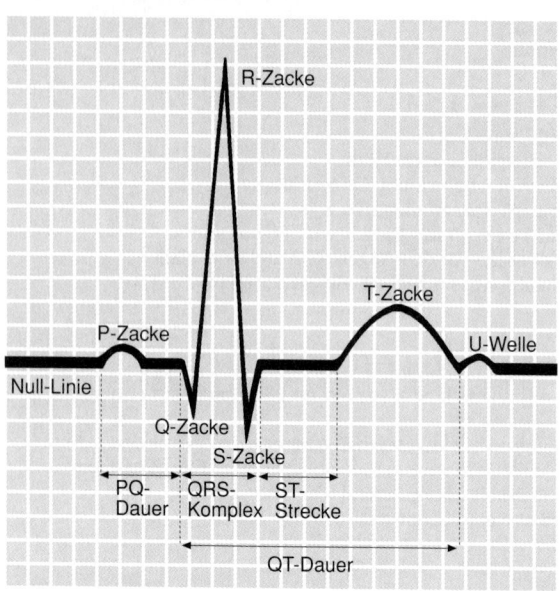

Abb. 6-2   Normales EKG

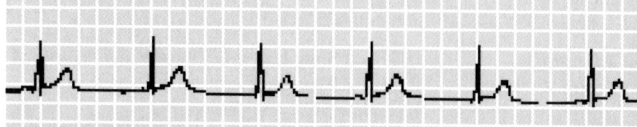

Abb. 6-3   Sinusbradykardie, Sinusrhythmus mit einer Frequenz von weniger als 60 Schlägen/Minute

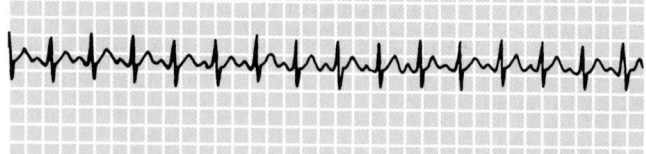

Abb. 6-4   Sinustachykardie, Sinusrhythmus mit einer Frequenz von mehr als 100 Schlägen/Minute

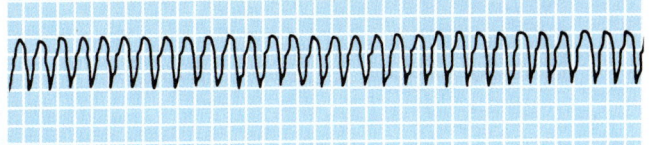

Abb. 6-5 Kammertachykardie, Frequenz zwischen 140 und 250 Schlägen/Minute, geringe Arrhythmie

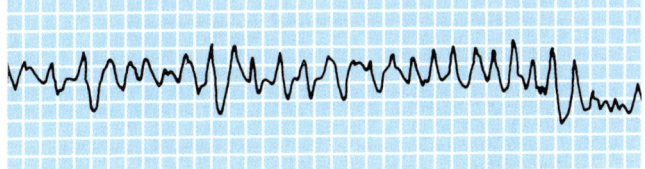

Abb. 6-6 Kammerflimmern, schnelle Frequenz, Arrhythmie, keine deutlich zu trennenden Komplexe

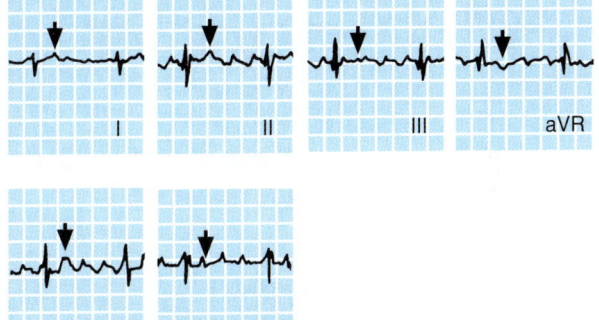

Abb. 6-7 Vorhofflattern, sägeartige Flatterwellen mit einer Frequenz von 220 bis 350 Schlägen/Minute

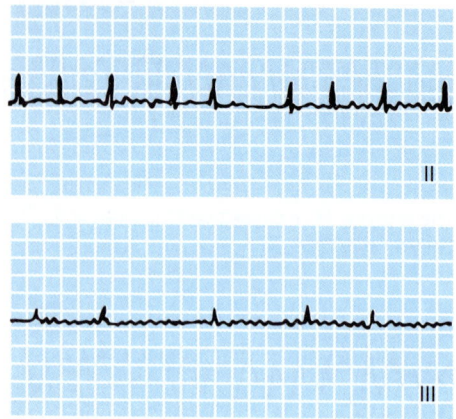

Abb. 6-8 Vorhofflimmern, asynchrone Vorhofkontraktionen, schnelle unregelmäßige Flimmerwellen

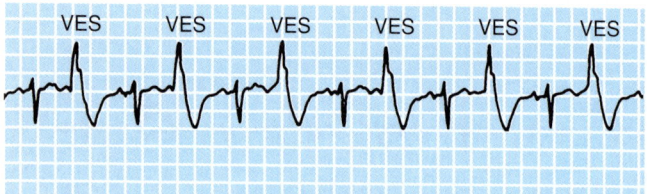

Abb. 6-9 Ventrikuläre Bigemie, jedem Normalschlag folgt eine ventrikuläre Extrasystole

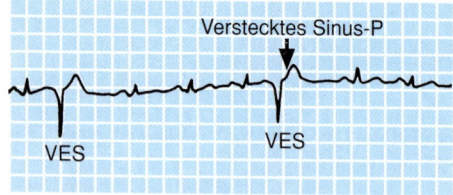

Abb. 6-10 Extrasystolie (monotope ventrikuläre), VES zeigen verbreiterte QRS-Komplexe und eine dem QRS-Ausschlag gegengerichtete ST-Verlagerung und T-Welle

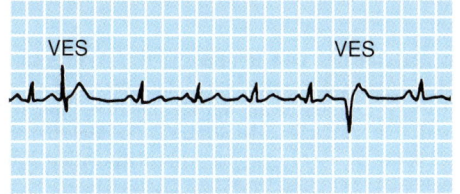

Abb. 6-11 Polytope ventrikuläre Extrasystolie, VES zeigen bizarre QRS-Komplexe und sind durch unterschiedliche Formen in der gleichen Ableitung zu erkennen

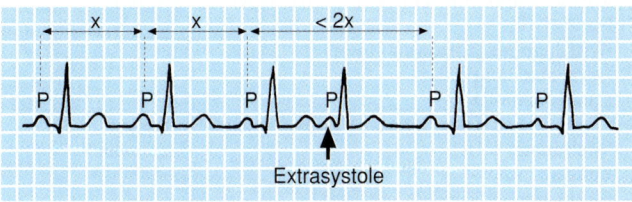

Abb. 6-12 Supraventrikuläre Extrasystolie, SVES zeigen im Gegensatz zur VES eine nicht voll kompensierte Pause

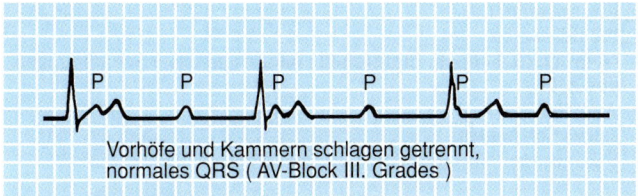

Abb. 6-13 AV-Block (Unterscheidung des I., II. und III. Grades)
I. Grades: Der Abstand zwischen P und Q ist verlängert
II. Grades: Gelegentlicher Ausfall eines QRS-Komplexes
III. Grades: Vorhof und Kammern schlagen getrennt

6.4.8 Schock

Ein Schock ist ein globales und komplexes Kreislaufversagen, das
infolge eines Mißverhältnisses zwischen dem Herzzeitvolumen und
dem aktuellen Durchströmungsbedarf der Organe bzw. ihrer Teilkreisläufe auftritt und sich zunächst als Störung der Makrozirkulation
manifestiert und dann zu Störungen der Mikrozirkulation führt. Die
Einteilung erfolgt nach Form und Ursache.

Ursachen

- **Hypovolämischer Schock, Volumenverluste**
- – Blutungen
- – Flüssigkeitsverluste (Erbrechen, Durchfälle, Verbrennungen)
- **Kardiovaskulärer Schock, Pumpversagen des Herzens**
- – Herzinfarkt
- – Herzrhythmusstörungen
- – Herzbeuteltamponade
- – Lungenembolie
- **Septisch-toxischer Schock, peripheres Gefäßversagen**
- – Infektionen
- – Endotoxine
- – Ektotoxine
- – sonstige Toxine
- **Anaphylaktischer Schock, starke Antigen-Antikörper-Reaktion
  mit Freisetzung von Schockmediatoren**
- – Medikamente
- – Kontrastmittel
- – Fremdeiweiße
- **Neurogener Schock, funktionelle oder organische Schädigungen
  des ZNS**
- – Anoxien
- – starke Schmerzen
- – Schädel-Hirn-Traumen

Symptome

- – Übelkeit, Erbrechen
- – Schwindel
- – schweißbedeckte Haut, Blässe
- – Angst, Unruhe
- – Verwirrtheit
- – evtl. Bewußtseinseintrübung, Bewußtlosigkeit
- – fadenförmiger Puls, verringerte Blutdruckamplitude
- – Tachykardie
- – Hypotonie
- – periphere Zyanose
- – Tachypnoe
- – verlangsamte Füllung bei der Nagelbettprobe

– verminderte Venenfüllung
– verminderte Urinausscheidung
– hämodynamische Merkmale verschiedener Schockformen (Tab. 6-2)

Tab. 6-2 Hämodynamische Merkmale verschiedener Schockformen

Schockform	Blutdruck	Herzfrequenz	zentraler Venendruck
Hypovolämischer Schock	↓	↑	↓
Kardiogener Schock	↓	↓ oder ↑	↑
Anaphylaktischer Schock	↓	↑	↓
Septischer Schock	↓	↑	↑
Neurogener Schock	↓	↑	

Vorgehen

– Basismaßnahmen (Seite 171)
– Schockursache erkennen
– Schockindex berechnen

> Schockindex: $\dfrac{\text{Puls}}{\text{systolischer Blutdruck}}$
>
> Index 0,5:   normal, z.B. Puls 60/Minute, systolischer Blutdruck 120 mmHg
>
> Index 1,0:   ca. 30% kompensierter Volumenverlust: z.B. Puls 100/Minute, systolischer Blutdruck 100 mmHg
>
> Index 1,5:   ausgeprägter dekompensierter Volumenmangel, z.B. Puls 120/Minute, systolischer Blutdruck 80 mmHg

– Schockursachen beseitigen, z.B. Blutungen stillen, Allergeneinwirkungen stoppen
– Mobilität des Patienten vermeiden, z.B. Gehen oder Stehen
– Schocklagerung (Beine erhöht), bei Bewußtlosigkeit Kopftieflagerung, stabile Seitenlage
• **Kardiogener Schock**
– Oberkörper nur leicht erhöht lagern

Vorgehen des Arztes

– Basismaßnahmen (Seite 171)
– großlumigen venösen Zugang legen (evtl. mehrere Zugänge legen)

– zur Blutgruppenbestimmung und Kreuzprobe Blut abnehmen
– schneller Volumenersatz bei Hypovolämie
– evtl. Intubation

Mögliche medikamentöse Therapie

– Valium®	10 mg langsam i.v., z.B. bei Unruhe
– Tramal®	50 bis 100 mg i.v.: langsam über einen Perfusor geben, z.B. bei neurogenem Schock
– Suprarenin®	0,05 bis 0,1 mg i.v., z.B. bei anaphylaktischem Schock
– Lasix®	20 bis 40 mg i.v., z.B. bei kardiogenem Schock
– Tavegil®	2 bis 3 mg langsam i.v.
– Fortecortin®	100 mg langsam i.v.
– Lanitop®	0,2 bis 0,4 mg langsam i.v.
– Nitrolingual®-Spray	2 Hübe
– Dopamin®	100 mg langsam i.v.
– Xylocain®	100 mg langsam i.v.
– HAES-steril® 6%	normale bis schnelle Tropfgeschwindigkeit
– Haemaccel®	normale bis schnelle Tropfgeschwindigkeit
– Ringer-Lactat®	schnelle Tropfgeschwindigkeit

Material

– Basismaterial (Seite 171)
– Gegenstände zum Legen mehrerer Infusionen
– evtl. Gegenstände zur Blutabnahme
– evtl. Verbandmaterialien
– evtl. Beatmungsbeutel
– evtl. Gegenstände zur Intubation
– Defibrillator

> Häufigster Fehler bei der Volumentherapie des Blutungs-schocks ist: „**Zuwenig – zu spät**".
> Beim kardiogenen Schock darf keine Schocklagerung erfolgen.
> Vorsichtige Infusionstherapie beim kardiogenen Schock.

6.5 Störungen und Erkrankungen in der Gynäkologie und Geburtshilfe

6.5.1 EPH-Gestose, Präeklampsie, Eklampsie, SIH, HELLP-Syndrom

Gestose (Schwangerschaftsintoxikation) ist der Oberbegriff für schwangerschaftsspezifische Stoffwechselentgleisungen in der zweiten Schwangerschaftshälfte. Der Verlauf ist bedrohlich mit typischen Symptomen. Die Bezeichnungen der einzelnen Gestosen leiten sich von den wichtigsten Symptomen ab.

Gestosen

- **EPH-Gestose,** leichte Form
- – **Edema** (Ödem) hauptsächlich an den unteren Extremitäten, ca. 500 g Gewichtszunahme pro Woche
- – **Proteinurie,** mehr als 0,5 g Eiweiß pro Liter Urin
- – **Hypertonie,** Blutdruckanstieg, Systole höher als 140 mmHg, Diastole höher als 95 mmHg
- **SIH**
- – Schwangerschaft(S)-induzierte (I) Hypertonie (H)
- **Präeklampsie,** schwere Form
- – **Edema** (Ödem) auch an den oberen Extremitäten, Gewichtszunahme ca. 1000 g pro Woche
- – **Proteinurie,** mehr als 2 g Eiweiß pro Liter Urin
- – **Hypertonie,** Blutdruckanstieg, Systole höher als 160 mmHg, Diastole höher als 110 mmHg
- **Eklampsie**
- – plötzlich auftretender, lebensbedrohlicher tonisch-klonischer Krampfanfall
- **HELLP-Syndrom**
- – Sonderform der EPH-Gestose mit Hämolyse (H), erhöhten Leberwerten (EL: elevated liver enzymes) und erniedrigten Thrombozyten (LP: low platelets)

Ursachen

- – vermutlich eine generalisierte Verminderung der Durchblutung in den Nieren und der uteroplazentaren Einheit.

Symptome

- **Präeklampsie**
- – allgemeine Unruhe
- – Übelkeit, Erbrechen
- – Schwarzsehen vor den Augen, Augenflimmern
- – Kopfschmerzen
- – unklare Oberbauchschmerzen

– Tachykardie
– Hypertonie, periphere Ödeme
• **Eklamptischer Anfall**
– plötzlich einsetzender Anfall mit tonisch-klonischen Krämpfen
– Zyanose
– unregelmäßige Atmung
– Bewußtseinseintrübung, Bewußtlosigkeit

Vorgehen

– Basismaßnahmen (Seite 171)
– Oberkörper leicht erhöht lagern
– für ruhige Umgebung sorgen, z.B. Reizabschirmung, mit einem eklamptischen Anfall rechnen
• **Bei eklamptischem Anfall**
– vor Zungenbiß schützen, z.B. Oropharyngeal-Tubus einlegen
– vor Verletzungen durch Umfallen schützen
– Patientin nicht festhalten
– stabile Seitenlage bei Bewußtlosigkeit

Vorgehen des Arztes

– Basismaßnahmen (Seite 171)
– neurologische Untersuchung
– evtl. Intubation und Beatmung

Mögliche medikamentöse Therapie

– Valium®   10 bis 40 mg langsam i.v.
– Lasix®   10 bis 40 mg i.v.
– Ringer-Lactat®   langsame Tropfgeschwindigkeit

Material

– Basismaterial (Seite 171)
– Oropharyngeal-Tubus
– evtl. Gegenstände zur Intubation
– evtl. Beatmungsbeutel

 Optische und akustische Reize können einen eklamptischen Anfall provozieren.

6.5.2 Drohende Fehlgeburt (Abortus)

Ursachen

– Fehlbildungen der Genitalorgane
– Infektionskrankheiten
– Fehlbildungen des Embryos

– Störungen der Plazentaanlage
– stumpfes Bauchtrauma

Symptome

– Angst, Unruhe
– Blutungen aus der Scheide
– evtl. Wehenschmerzen
– Fruchtwasserabgang
– Ausstoßen von Gewebeteilen, wie Plazenta, Frucht
– evtl. Schocksymptomatik

Vorgehen

– Basismaßnahmen (Seite 171)
– Fritsch-Lagerung mit überkreuzten Beinen, eingelegter Vorlage und evtl. Kopftieflagerung
– evtl. durchblutete Vorlagen austauschen
– Blutverlust abschätzen
– schonender Transport in die Entbindungsabteilung

Vorgehen des Arztes

– Basismaßnahmen (Seite 171)
– gynäkologische Untersuchung

Mögliche medikamentöse Therapie

– Valium®   10 bis 40 mg langsam i.v.
– Ringer-Lactat®   normale bis schnelle Tropfgeschwindigkeit

Material

– evtl. Notgeburtbesteck

 Eine intensive psychische Betreuung der Patientin mit drohender Fehlgeburt ist notwendig. Die Intimsphäre der Patientin ist bei allen zusätzlichen Maßnahmen zu wahren.

6.5.3 Geburt

Symptome

● **Eröffnungsphase**
– Einsetzen regelmäßiger Wehen (5 bis 20/Stunde) von jeweils 30 bis 60 Sekunden
– Abgang von Blut und Schleim („Zeichnen")
– Blasensprung mit Abgang von Fruchtwasser

- **Austreibungsphase**
- – Zunahme der Wehenhäufigkeit (alle 2 Minuten) von jeweils 60 bis 90 Sekunden
- – Preßdrang
- – kindlicher Kopf wird sichtbar
- – Geburt des Kindes
- **Nachgeburtsphase**
- – erneute Kontraktionen, die zur Ablösung und Ausstoßung der Plazenta führen
- – evtl. Blutungen

Vorgehen

- – Basismaßnahmen (Seite 171)
- – Mutterpaß kontrollieren
- – Vulva inspizieren (z.B. Kopf sichtbar?)
- – entscheiden, ob ein Transport in den Kreißsaal noch möglich ist
- – Arzt und Hebamme anfordern, evtl. Kinderarzt
- – Gebärende auf eine sterile Unterlage lagern
- – zu Beginn der Preßwehen soll die Gebärende tief ein- und ausatmen, auf dem Höhepunkt der Preßwehe soll die Frau die Luft anhalten, Kinn auf die Brust legen und nach unten drücken
- – Damm schützen (Abb. 6-14)

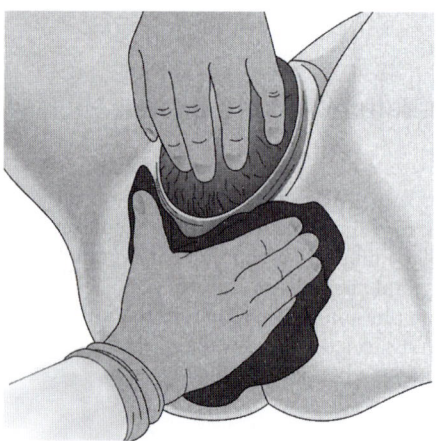

Abb. 6-14   Dammschutz

- – vordere Schulter durch Senken des kindlichen Kopfes entwickeln, übrigen Körper entwickeln (Abb. 6-15 a bis d)

212

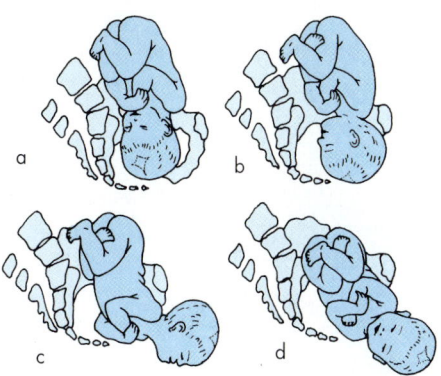

Abb. 6-15 a bis d Verlauf der normalen Entbindung bei
Hinterhauptslage
a Durchtritt durch die Beckenhöhle
b Austritt aus dem Geburtskanal
c Austritt vollendet, Geburt des Kopfes
d äußere Drehung des Kopfes vollendet, Geburt der hinteren Schulter

– kindlichen Mund- und Rachenraum absaugen
– Atmung des Neugeborenen kontrollieren, evtl. beatmen
– Nabelschnur nach dem Auspulsieren (nach etwa ein bis zwei
  Minuten) ca. 20 cm vom kindlichen Körper entfernt abklemmen
– zweite Klemme etwa 2 cm nach der ersten Klemme in Richtung
  Mutter setzen
– Nabelschnur mit einer sterilen Schere durchtrennen, im Notfall
  evtl. mit einem sterilen Skalpell (Abb. 6-16)
– Neugeborenes in eine Decke zum Wärmeerhalten wickeln

213

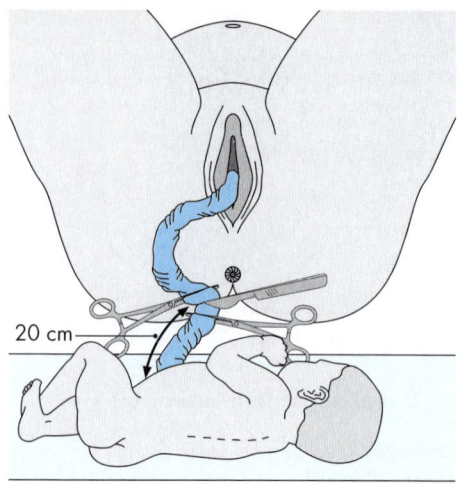

Abb. 6-16 Abnabelung

- Vitalität in der ersten, fünften und zehnten Minute nach dem Apgar-Schema kontrollieren (Tab. 6-3)
- vitales Neugeborenes auf den Bauch der Mutter legen
- auf Entwickeln der Plazenta achten
- der Frau sterile Vorlage anlegen
- Zeitpunkt der Geburt festhalten
- Verlegung der Frau und des Kindes einleiten

Mögliche medikamentöse Therapie

- Ringer-Lactat®   langsame Tropfgeschwindigkeit

Material

- Notfallkoffer „Notgeburt"

Tab. 6-3 Apgar-Schema

Kriterien	0 Punkte	1 Punkt	2 Punkte	Punkte
Herzschlag	keiner	< 100	> 100	
Atmung	keine	Schnappatmung oder unregelmäßig	regelmäßig	
Muskeltonus	schlaff	träge	aktive Bewegungen	
Reflexe beim Absaugen	keine	Grimassieren	Schreien oder Husten	
Hautfarbe	weiß oder blau	Akrozyanose (Stamm rosig, Extremitäten blau)	rosig	

Der Apgar-Wert entspricht der Summe der Punkte
Punktzahl 7 bis 10:   unauffälliges Neugeborenes
Punktzahl 4 bis 6:   verminderte Vitalfunktion, mäßige Depression, keine akute Lebensgefahr, gezielte Beobachtung ist nötig
Punktzahl 0 bis 3:   akute Lebensgefahr für das Neugeborene

6.5.4 Gynäkologische Blutungen

Die gynäkologischen Blutungen sind ein Sammelbegriff für alle Blutungen aus dem weiblichen Genitale. Sie können nach außen durch die Scheide oder nach innen in die freie Bauchhöhle oder das Beckenbindegewebe erfolgen.

Ursachen

– starke Menstruationsblutung
– Tumoren
– Blutungen bei Abort
– Extrauteringravidität
– Blutungen bei Placenta praevia

Symptome

– unterschiedlich starke Blutungen
– Schmerzen
– Angst, Unruhe
– evtl. Schocksymptomatik

Vorgehen

- Basismaßnahmen (Seite 171)
- äußeres Genitale bzw. Vorlage inspizieren
- Fritsch-Lagerung, mit überkreuzten Beinen, eingelegter Vorlage und Kopftieflagerung
- Mobilität vermeiden, z.B. Gehen oder Stehen
- evtl. schonender Transport in die gynäkologische Abteilung
- evtl. beatmen

Vorgehen des Arztes

- Basismaßnahmen (Seite 171)
- Information des Gynäkologen

Mögliche medikamentöse Therapie

- Valium®   10 mg langsam i.v.
- Tramal®   50 bis 100 mg langsam i.v.
- HAES-steril® 6% normale bis schnelle Tropfgeschwindigkeit
- Haemaccel®   normale bis schnelle Tropfgeschwindigkeit
- Ringer-Lactat®   normale bis schnelle Tropfgeschwindigkeit

Material

- Basismaterial (Seite 171)
- sterile Vorlagen
- Gegenstände zum Legen einer oder mehrerer Infusionen
- evtl. Beatmungsbeutel

 Bei Patientinnen mit gynäkologischen Blutungen ist immer die Intimsphäre zu wahren.
Innere Blutungen sind schlecht diagnostizierbar.
Starke gynäkologische Blutungen führen schnell zur Hypovolämie.

6.5.5 Vena-cava-Kompressionssyndrom

Bei diesem Syndrom handelt es sich um eine Kompression der unteren Hohlvene (Abb. 6-17) durch die Gebärmutter bei Hochschwangeren. Der venöse Rückstrom zum Herzen ist vermindert, es kommt zu Schocksymptomen.

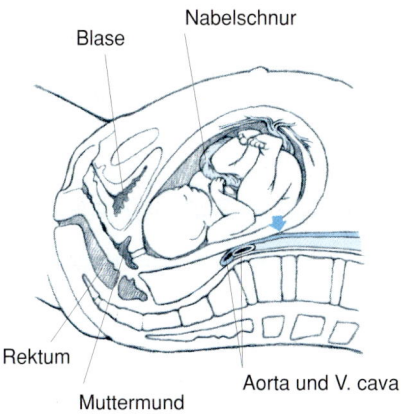

Abb. 6-17 Vena-cava-Kompressionssyndrom

Ursachen

– Rückenlage am Ende der Schwangerschaft

Symptome

– Angst, Unruhe, Schwindel
– Übelkeit, Erbrechen
– Blässe, schweißbedeckte Haut
– evtl. Bewußtseinseintrübung, Bewußtlosigkeit
– fadenförmiger Puls, Tachykardie
– Hypotonie
– verringerte Blutdruckamplitude
– periphere Zyanose
– Tachypnoe
– verlangsamte Füllung bei der Nagelbettprobe
– verminderte Venenfüllung

Vorgehen

– Basismaßnahmen (Seite 171)
– auf die linke Seite lagern, evtl. Kopftieflagerung (Kap. 3.3.9)

Vorgehen des Arztes

– Basismaßnahmen (Seite 171)
– Information des Gynäkologen, eine weitere geburtshilfliche
  Abklärung ist notwendig

Mögliche medikamentöse Therapie

– HAES-steril® 6%   normale bis schnelle Tropfgeschwindigkeit
– Haemaccel®   normale bis schnelle Tropfgeschwindigkeit
– Ringer-Lactat®   normale bis schnelle Tropfgeschwindigkeit

Material

– Basismaterial (Seite 171)
– evtl. Gegenstände zum Legen einer oder mehrerer Infusionen

> Der Zustand der Schwangeren bessert sich rasch bei linker Seitenlage.

6.6 Störungen und Erkrankungen im Hals-Nasen-Ohren-Bereich

6.6.1 Aktuer Drehschwindel

Schwindel ist die Empfindung von Drehbewegungen, verbunden mit Störungen des Gleichgewichts, des Gangs und der Orientierung. Die Empfindungen können so sein, daß der Patient glaubt, daß er sich oder die Umgebung sich bewegt. Schwindel findet sich hauptsächlich bei Schädigungen im Innenohr, des VIII. Hirnnervs, der Gleichgewichtskerne und ihrer Hirnbahnen in den Hirnstamm und zum Kleinhirn.

Ursachen

– Zervikalsyndrom
– Akustikustumor
– Morbus Ménière (Labyrinthhydrops)
– Innenohrentzündung (Neuritis vestibularis)
– Vergiftung
– Schädel-Hirn-Trauma

Symptome

– heftiger Schwindel mit oder ohne akustische Störungen
– Gleichgewichtsstörungen, Gangunsicherheit
– evtl. Ohrgeräusche
– evtl. Druckgefühl im Ohr
– Übelkeit und Erbrechen
– Nystagmus
– evtl. ausgeprägte vegetative Fehlregulation wie Schwitzen, Tachykardie, Unruhe, Todesangst

Vorgehen

– Basismaßnahmen (Seite 171)
– absolute Ruhigstellung
– für den Patienten optimale Körperposition herausfinden, z.B. Rücken- oder Seitenlage, Kopf in Mittelstellung
– evtl. Raum abdunkeln
– Nierenschale bereithalten, da mit Erbrechen zu rechnen ist

Vorgehen des Arztes

– Basismaßnahmen (Seite 171)
– Facharzt für HNO-Erkrankungen informieren

Mögliche medikamentöse Therapie

– Valium®   10 mg i.v.
– Vomex A®-Supp.   1 bis 2 Suppositorien
– Ringer-Lactat®   normale Tropfgeschwindigkeit

Material

– Basismaterial (Seite 171)
– Taschenlampe zur Kontrolle der Pupillenreaktion
– Abwurfschale

 Die orale Einnahme von Medikamenten oder Getränken sollte bei Brechreiz vermieden werden.

6.6.2 Akuter Hörsturz

Bei einem Hörsturz handelt es sich um einen schweren cochleoneuralen Hörverlust, der in der Regel einseitig ist und sich innerhalb weniger Stunden entwickelt.

Ursachen

– Embolie, Thrombose
– Hämorrhagie
– Infektion

Symptome

– hochgradiger Hörverlust; erfreulicherweise normalisiert sich das Hörvermögen in den meisten Fällen spontan
– in der Anfangsphase evtl. Ohrgeräusche und/oder Schwindel
– Ohrdruck
– evtl. ausgeprägte vegetative Fehlregulation wie Schwitzen, Tachykardie, Unruhe, Hypotonie

Vorgehen

– Basismaßnahmen (Seite 171)
– absolute Ruhigstellung
– evtl. Beine bei ausgeprägter Hypotonie hochlagern

Vorgehen des Arztes

– Basismaßnahmen (Seite 171)
– Facharzt für HNO-Erkrankungen informieren

Mögliche medikamentöse Therapie

– Trental®-Infusionslösung   ein- bis zweimal täglich 100 bis 600 mg Pentoxifyllin in 100 bis 500 ml Infusionslösung

Material

– Basismaterial (Seite 171)

 Da die Gefahr von irreparablen Schäden (z.B. starke Hörverluste) besteht, ist sofortiges Handeln angezeigt.

6.6.3 Trommelfellperforation

Trommelfellperforationen sind mit oder ohne Verletzung der Gehörknöchelchen, Paukenhöhle und des Innenohrs möglich.

Ursachen

– Fremdkörper, z.B. Wattestäbchen
– plötzlicher Überdruck, z.B. Explosion
– plötzlicher Unterdruck, z.B. Kuß auf das Ohr

Symptome

– plötzliche, starke Ohrschmerzen
– mehr oder weniger starke Blutung aus dem Ohr
– Hörminderung, Ohrgeräusche
– evtl. Schwindel

Vorgehen

– Basismaßnahmen (Seite 171)
– Infektionsprophylaxe, z.B. steriler Ohrverband
– Ruhigstellung bei ausgeprägtem Schwindel

Vorgehen des Arztes

– Basismaßnahmen (Seite 171)
– Inspektion des Ohres
– Facharzt für HNO-Erkrankungen informieren

Mögliche medikamentöse Therapie

– Ringer-Lactat®   normale bis schnelle Tropfgeschwindigkeit

Material

– Basismaterial (Seite 171)
– steriler Ohrenspiegel
– sterile Mullkompressen
– sterile Pinzette

 Keine Ohrspülungen vornehmen. Der Gehörgang darf nur unter sterilen Bedingungen untersucht werden.

6.7 Störungen des Säure-Basen- und des Wasser- und Elektrolythaushalts

6.7.1 Metabolische Azidose

Eine metabolische Azidose ist eine stoffwechselbedingte Störung des Säure-Basen-Gleichgewichts zugunsten der sauren Valenzen (Zunahme H+-Ionen).
In Tabelle 6-4 finden sich die Normwerte bei einer Blutgasanalyse und die Werte bei einer metabolischen Azidose.

Tab. 6-4 Blutgasanalyse. Normwerte und bei metabolischer Azidose

Normwerte		metabolische Azidose	
		dekompensiert	kompensiert
pH	7,35 bis 7,45	↓	→
BE	0 ± 3 mval/Blut	↓	↓
pCO$_2$	35 bis 45 mmHg	↓ →	↓

pH:	Wasserstoff-Ionenkonzentration im Blut
BE:	Basenüberschuß im Blut (base excess)
pCO$_2$:	Partialdruck von Kohlendioxid im Blut

Ursachen

- Störungen des Kohlenhydratstoffwechsels, z.B. Diabetes mellitus
- Hunger
- Fieber
- Hyperthyreose
- Vergiftungen
- Verlust von alkalischen Substanzen, z.B. chronische Diarrhö, Ileus

Symptome

- Müdigkeit, Schwäche
- Bewußtseinsstörung, Bewußtlosigkeit
- bradykarde Herzrhythmusstörungen
- evtl. Hypotonie
- Kussmaul-Atmung
- Symptome der Primärerkrankung, z.B. Durchfälle, Erbrechen

Vorgehen

- Basismaßnahmen (Seite 171)
- Oberkörper leicht erhöht lagern
- evtl. beatmen

Vorgehen des Arztes

– Basismaßnahmen (Seite 171)
– neurologische Untersuchung
– evtl. Intubation und Beatmung
– Therapie abhängig von der Primärerkrankung

Mögliche medikamentöse Therapie

– Natriumhydrogencarbonat 8,4% 1 mval/kg KG i.v.
– Ringer-Lactat®   normale Tropfgeschwindigkeit

Material

– Basismaterial (Seite 171)
– evtl. Gegenstände zur Intubation
– evtl. Beatmungsbeutel

 Auf eine ausreichende Atmung bzw. Beatmung achten.

6.7.2 Respiratorische Azidose

Eine respiratorische Azidose ist eine atembedingte Störung des Säure-Basen-Gleichgewichtes zugunsten der sauren Valenzen (Zunahme H^+-Ionen).
Zum Vergleich finden sich in Tabelle 6-5 die Normwerte einer Blutgasanalyse und die Werte bei einer respiratorischen Azidose.

Tab. 6-5 Blutgasanalyse. Normwerte und bei respiratorischer Azidose

Normwerte		respiratorische Azidose	
		dekompensiert	kompensiert
pH	7,35 bis 7,45	⬇	➡
BE	0 ± 3 mval/Blut	⬆ ➡	⬆
pCO$_2$	35 bis 45 mmHg	⬆	⬆
pH:	Wasserstoff-Ionenkonzentration im Blut		
BE:	Basenüberschuß im Blut (base excess)		
pCO$_2$:	Partialdruck von Kohlendioxid im Blut		

Ursachen

– Störungen des Gasaustausches
– Atemstörungen, Atemstillstand, z.B. Asthma bronchiale, Bronchitis
– Vergiftungen, z.B. Alkohol, Narkotika
– fehlerhafte maschinelle Beatmung

Symptome

– Müdigkeit, Schwäche
– Kopfschmerzen
– Hypoventilation
– Zyanose
– Bewußtseinsstörung, Bewußtlosigkeit
– Tachykardie, später Bradykardie
– Hypertonie, später Hypotonie

Vorgehen

– Basismaßnahmen (Seite 171)
– Oberkörper leicht erhöht lagern
– auf eine ausreichende Atmung bzw. Beatmung achten
– evtl. beatmen

Vorgehen des Arztes

– Basismaßnahmen (Seite 171)
– neurologische Untersuchung
– evtl. Intubation und Beatmung
– Therapie abhängig von der Primärerkrankung

Mögliche medikamentöse Therapie

– Natriumhydrogencarbonat 8,4%   1 mval/kg KG i.v. (nur bei
                                  ausreichender Ventilation)
– Bronchoparat®   2,5 bis 3,0 mg/kg KG
                                  langsam i.v.
– Ringer-Lactat®   normale Tropfgeschwindigkeit

Material

– Basismaterial (Seite 171)
– evtl. Gegenstände zur Intubation
– evtl. Beatmungsbeutel

 Auf eine ausreichende Atmung bzw. Beatmung achten.

6.7.3 Respiratorische Alkalose, Hyperventilationssyndrom

Eine respiratorische Alkalose ist die atembedingte Störung des Säure-Basen-Gleichgewichts mit verstärkter Abatmung von CO_2.
In Tabelle 6-6 finden sich zum Vergleich die Normwerte einer Blutgasanalyse und die Werte bei einer respiratorischen Alkalose.

Tab. 6-6 Blutgasanalyse. Normwerte und bei respiratorischer Alkalose

Normwerte		respiratorische Alkalose, Hyperventilation	
		dekompensiert	kompensiert
pH	7,35 bis 7,45	⬆	➡
BE	0 ± 3 mval/Blut	⬇ ➡	⬇
pCO₂	35 bis 45 mmHg	⬇	⬇

pH: Wasserstoff-Ionenkonzentration im Blut
BE: Basenüberschuß im Blut (base excess)
pCO_2: Partialdruck von Kohlendioxid im Blut

Ursachen

– Hyperventilation (oft psychisch bedingt) mit Steigerung der Atemfrequenz

Symptome

– Angst
– Erregungszustand
– schweißbedeckte Haut
– Erstickungsgefühl
– Pfötchenstellung der Hände
– Tetanie
– evtl. Bewußtseinsstörung, Bewußtlosigkeit
– Tachykardie
– Blutdruck normal bis erhöht

Vorgehen

– Basismaßnahmen (Seite 171)
– Oberkörper leicht erhöht lagern
– Rückatmung, Hyperventilationsmaske

Vorgehen des Arztes

– Basismaßnahmen (Seite 171)
– neurologische Untersuchung
– Therapie abhängig von der Primärerkrankung

Mögliche medikamentöse Therapie

– Valium®   10 mg i.v.
– Calcium 10%   1 Amp. langsam i.v.
– Ringer-Lactat® normale Tropfgeschwindigkeit

Material

- Basismaterial (Seite 171)
- Hyperventilationsmaske

 Der Rückatmungsversuch mit der Hyperventilationsmaske darf nicht so lange vorgenommen werden, bis der O_2-Anteil im Beutel völlig verbraucht ist (Gefahr der Hypoxie).

6.7.4 Hyperhydration

Bei der Hyperhydration ist der Wassergehalt des Körpers übermäßig erhöht.

Die Normwerte und die Abweichungen bei Hyperhydration sind in Tabelle 6-7 zu finden.

Tab. 6-7 Normwerte und Abweichungen bei Hyperhydration

Normwerte		Hyperhydration
Erythrozytenzahl	4,5 bis 6 Mill. pro mm³	⬇
Hämoglobin	12 bis 18 g/dl	⬇
Hämatokrit	40 bis 50 %	⬇ ⬇
ZVD	3 bis 6 cm H_2O	⬆

Ursachen

- übermäßige Zufuhr von hypertonen Infusionen
- eingeschränkte Nierenfunktion
- chronische Herzinsuffizienz
- Sondenernährung
- Hirntumoren

Symptome

- Unruhe
- wenig Durst
- Atemnot, Lungenödem
- Übelkeit, Erbrechen
- Kopfschmerzen
- gesteigerte Reflextätigkeit
- Halsvenenstauung
- Hypertonie, später Hypotonie
- evtl. Durchfälle, abdominelle Krämpfe
- Bewußtseinsstörungen, Bewußtlosigkeit

Vorgehen

– Basismaßnahmen (Seite 171)
– Oberkörper erhöht lagern

Vorgehen des Arztes

– Basismaßnahmen (Seite 171)
– Infusionstherapie unterbrechen
– evtl. unblutiger Aderlaß
– evtl. Sauerstoff-Überdruckbeatmung
– neurologische Untersuchung

Mögliche medikamentöse Therapie

– Lasix®	20 bis 40 mg i.v.
– Ringer-Lactat®	keine oder nur sehr langsame Tropfgeschwindigkeit

Material

– Basismaßnahmen (Seite 171)
– mehrere Blutdruckmanschetten für einen unblutigen Aderlaß
– Abwurfschale

 Der Zustand der Hyperhydration wird je nach Ursache und Elektrolytwerten unterschieden in hypertone, isotone oder hypotone Hyperhydration. Die genaue Einteilung kann nur nach blutchemischen Untersuchungen im Labor erfolgen.

6.8   Störungen des Stoffwechsels

6.8.1 Diabetisches Koma

Das diabetische Koma ist die Folge eines Zusammenbruchs des Kohlenhydratstoffwechsels bei Insulinmangel. Der Blutzuckerwert steigt über 300 mg/dl.

Ursachen

– schwere Diätfehler
– falsche Insulindosierung
– Flüssigkeitsverluste bei Erbrechen und Diarrhö
– Streß

Symptome

– Muskelschwäche
– Bewußtseinsstörung, Bewußtlosigkeit
– Tachykardie
– Blutdruckabfall
– Kussmaul-Atmung
– Azetongeruch in der Ausatmungsluft
– Polyurie
– Appetitlosigkeit
– starker Durst
– Exsikkose
– verminderter Hautturgor
– metabolische Azidose
– abgeschwächte Reflexe

Vorgehen

– Basismaßnahmen (Seite 171)
– Diabetiker-Notfallausweis kontrollieren bzw. nachfragen
– Blutzuckertest
– Oberkörper leicht erhöht lagern, bei Bewußtlosigkeit stabile Seitenlage
– evtl. beatmen

Vorgehen des Arztes

– Basismaßnahmen (Seite 171)
– neurologische Untersuchung
– evtl. Intubation und Beatmung

Mögliche medikamentöse Therapie

- Alt-Insulin   Dosierung in Abhängigkeit der Blutglukose-
konzentration (Blutzucker)
- Ringer-Lactat®   normale Tropfgeschwindigkeit

Material

- Basismaterial (Seite 171)
- Blutzucker-Teststreifen
- evtl. Gegenstände zur Intubation
- evtl. Beatmungsbeutel

 Auf eine ausreichende Atmung bzw. Beatmung achten.

6.8.2 Hypoglykämischer Schock

Beim hypoglykämischen Schock handelt es sich um eine Unterzuckerung. Es kommt zum akuten Glukosemangel im Gehirn mit Schocksymptomen. Der Blutzuckerspiegel sinkt unter 40 mg/dl.

Ursachen

- Diätfehler
- Insulinüberdosierung
- Hungerzustand
- Streß
- Fieber
- Alkoholabusus

Symptome

- Abgeschlagenheit
- Kopfschmerzen
- Heißhunger
- Schweißausbruch, Muskelzittern
- Sehstörungen
- Merkschwäche
- Bewußtseinsstörung, Bewußtlosigkeit
- evtl. Tachykardie
- evtl. Blutdruckanstieg
- gesteigerte Reflexe

Vorgehen

- Basismaßnahmen (Seite 171)
- Diabetikerausweis kontrollieren bzw. nachfragen
- Blutzuckertest

– Traubenzucker zu essen geben, nur bei Patienten mit erhaltenem Bewußtsein
– Oberkörper leicht erhöht lagern, bei Bewußtlosigkeit stabile Seitenlage
– evtl. beatmen

Vorgehen des Arztes

– Basismaßnahmen (Seite 171)
– neurologische Untersuchung
– evtl. Intubation und Beatmung

Mögliche medikamentöse Therapie

– Glukose 40%	Dosierung in Abhängigkeit der Blutglukosekonzentration
– Glukose 5%	normale Tropfgeschwindigkeit
– Ringer-Lactat®	normale Tropfgeschwindigkeit

Material

– Basismaterial (Seite 171)
– Blutzucker-Teststreifen
– evtl. Gegenstände zur Intubation
– evtl. Beatmungsbeutel

 Auf eine ausreichende Atmung bzw. Beatmung achten. Frühzeitige Glukosezufuhr zum Vermeiden einer Hirnschädigung bei länger andauernder Hypoglykämie.

6.8.3 Akute hepatische Porphyrie

Bei der akuten hepatischen Porphyrie handelt es sich um einen erblichen Enzymdefekt oder eine erworbene Stoffwechselstörung mit gestörter Porphyrin-Synthese im blutbildenden System (Knochenmark) und/oder in der Leber (erythropoetische, erythrohepatische, hepatische Porphyrie). Dies führt zu einer abnormen Bildung und Ablagerung in verschiedenen Organen und zu einer pathologischen Ausscheidung (Porphyrinurie) von Porphyrinen. Ein bestimmter Faktor löst einen akuten Schub mit unterschiedlicher Manifestation und Symptomatik aus.

Ursachen

– Alkohol
– Medikamente auf Alkoholbasis (siehe Rote Liste)
– Streß

Symptome

– Übelkeit, Erbrechen
– starke Bauchschmerzen
– Diarrhö oder Obstipation
– Ileus
– Dysurie
– Muskelhypotonie
– respiratorische Insuffizienz
– sensorische Neuropathie
– Krampfanfälle
– dunkle Verfärbung des Urins
– psychische Veränderungen

Vorgehen

– Basismaßnahmen (Seite 171)
– symptomatische Betreuung
– Lagerung nach Wunsch des Patienten
– Sammelurin zur Bestimmung der Porphyrine nach Arztverordnung

Vorgehen des Arztes

– Basismaßnahmen (Seite 171)
– Blutabnahme

Mögliche medikamentöse Therapie

– Glukose-5%-Infusion	normale Tropfgeschwindigkeit
– Morphin (10 mg)	5 mg langsam i.v.
– Tramal® (50 mg)	1 bis 2 Amp. langsam i.v.
– Normosang® (25 mg/ml)	1 Amp. an vier aufeinanderfolgenden Tagen langsam i.v.

Material

– Basismaterial (Seite 171)
– Gegenstände zur Blutentnahme
– Urinsammelgefäß zur Bestimmung der Porphyrine in einem Speziallabor; zur Diagnosesicherung genügen 20 ml Spontanurin

 Die Symptome der akuten hepatischen Porphyrie können vielfältig sein. Eine exakte Differentialdiagnose ist wichtig, um eine andere lebensbedrohliche Erkrankung ausschließen zu können.

6.9   Störungen des Verdauungsapparates

6.9.1 Akutes Abdomen

Das akute Abdomen ist lebensbedrohlich und tritt plötzlich auf. Die Ursache ist im Anfangsstadium nicht immer eindeutig einem bestimmten Krankheitsbild zuzuordnen.

Ursachen

– Entzündungen, z.B. Appendizitis, Pankreatitis
– Verschluß eines Hohlorgans, z.B. Darm
– Blutungen
– gynäkologische und geburtshilfliche Erkrankungen, z.B. vaginale Blutungen, drohende Fehlgeburt
– urologische Erkrankungen, z.B. Nierensteine

Symptome

– starke Schmerzen
– Störungen der Peristaltik, z.B. Stuhl- und Windverhalten, gesteigerte oder fehlende Darmgeräusche, Erbrechen
– Bauchdeckenspannung
– Angst, Unruhe
– Schocksymptomatik, flache Atmung, schweißbedeckte Haut
– evtl. Fieber
– trockene Zunge

Vorgehen

– Basismaßnahmen (Seite 171)
– Oberkörper leicht erhöht lagern, bei Bewußtlosigkeit stabile Seitenlage
– zur Entlastung der Bauchdecke Knierolle
– körperliche Belastungen vermeiden, z.B. Gehen oder Stehen
– Nahrungskarenz, Trink- und Rauchverbot
– evtl. Magensonde legen, jedoch nicht bei Verletzungen des oberen Verdauungstraktes

Vorgehen des Arztes

– Basismaßnahmen (Seite 171)
– evtl. Blutabnahme

Mögliche medikamentöse Therapie

– Buscopan®	5 ml langsam i.v.
– Valium®	10 mg i.v.
– Macrodex® 6%	500 ml
– Ringer-Lactat®	normale Tropfgeschwindigkeit

Material

– Basismaterial (Seite 171)
– Knierolle
– evtl. Gegenstände zur Blutentnahme
– evtl. Material zum Legen einer Magensonde
– Abwurfschale

 Schmerzmittel können zur Verschleierung der Symptomatik und Erschwerung der Diagnosestellung führen.
Atypische Symptome können auftreten bei Gravidität, Säuglingen und Kleinkindern, alten Menschen (z.B. angehobene Schmerzschwelle) und psychiatrischen Patienten (z.B. durch die Gabe von Psychopharmaka).

6.9.2 Gallenkolik

Bei einer Gallenkolik treten plötzlich, häufig nachts, krampfartige Schmerzen im rechten Oberbauch auf. Dies wird verursacht durch Dehnung und/oder Verkrampfung der Gallenblase und Gallengänge.

Ursachen

– Entzündungen
– Diätfehler
– psychischer Streß
– kleinere Steine, die in die Gallengänge gelangen

Symptome

– starke Schmerzen, evtl. mit Ausstrahlung in Schulter, Rücken und die rechte Brustseite
– Störungen der Peristaltik, z.B. Stuhl- und Windverhalten, gesteigerte oder fehlende Darmgeräusche
– Galleerbrechen
– Bauchdeckenspannung
– Angst, Unruhe
– Schocksymptomatik, flache Atmung, schweißbedeckte Haut
– evtl. Fieber, evtl. Schüttelfrost, evtl. Ikteruszeichen

Vorgehen

– Basismaßnahmen (Seite 171)
– Oberkörper leicht erhöht lagern, bei Bewußtlosigkeit stabile Seitenlage
– zum Entlasten der Bauchdecke Knierolle verwenden
– körperliche Belastungen vermeiden wie Gehen oder Stehen
– Nahrungskarenz, Trink- und Rauchverbot
– evtl. Magensonde legen
– evtl. lokale Wärmeanwendung

Vorgehen des Arztes

– Basismaßnahmen (Seite 171)
– evtl. Blutabnahme

Mögliche medikamentöse Therapie

– Buscopan®   5 ml langsam i.v.
– Valium®   10 mg i.v.
– Ringer-Lactat®   normale Tropfgeschwindigkeit

Material

– Basismaterial (Seite 171)
– Knierolle
– evtl. Gegenstände zur Blutentnahme
– evtl. Material zum Legen einer Magensonde
– evtl. warmer Bauchwickel
– Abwurfschale

 Schmerzmittel können zur Verschleierung der Symptomatik und Erschwerung der Diagnosestellung führen.
Atypische Symptome können auftreten bei Gravidität, Säuglingen und Kleinkindern, Greisen (z.B. angehobene Schmerzschwelle) und psychiatrischen Patienten (z.B. durch die Gabe von Psychopharmaka).

6.9.3 Magen-/Darmperforation

Bei einer Magen- und/oder Darmperforation handelt es sich um einen Durchbruch der Magen- und/oder Darmwand.

Ursachen

– Komplikation eines Magen- oder Darmgeschwürs oder Magen- oder Darmkarzinoms
– Komplikation einer Gastroskopie oder Koloskopie
– Entzündungen

Symptome

– starke Schmerzen, evtl. mit Ausstrahlung in Schulter, Rücken oder die rechte Brustseite
– Vernichtungsschmerz im Oberbauch, Perforationsschmerz
– Bauchdeckenspannung
– subphrenische Luftsichel
– Angst, Unruhe
– Schocksymptomatik, flache Atmung, schweißbedeckte Haut
– Erbrechen, evtl. von Blut oder Kot

Vorgehen

- Basismaßnahmen (Seite 171)
- Bettruhe
- Oberkörper leicht erhöht lagern, bei Bewußtlosigkeit stabile Seitenlage
- zum Entlasten der Bauchdecke Knierolle verwenden
- Nahrungskarenz, Trink- und Rauchverbot
- bei Darmperforationen evtl. Legen einer Magensonde

Vorgehen des Arztes

- Basismaßnahmen (Seite 171)
- sofortige Operation veranlassen
- Blutabnahme

Mögliche medikamentöse Therapie

- Buscopan®   5 ml langsam i.v.
- Valium®   10 mg i.v.
- Ringer-Lactat®   normale Tropfgeschwindigkeit

Material

- Basismaterial (Seite 171)
- Knierolle
- evtl. Gegenstände zur Blutentnahme, Abwurfschale
- evtl. Material zum Legen einer Magensonde

> Schmerzmittel können die Symptomatik verschleiern und die Diagnosestellung erschweren.

6.10 Traumatologische Verletzungen

6.10.1 Peripheres Trauma

Periphere Traumen sind verschiedenartige Verletzungen der Extremitäten durch Einwirkung von physikalischen und/oder chemischen Faktoren.

Ursachen

– stumpfe Gewalteinwirkung, z.B. Prellungen, Überlastungen
– perforierende Gewalteinwirkung

Symptome

– Übelkeit, Erbrechen, Schmerzen
– evtl. sichtbare Blutungen
– Tachykardie
– Hypotonie
– evtl. Schocksymptomatik durch Blutverluste
– Bewußtseinsstörung, Bewußtlosigkeit
– evtl. kalte und blasse Extremität
– Sensibilitätsstörungen
● **Bei Wunden zusätzlich**
– sichtbare klaffende, perforierte, verschmutzte und/oder geschlossene Wundränder
– Hämatome, Blutverluste (Abb. 6-18)

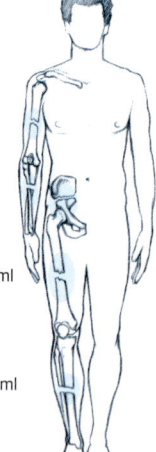

Oberarm bis 800 ml

Unterarm bis 400 ml

Becken bis 5000 ml

Oberschenkel bis 2000 ml

Unterschenkel bis 1000 ml

Abb. 6-18
Mögliche Blutverluste bei geschlossenen Frakturen

- ● **Bei Blutungen zusätzlich**
- – hell-dunkelrotes Blut (Mischblutungen)
- – stark spritzendes, hellrotes Blut (arterielle Blutung)
- – schwache bis starke Blutung, dunkelrotes Blut (venöse Blutung)
- ● **Bei Frakturen zusätzlich**
- – Bewegungseinschränkungen oder abnorme Beweglichkeit des körperfernen Extremitätenteils
- – sichtbare Knochensplitter in offener Wunde
- – sichtbare Knochendurchspießung der Haut
- – Krepitation (Knochenreiben) bei Bewegung und Betastung

Geschlossene Fraktur
- – die Haut ist über dem Knochenbruch unverletzt
- – die Knochenenden haben keine Verbindung nach außen

Erstgradig offene Fraktur
- – die Haut ist von einem Knochenbruchstück von innen nach außen durchspießt
- – geringe Weichteilverletzung

Zweitgradig offene Fraktur
- – die Haut ist von einem Knochenbruchstück von innen nach außen durchspießt
- – größere Wunde und Weichteilverletzung

Drittgradig offene Fraktur
- – die Haut ist von einem Knochenbruchstück von innen nach außen durchspießt
- – ausgeprägte Weichteil-, Gefäß- und/oder Nervenverletzung
- – stark verschmutzte Wunde
- ● **Bei Luxationen zusätzlich**
- – abnorme Beweglichkeit, sichtbare Gelenkfehlstellung
- ● **Bei Kontusionen zusätzlich**
- – sichtbare Verletzungszeichen, z.B. Prellmarken
- ● **Bei Amputationen zusätzlich**
- – Fehlen von Gliedmaßen

Vorgehen

- – Basismaßnahmen (Seite 171)
- – Blutungsausmaß einschätzen, z.B. Schockindex berechnen
- – Blutung stillen, z.B. Druckverband, Abdrücken oder Abbinden
- – entsprechend der Verletzung lagern, bei Bewußtlosigkeit stabile Seitenlage
- – unnötige Manipulationen und Bewegungen des Patienten vermeiden
- – steriler Wundverband
- – Fremdkörper **nicht** entfernen, sondern umpolstern
- – evtl. zur Intubation richten
- – evtl. beatmen

Vorgehen des Arztes

- Basismaßnahmen (Seite 171)
- Frakturen ruhigstellen, z.B. Vakuumschienen
- neurologische Untersuchung
- evtl. Intubation und Beatmung

Mögliche medikamentöse Therapie

– Morphin	5 bis 10 mg langsam i.v.
– Valium®	10 mg i.v.
– Tramal®	50 bis 100 mg langsam i.v.
– Macrodex® 6%	500 ml
– Ringer-Lactat®	normale bis schnelle Tropfgeschwindigkeit

Material

- Basismaterial (Seite 171)
- Verbandmaterialien
- evtl. Beatmungsbeutel
- evtl. Gegenstände zur Intubation

 Bei peripheren Traumen gilt immer der Grundsatz: Störungen der Vitalfunktion wie Atmung, Kreislauf und Bewußtsein, rangieren vor der Behandlung einzelner Verletzungsabschnitte.

6.10.2 Polytrauma

Bei einem Polytrauma entstehen gleichzeitige Verletzungen mehrerer Körperregionen, Körperhöhlen oder Organe mit lebensbedrohlichen Störungen. Ein Polytrauma, das in der Klinik entsteht, ist äußerst selten. Es kann aber in der Psychiatrie zu einem Notfall werden, wenn z.B. ein Patient aus suizidaler Absicht aus dem Fenster springt.

Mögliche Verletzungen und Störungen

- Störungen der Vitalfunktionen, z.B. Herz-, Kreislauf- und Atemstillstand
- Schädel-Hirn-Traumen
- Wirbelsäulen-Traumen, Thorax-Traumen
- Abdominal-Traumen
- Extremitäten-Traumen
- Volumenmangelschock

Ursachen

äußere Gewalteinwirkung mit:
- direkter traumatischer Organschädigung
- Schädigung des Zentralnervensystems (ZNS)
- Volumenmangelschock

Symptome

– sichtbare Verletzungszeichen, z.B. Wunden, Blutungen, Prell-
  marken, Frakturen
– starke Schmerzen
– Sensibilitätsstörungen
– Schocksymptomatik, z.B. Tachykardie, Hypotonie
– Bewußtseinsstörungen, Bewußtlosigkeit
– die zusätzliche Symptomatik entspricht den Zeichen der einzelnen
  Verletzungen
– Störungen der Vitalfunktionen, z.B. Atem-, Herz- und Kreislauf-
  stillstand
● **Schädel-Hirn-Trauma**
– neurologische Ausfallserscheinungen
● **Extremitäten-Trauma**
– Frakturen
– Amputationen
● **Thorax-Trauma**
– Atemstörung
● **Abdominal-Trauma**
– Abwehrspannung der Bauchdecke

Die Prognose ist abhängig von

– Art und Schwere der Verletzungen
– Lebensalter des Verletzten
– Schnelligkeit und Umfang der Notfalldiagnostik
– Logik der gesetzten Behandlungsprioritäten
– Wirksamkeit der vorgenommenen Maßnahmen

Vorgehen

– Basismaßnahmen (Seite 171)
– evtl. Blutstillung
– steriler Wundverband
– unnötige Manipulationen und Bewegungen des Patienten
  vermeiden
– flach auf dem Rücken lagern, bei Bewußtlosigkeit stabile
  Seitenlage, bei Schock Schocklagerung

Vorgehen des Arztes

– Basismaßnahmen (Seite 171)
– neurologische Untersuchung
– evtl. Blutabnahme zur Blutgruppenbestimmung und Kreuzprobe
– evtl. Narkoseeinleitung
– evtl. Intubation und Beatmung

Mögliche medikamentöse Therapie

– Valium®   10 mg i.v.
– Tramal®   50 mg langsam i.v.
– Morphin   5 bis 10 mg langsam i.v.
– Ketanest®   1 mg/kg KG i.v.
– Macrodex® 6%   500 ml
– Ringer-Lactat®   normale bis schnelle Tropfgeschwindigkeit

Material

– Basismaterial (Seite 171)
– Verbandmaterialien
– Gegenstände zur Blutabnahme
– evtl. Gegenstände zur Intubation
– evtl. Beatmungsbeutel

 Jederzeit mit einem Atem- und Herz-Kreislauf-Stillstand rechnen.
Bei einem polytraumatisierten Patienten gilt immer der Grundsatz: Störungen der Vitalfunktionen wie Atmung, Kreislauf und Bewußtsein rangieren vor der Behandlung einzelner Verletzungsabschnitte.

6.10.3 Schädel-Hirn-Trauma

Durch Gewalteinwirkung auf den Kopf mit einer kombinierten Verletzung von Kopfschwarte, Schädel und Hirn, deren Schwere nicht abhängig ist von äußerlich sichtbaren Verletzungen, kann sich ein Schädel-Hirn-Trauma entwickeln. Dieser Notfall tritt in der Regel in der Klinik nicht auf, ist aber in der Psychiatrie möglich.

Einteilung (Tab. 6-8)

● **Offene Verletzungen**
– Austritt von Liquor und/oder Hirnmasse
– Dura mater ist zerstört
● **Gedeckte Verletzungen**
– **Commotio cerebri**, Hirnerschütterung
– **Contusio cerebri**, Hirnprellung, fließender Übergang zur Compressio cerebri
– **Compressio cerebri**, Hirnquetschung durch intrakraniale Hirndrucksteigerung und/oder direkte Hirnverletzung

Tab. 6-8 Schädel-Hirn-Traumen

Einteilung	Symptome
SHT 1	leichtes Schädel-Hirn-Trauma ohne Bewußtlosigkeit
SHT 2	mittelgradiges Schädel-Hirn-Trauma Bewußtlosigkeit bis 30 Minuten
SHT 3	schweres Schädel-Hirn-Trauma Bewußtlosigkeit bis zwei Stunden
SHT 4	schwerstes Schädel-Hirn-Trauma Bewußtlosigkeit länger als vier Stunden

Ursachen

– direktes Trauma mit scharfkantigen Gegenständen
– Hiebverletzungen
– stumpfe, indirekte Gewalteinwirkungen

6

Symptome

– evtl. sichtbare oder nicht sichtbare Verletzungszeichen, z.B. Schädeldeformität, Austritt von Hirnmasse, Hämatome (Abb. 6-19)

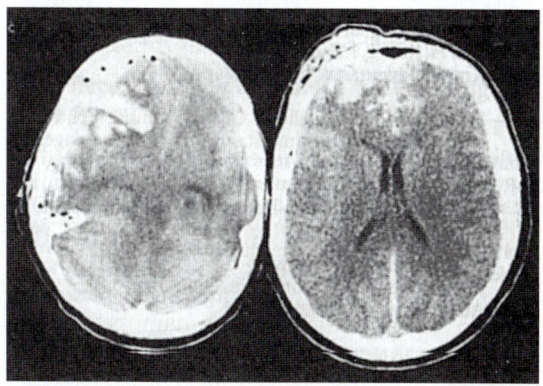

Abb. 6-19 CT bei Schädel-Hirn-Verletzung

– Unruhe
– Kopfschmerzen, Übelkeit, Erbrechen
– Schwindel
– evtl. Monokel- oder Brillenhämatom
– Atemstörungen, z.B. Hyperventilation, Hypoventilation, Apnoe, Biot-Atmung

- Tachykardie oder Bradykardie
- Hypertonie oder Hypotonie
- evtl. Liquorrhö aus Nase und/oder Ohren
- evtl. Hirndrucksymptomatik, z.b. Atem-, Kreislaufstörungen, Nackensteifheit
- Störung der Pupillenfunktion, z.b. Erweiterung, Verengung, Differenzen
- vegetative Störungen, z.b. Zittern, Schwitzen, Einnässen, Einkoten
- neurologische Ausfallserscheinungen, z.b. Krämpfe, Lähmungen
- Störungen der Sensibilität, z.b. Gefühlslosigkeit
- Sprachstörungen, z.b. verwaschene Aussprache
- verändertes psychisches Verhalten, z.b. Aggressivität
- retrograde Amnesie
- Bewußtseinsstörungen, Bewußtlosigkeit

Vorgehen

- Basismaßnahmen (Seite 171)
- Beurteilung des Bewußtseinszustandes mit Hilfe der Glasgow-Coma-Scale mit Pupillenlegende (Kap. 2.2)
- evtl. Mund-Rachen-Raum absaugen, z.b. bei Blutungen
- mit schwallartigem Erbrechen rechnen
- Oberkörper leicht erhöht lagern, bei Bewußtlosigkeit stabile Seitenlage mit leicht erhöhtem Oberkörper
- unnötige Manipulationen und Bewegungen des Patienten vermeiden
- evtl. Blutstillung bei Kopfschwartenverletzungen
- evtl. Intubationsbereitschaft
- evtl. beatmen mit Hyperventilation

Vorgehen des Arztes

- Basismaßnahmen (Seite 171)
- neurologische Untersuchung
- evtl. Intubation und Beatmung

Mögliche medikamentöse Therapie

– Morphin®	5 bis 10 mg i.v.
– Valium®	10 mg i.v.
– Fortecortin®	100 mg i.v.
– Trapanal®	5 bis 7 mg/kg KG
– Ringer-Lactat®	langsame bis normale Tropfgeschwindigkeit

Material

- Basismaterial (Seite 171)
- Verbandmaterialien, Abwurfschale
- evtl. Gegenstände zur Intubation
- Gegenstände zum Absaugen
- evtl. Beatmungsbeutel

> Für den klinischen Verlauf und die Frühprognose sind die Dauer der Bewußtlosigkeit, die Schwere der neurologischen Ausfälle und das Alter des Schädel-Hirn-Verletzten entscheidend.

6.10.4 Thorax-Trauma

Ein Thorax-Trauma entsteht durch Gewalteinwirkung. Es treten geschlossene oder perforierende Verletzungen des Brustkorbs und der darin enthaltenen Organe wie Lunge, Herz, Gefäße auf.

Mögliche Verletzungen

- **Aortenruptur**
- – Abriß der Aorta unterhalb des Subklaviaabganges
- **Hämatothorax**
- – Blutung in den Pleuraraum mit Lungenkompression und Mediastinalverdrängung (Abb. 6-20)
- **Herzbeuteltamponade**
- – Perikard- und/oder Myokardverletzung mit Einblutung in den Herzbeutel
- – Hämatombildung (Abb. 6-21)

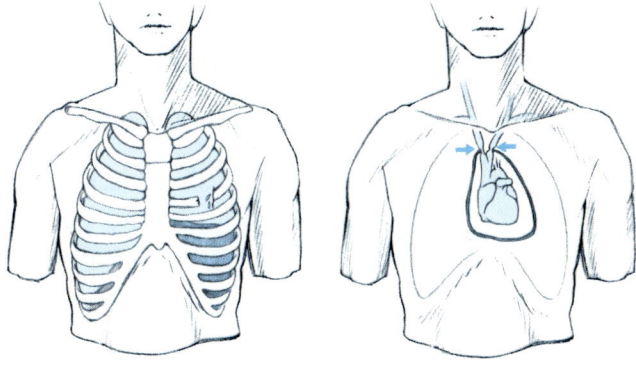

Abb. 6-20
Hämatothorax

Abb. 6-21
Herzbeuteltamponade

- **Mediastinalflattern**
- atemsynchrone Pendelbewegungen des Mediastinums (Abb. 6-22)
- **Mediastinal-Hautemphysem**
- Luftkissenbildung im Mediastinum und in der Unterhaut durch Verbindung des Mittelfellraumes mit der Außenluft
- **Pneumothorax**
- Verlust des subatmosphärischen Drucks im Pleuraspalt durch Leckage mit Lungenkollaps (Abb. 6-23)

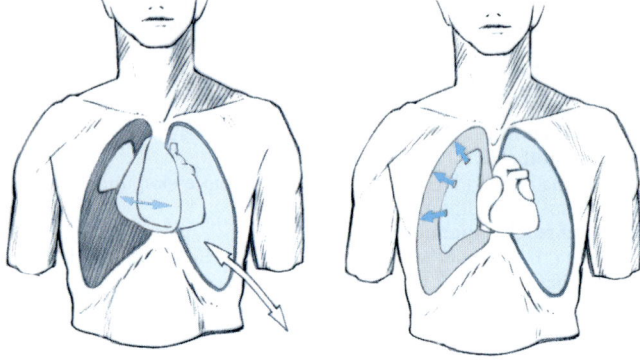

Abb. 6-22
Mediastinalflattern

Abb. 6-23
Geschlossener
Pneumothorax

- **Rippenserienfraktur**
- Thoraxinstabilität durch Rippen- und/oder Sternumfraktur (Abb. 6-24)
- **Spannungspneumothorax**
- Überdruck im Pleuraraum mit Verdrängung des Mediastinums zur gesunden Lungenseite (Abb. 6-25)

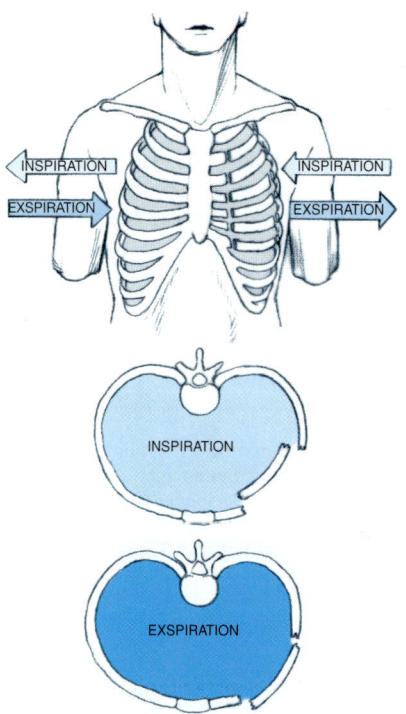

Abb. 6-24 Rippenserienfrakturen, paradoxe Atmung

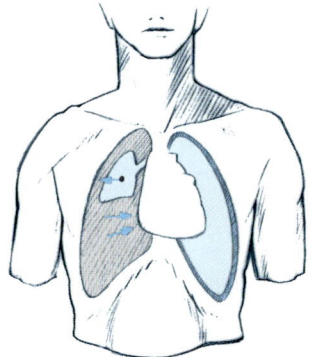

Abb. 6-25 Spannungspneumothorax

Ursachen

- Thoraxprellungen
- Thoraxquetschungen

Symptome

- sichtbare Verletzungszeichen, z.B. Prellmarken, Wunden
- atemabhängige Schmerzen
- Atemstörungen, z.B. Dyspnoe, paradoxe Atmung, Atemgeräusche, einseitige Belüftungszeichen
- evtl. blutig-schaumiger Sekretauswurf
- Zyanose
- Hautemphysem
- Tachykardie, Blutdruckabfall

Vorgehen

- Basismaßnahmen (Seite 171)
- Oberkörper leicht erhöht lagern, wenn möglich auf die verletzte Thoraxseite, bei Bewußtlosigkeit stabile Seitenlage
- sterile Wundabdeckung, **nicht** luftdicht verschließen
- evtl. Intubationsbereitschaft
- beatmen **nur** bei schwerer Hypoxie und offener Thoraxverletzung

Vorgehen des Arztes

- Basismaßnahmen (Seite 171)
- evtl. Intubation und Beatmung
- evtl. Blutabnahme zur Blutgruppenbestimmung und Kreuzprobe
- evtl. Legen einer Thoraxdrainage

Mögliche medikamentöse Therapie

- Morphin®   5 bis 10 mg i.v.
- Valium®   5 bis 10 mg i.v.
- Macrodex® 6%   500 ml
- Ringer-Lactat   normale bis schnelle Tropfgeschwindigkeit

Material

- Basismaterial (Seite 171)
- Verbandmaterialien
- evtl. Gegenstände zur Blutabnahme
- evtl. Gegenstände zur Intubation
- evtl. Beatmungsbeutel
- evtl. Thoraxdrainage

 Auf eine ausreichende Atmung bzw. Beatmung achten.

6.10.5 Wirbelsäulen-Trauma

Beim Wirbelsäulen-Trauma handelt es sich um eine Verletzung der Wirbelsäule durch Gewalteinwirkung mit Verschiebung oder Fraktur der Wirbelkörper und/oder Rückenmarkschädigung.

Mögliche Verletzungen

- **Schleudertrauma**
- peitschenhiebartige Schleuderbewegungen des Kopfes und von Teilen der Wirbelsäule mit Kompression des Rückenmarks
- **Wirbelfraktur**
- Zerstörung der anatomischen Struktur des Wirbels
- **Wirbelluxation**
- unfallbedingte Verlagerung eines Wirbels aus seiner natürlichen Lage
- **Querschnittslähmung**
- unvollständige oder vollständige Lähmung durch Ausfall motorischer und/oder sensibler Leitungsbahnen des Rückenmarks, abhängig von Höhe und Ausmaß der Verletzung (Tab. 6-9)
- **Rückenmarkkompression**
- akute Pressung oder Quetschung des Rückenmarks mit oder ohne Wirbelfraktur (Abb. 6-26)

6

Tab. 6-9 Motorische Ausfälle und Folgen einer kompletten Querschnittslähmung

Verletztes Gebiet	Ausfälle	Folgen
Halsmark	spastische Tetraplegie	schwere Kontrakturen und Bewegungseinschränkungen
oberhalb C4	Lähmung des Zwerchfells und der Interkostalmuskulatur	Atemstillstand
C4 und unterhalb	Lähmung der Interkostalmuskulatur	Ateminsuffizienz, Zwerchfelleigenatmung
Brustmark	spastische Paraplegie	Kontraktur der Beine
Lenden- und Sakralmark	schlaffe Paraplegie, schlaffe Darm- und Blasenlähmung	Kontrakturen, Muskelatrophie

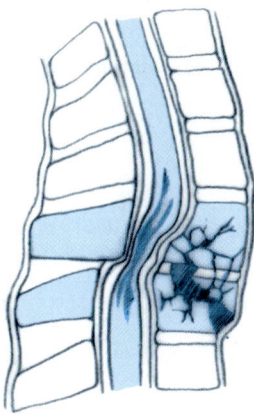

Abb. 6-26 Rückenmarkkompression, Wirbelfraktur

Ursachen

– stumpfe Gewalteinwirkung
– herabfallende Gegenstände
– Sturzverletzungen

Symptome

– Übelkeit, Erbrechen
– evtl. sichtbare Verletzungen, z.B. Prellmarken
– Tachykardie, Bradykardie
– Hypertonie, Hypotonie
– Schocksymptomatik
– orthostatische Dysregulation durch Verlust der Vasomotorenkontrolle
– evtl. Atemstörungen, z.B. bei hoher Querschnittslähmung
– Druckschmerzen, evtl. Nackenschmerzen
– Empfindungsstörungen, z.B. Kribbeln
– evtl. Lähmungen
– Reflexlosigkeit, pathologische Reflexe
– fehlende Abwehrreaktionen
– Bewußtseinsstörung, Bewußtlosigkeit

Vorgehen

– Basismaßnahmen (Seite 171)
– Atemwege freimachen und freihalten, z.B. enge Kleidungsstücke öffnen, Hals **nicht** überstrecken
– unnötige Manipulationen und Bewegungen des Patienten vermeiden

– flache Rückenlagerung
– steriler Wundverband bei Verletzungen
– evtl. Sauerstoff geben (4 bis 6 Liter/Minute) und beatmen
– evtl. Intubationsbereitschaft

Vorgehen des Arztes

– Basismaßnahmen (Seite 171)
– neurologische Untersuchung
– evtl. Intubation und Beatmung

Mögliche medikamentöse Therapie

– Fortecortin®	100 mg i.v.
– Morphin®	5 bis 10 mg i.v.
– Tramal®	50 mg langsam i.v.
– Valium®	5 bis 10 mg i.v.
– Ringer-Lactat®	normale bis schnelle Tropfgeschwindigkeit

Material

– Basismaterial (Seite 171)
– Verbandmaterialien, Abwurfschale
– evtl. Beatmungsbeutel
– evtl. Gegenstände zur Intubation

> Es besteht akute Schockgefahr durch den Ausfall des periphe-
> ren Widerstandes bei einem spinalen Schock.

6.11 Störungen und Erkrankungen in der Urologie

6.11.1 Akutes Harnverhalten

Hierbei handelt es sich um ein akutes mechanisches oder funktionell bedingtes Unvermögen, die Harnblase spontan zu entleeren.

Ursachen

– Harnröhrenstriktur
– reflektorisch nach Operationen
– Verletzungen, Tumoren

Symptome

– quälender, sehr schmerzhafter Anstieg des Blaseninnendrucks
– sicht- und tastbare vorgewölbte Harnblase
– evtl. Schocksymptomatik

Vorgehen

– Basismaßnahmen (Seite 171)
– feuchtwarme Bauchkompresse
– Assistenz beim Katheterisieren der Harnblase
– fraktioniertes Ablassen des Urins; nach dem Entleeren von etwa 500 ml Urin muß der Blasenkatheter ungefähr eine Stunde abgeklemmt werden
– Knierolle zum Entlasten der Bauchdecke

Vorgehen des Arztes

– Basismaßnahmen (Seite 171)
– Katheterismus der Harnblase
– evtl. suprapubische Blasenpunktion

Mögliche medikamentöse Therapie

– Ringer-Lactat®   normale Tropfgeschwindigkeit

Material

– Basismaterial (Seite 171)
– Knierolle
– Material zum Katheterisieren der Harnblase
– evtl. Gegenstände zur suprapubischen Blasenpunktion
– Material für Bauchkompresse

 Zu schnelles Entleeren der Harnblase kann zum Blasenkollaps und/oder zu Blasenblutungen führen.

6.11.2 Akute Nebenhodenentzündung, Epididymitis

Bei der Epididymitis handelt es sich um eine akute Entzündung der Nebenhoden.

Ursachen

– Komplikation nach Prostataresektion
– übergreifende bzw. absteigende Infektion nach Harnröhren- oder Prostataentzündung

Symptome

– rasch zunehmender Druck- und Spontanschmerz, der in die Leistenbeuge ausstrahlt
– höckrige Nebenhodenschwellung mit Beteiligung des Samenstrangs
– pralle, hochrote und schmerzhafte Schwellung der betroffenen Skrotalhälfte
– hohes Fieber, Übelkeit, Erbrechen
– evtl. Schocksymptomatik

Vorgehen

– Basismaßnahmen (Seite 171)
– Bettruhe veranlassen
– das Skrotum hochlagern, unterpolstern
– feucht-kalte Umschläge
– Suspensorium anlegen während der Mobilisation

Vorgehen des Arztes

– Basismaßnahmen (Seite 171)
– evtl. Infiltration des Samenstranges mit einem Lokalanästhetikum
– Antibiose

Mögliche medikamentöse Therapie

– Ringer-Lactat®   normale Tropfgeschwindigkeit
– Tramal® (50 mg)   1 bis 2 Amp. langsam i.v.

Material

– Basismaterial (Seite 171)
– Hodenbänkchen bzw. Suspensorium
– Material für die feucht-kalten Umschläge, Abwurfschale

> Differentialdiagnostisch muß der Arzt eine Hodentorsion ausschließen.

6.11.3 Akutes Nierenversagen

Ein akutes Nierenversagen (Urämie) ist die plötzliche Herabsetzung der renalen Ausscheidungsfunktion mit Anstieg der harnpflichtigen Substanzen.

Ursachen

- **Prärenal**
ungenügende renale Perfusion, z.B. durch
  - Hypovolämie, z.B. bei Blutverlust, Flüssigkeits- und Elektrolytmangel, Verbrennungen
  - Herzversagen
  - Gefäßverschluß der Arteria renalis, z.B. bei Embolie, Arteriosklerose
- **Renal**
Tubulusschädigungen, z.B. durch
  - Entzündungen
  - Toxine
  - Medikamente
- **Postrenal**
Harnstauung, z.B. durch
  - Tumoren
  - Prostatahypertrophie

Symptome

- Oligurie oder Anurie
- Anstieg der harnpflichtigen Substanzen
- Zeichen der Überwässerung
- Foetor uraemicus
- Wadenkrämpfe
- Hypertonie
- Herzrhythmusstörungen
- evtl. Fieber
- evtl. Schocksymptomatik
- evtl. Schmerzen
- Kopfschmerzen, Bewußtseinsstörungen

Vorgehen

- Basismaßnahmen (Seite 171)
- Bettruhe veranlassen
- Flüssigkeitsbilanz, stündlich Urinmenge bestimmen
- Gewichtskontrolle (Einlagerungen)

Vorgehen des Arztes

- Basismaßnahmen (Seite 171)
- parenterale Ernährung
- Harnblase katheterisieren oder suprapubische Blasendrainage

– Dialyse veranlassen
– evtl. Entwässerung mit Diuretika, evtl. Antibiose

Mögliche medikamentöse Therapie

– Ringer-Lactat®   langsame Tropfgeschwindigkeit
– Lasix®   20 bis 40 mg i.v.

Materialien

– Basismaterial (Seite 171)
– Bettwaage
– Material für die Blasendrainage

> Eine kontinuierliche Kontrolle des Wasser- und Elektrolyt-
> haushaltes ist notwendig.

6.11.4 Harnsteinkoliken

Harnsteinkoliken sind plötzlich einsetzende krampfartige, intermittierende Schmerzen mit unterschiedlicher Ausstrahlung je nach Lokalisation des Harnsteins.

Ursachen

– Entzündungen
– Stoffwechselstörungen
– Harnstau

Symptome

– starke, intermittierende Schmerzen, evtl. mit unterschiedlichen
  Ausstrahlungen je nach Lokalisation des Harnsteins
– Übelkeit, Erbrechen
– Angst, Unruhe
– Schocksymptomatik, flache Atmung, schweißbedeckte Haut
– evtl. Fieber und Schüttelfrost
– Hämaturie

Vorgehen

– Basismaßnahmen (Seite 171)
– Oberkörper leicht erhöht lagern
– Knierolle zum Entlasten der Bauchdecke
– während der schmerzfreien Intervalle Patienten zum Treppen-
  steigen animieren
– viel Flüssigkeit zum Trinken anbieten; Voraussetzung ist der
  Ausschluß eines Harnstaus
– evtl. lokale Wärmeanwendung
– Urin konsequent filtern, zum Nachweis eines Steinabgangs

Vorgehen des Arztes

– Basismaßnahmen (Seite 171)
– evtl. Blutabnahme
– evtl. transurethrale Schlingenbehandlung
– evtl. extrakorporale Lithotripsie (Steinzertrümmerung)
– evtl. Operation

Mögliche medikamentöse Therapie

– Buscopan®	5 ml langsam i.v.
– Valium®	10 mg i.v.
– Tramal® (50 mg)	1 bis 2 Amp. i.v.
– Ringer-Lactat®	normale Tropfgeschwindigkeit

Material

– Basismaterial (Seite 171)
– Knierolle
– evtl. Material zur Blutentnahme, Abwurfschale
– evtl. warmer Bauchwickel
– Urinsammelgefäß mit Filter

 Schmerzmittel können die Symptomatik verschleiern und die Diagnosestellung erschweren.
Atypische Symptome können auftreten bei Gravidität, Säuglingen und Kleinkindern, alten Menschen (z.B. angehobene Schmerzschwelle), psychiatrischen Patienten (z.B. durch die Gabe von Psychopharmaka).

6.12 Vergiftungen

6.12.1 Alkoholvergiftung

Alkohole sind Kohlenwasserstoffe, deren H-Atome durch Hydroxyl-gruppen (OH) ersetzt sind.

Die wichtigsten Gruppen

- **Äthanol**
- – trinkbarer Alkohol
- – Resorption erfolgt zu 20% im Magen, der Rest im Dünndarm
- – Letalitätsdosis liegt bei etwa 1,5 bis 2,5 Gramm Äthanol/kg KG, wenn er innerhalb von 30 Minuten getrunken wird (entspricht ungefähr $^3/_4$ Liter Weinbrand)
- **Methanol**
- – technisches Lösungsmittel
- – kommt z.B. in Kraftstoffen vor
- – Aufnahme erfolgt über den Verdauungstrakt, die Atemwege (Inhalation) und die Haut
- – Letalitätsdosis liegt bei 30 bis 50 Gramm Gesamtmenge

Ursachen

- – unkontrolliertes Trinkverhalten
- – schnelle Resorption von Alkoholkonzentraten durch die Mund-schleimhaut
- – schnelle Resorption bei Menschen mit Magenresektion oder im Nüchternzustand
- – geringe Alkoholtoleranz, z.B. bei Kindern und Frauen
- – Alkoholintoleranz durch Medikamente, z.B. Psychopharmaka
- – pathologischer Rausch bei chronischen Alkoholikern, geringe Mengen Alkohol mit großer Wirkung
- – bei Methanol: Ansaugen und Inhalation von Kraftstoffen

Symptome bei Äthanol-Vergiftung

- – Hyperämisierung der Haut und Schleimhäute, z.B. Rötungen der Wangen und der Konjunktiven
- – psychische Veränderungen
- **Leichte Vergiftung** (Blutalkoholspiegel unter 2‰)
- – Euphorie
- – Rauschzustand, z.B. Gleichgewichts- und Koordinationsstörungen
- – mittelweite Pupillen
- – verlangsamte Reaktionszeit
- – Enthemmung, z.B. Selbstüberschätzung, verminderte Selbstkritik
- – Tachykardie
- – Hypertonie
- – Hyperventilation

- Unterkühlung
- **Schwere Vergiftung** (Blutalkoholspiegel über 2‰)
- narkotisch-asphyktischer Zustand
- Analgesie
- Reflexminderung
- Engstellung der Pupillen
- Hypotonie, Tachykardie
- Schocksymptomatik
- Erbrechen
- Polyurie
- flache und beschleunigte Atmung
- Zyanose
- evtl. Cheyne-Stokes-Atmung
- Atemlähmung im Endstadium
- Abfall der Körpertemperatur
- Bewußtseinseintrübung, Bewußtlosigkeit

Komplikationen

- Hypoglykämie
- Atemdepression, respiratorische Azidose
- Mobilisierung freier Fettsäuren, metabolische Azidose

Symptome bei Methanol-Vergiftung

- Kopfschmerzen
- Schwindel
- Übelkeit, Erbrechen
- Magen-, Darmkoliken
- Durchfälle
- zerebrale Krämpfe
- Atemnot

Vorgehen

- Basismaßnahmen (Seite 171)
- Oberkörper leicht erhöht lagern, bei Bewußtlosigkeit stabile Seitenlage, Patienten gut zudecken
- evtl. kontrollierte Hyperventilation
- evtl. beatmen
- evtl. Intubationsbereitschaft

Vorgehen des Arztes

- Basismaßnahmen (Seite 171)
- neurologische Untersuchung
- evtl. Magenspülung, bei erhaltenem Bewußtsein und noch nicht
  vollständiger Alkoholresorption
- evtl. Intubation

Mögliche medikamentöse Therapie

– Apomorphin	0,1 mg/kg KG **i.m.**
– Valium®	5 bis 10 mg i.v.
– Glucose 5%	500 ml, normale Tropfgeschwindigkeit
– Ringer-Lactat®	normale Tropfgeschwindigkeit

Material

– Basismaterial (Seite 171)
– evtl. Magill-Zange
– evtl. Magenspülset, Abwurfschale
– evtl. Gegenstände zur Intubation
– evtl. Beatmungsbeutel

6.12.2 Vergiftungen mit Drogen

Zu den Drogen zählen alle Suchtmittel, die unter anderem eine Euphorie und/oder eine Bewußtseinsveränderung hervorrufen.

Wichtige Suchtmittel

– Morphin oder Opiate
– Barbiturate
– Alkohol
– Amphetamine
– Kokain
– Halluzinogene

Ursachen

– physische und psychische Abhängigkeit
– falsche Einschätzung eines nichtgestreckten Präparates
– suizidale Absicht

Symptome

– Flash-Euphorie
– Trunkenheitssymptome, Übelkeit, Erbrechen
– evtl. Horrortrip
– evtl. tonisch-klonische Krämpfe
– evtl. Reflexminderung
– evtl. Atonie der Muskulatur
– Bradykardie, Hypotonie
– Hypothermie
– Blässe
– enge Pupillen, weite Pupillen (präfinal)
– Atemstörungen (Cheyne-Stokes-Atmung)
– Atemstillstand (präfinal)
– Bewußtseinsstörungen, Bewußtlosigkeit

Vorgehen

- Basismaßnahmen (Seite 171)
- Patienten beruhigen
- zum Atmen auffordern
- Patienten wach halten
- bei oraler Giftaufnahme zum Erbrechen bringen
- Oberkörper leicht erhöht lagern, bei Bewußtlosigkeit stabile Seitenlage
- evtl. beatmen

Vorgehen des Arztes

- Basismaßnahmen (Seite 171)
- neurologische Untersuchung
- evtl. Magenspülung
- evtl. Intubation und Beatmung

Mögliche medikamentöse Therapie

– Lasix®	20 bis 40 mg i.v.
– Narcanti®	0,05 bis 0,1 mg initial langsam i.v.
– Haldol®	5 bis 10 mg langsam i.v.
– Ringer-Lactat®	normale Tropfgeschwindigkeit

Material

- Basismaterial (Seite 171)
- evtl. Oropharyngeal-Tubus
- evtl. Magenspülset, Abwurfschale
- evtl. Gegenstände zur Intubation
- evtl. Beatmungsbeutel

 Die momentane Bewußtseinslage gibt einen guten Hinweis auf den Grad und die Tiefe der Drogenintoxikation.

 Trotz Gabe z.B. eines Opiatantidots ist eine kontinuierliche Überwachung der Vitalfunktionen notwendig.
Eigenschutz beachten, immer Handschuhe tragen.

6.12.3 Lösungsmittelvergiftung

Lösungsmittel sind Flüssigkeiten, die ohne chemische Umsetzung Gase, Flüssigkeiten und Feststoffe aufnehmen. Organische Lösungsmittel finden Verwendung zum Reinigen, Entfetten, Lösen und Verdünnen von z.B. Farbstoffen, Kunststoffen und Klebestoffen.
Die Aufnahme erfolgt über den Magen-Darm-Kanal, die Atemwege und/oder die Haut.

Ursachen

- Unfälle
- suizidale Vergiftungen
- „Schnüffler"
- Mißachtung der Unfallverhütungsvorschriften

Symptome

- Schwindel, Kopfschmerzen
- Übelkeit, Erbrechen
- Trunkenheitssymptome, evtl. Euphorisierung
- Reizungen der oberen Atemwege bei Inhalationen
- Atemnot, evtl. Zyanose,
- evtl. Krämpfe
- Tachykardie
- Herzrhythmusstörungen
- Bewußtseinsstörungen, Bewußtlosigkeit

Vorgehen

- Basismaßnahmen (Seite 171)
- benetzte Kleidungsstücke entfernen
- kontaminierte Hautstellen spülen
- Oberkörper leicht erhöht lagern, bei Bewußtlosigkeit stabile Seitenlage
- evtl. beatmen

> Keine Atemspende geben, da Vergiftungsgefahr besteht.

Vorgehen des Arztes

- Basismaßnahmen (Seite 171)
- neurologische Untersuchung
- evtl. Magenspülung
- evtl. Intubation und Beatmung

Mögliche medikamentöse Therapie

- Valium®   5 bis 10 mg i.v.
- Ringer-Lactat®   normale bis schnelle Tropfgeschwindigkeit

Material

- Basismaterial (Seite 171)
- evtl. Oropharyngeal-Tubus
- evtl. Magenspülset, Abwurfschale
- evtl. Gegenstände zur Intubation
- evtl. Beatmungsbeutel

Eine schnelle und rechtzeitig einsetzende Therapie ist lebens-rettend.

 Bei der Vielzahl von Lösungsmitteln muß eine gezielte Nach-frage nach Therapien bei einer Giftzentrale (Kap.9.3) erfolgen.

6.12.4 Opiatvergiftung

Opiate sind opiumhaltige Präparate (Morphine und Derivate), Betäu-bungsmittel, die über bestimmte Opiatrezeptoren im ZNS wirken.

Ursachen

– suizidale Vergiftungen, z.B. „goldener Schuß"
– falsche Einschätzung eines nichtgestreckten Präparates

Symptome

– Flash-Euphorie
– Trunkenheitssymptome
– Übelkeit, Erbrechen
– evtl. tonisch-klonische Krämpfe
– evtl. Reflexminderung
– evtl. Atonie der Muskulatur
– Bradykardie, Hypotonie
– Hypothermie
– Blässe
– enge Pupillen, weite Pupillen (präfinal)
– Atemstörungen (Cheyne-Stokes-Atmung)
– Atemstillstand (präfinal)
– Bewußtseinsstörungen, Bewußtlosigkeit

Vorgehen

– Basismaßnahmen (Seite 171)
– Patienten wach halten
– bei oraler Giftaufnahme zum Erbrechen bringen
– Oberkörper leicht erhöht lagern, bei Bewußtlosigkeit stabile Seiten-lage
– evtl. beatmen

Vorgehen des Arztes

– Basismaßnahmen (Seite 171)
– neurologische Untersuchung
– evtl. Magenspülung
– evtl. Intubation und Beatmung

Mögliche medikamentöse Therapie

– Lasix®	20 bis 40 mg i.v.
– Narcanti®	0,05 bis 0,1 mg initial langsam i.v.
– Ringer-Lactat®	normale Tropfgeschwindigkeit

Material

- Basismaterial (Seite 171)
- evtl. Oropharyngeal-Tubus
- evtl. Magenspülset, Abwurfschale
- evtl. Gegenstände zur Intubation
- evtl. Beatmungsbeutel

 Die momentane Bewußtseinslage gibt einen guten Hinweis auf den Grad und die Tiefe der Opiatintoxikation.

 Trotz Gabe eines Opiatantidots ist eine kontinuierliche Überwachung der Vitalfunktionen notwendig.

6.12.5 Schlafmittelvergiftung

Schlafmittel (Hypnotika) sind den Schlaf herbeiführende Medikamente, die in geringer Dosierung als Sedativum, in hohen Dosierungen als Narkotikum wirken.

Ursachen

- suizidale Absicht
- irrtümliche Einnahme

Symptome

- leichte Schläfrigkeit, Bewußtlosigkeit
- Übelkeit, Erbrechen
- Atemstörungen, z.B. Cheyne-Stokes-Atmung, Hypoventilation
- evtl. zerebrale Krämpfe
- evtl. Herzrhythmusstörungen
- evtl. Kreislaufinsuffizienz, z.B. Hypotonie, Tachykardie
- evtl. Herz-, Atemstillstand
- Hypothermie

Vorgehen

- Basismaßnahmen (Seite 171)
- Schlafmittelvergiftung einstufen (Tab. 6-10)
- bei erhaltenem Bewußtsein zum Erbrechen bringen
- bei Bewußtlosigkeit stabile Seitenlage
- evtl. beatmen

Tab. 6-10 Einstufung der Schlafmittelvergiftung

	leichte Vergiftung	komatöse Vergiftung	mittel-schwere Vergiftung	schwere Vergiftung	vitalge-fährdende Vergiftung
Bewußt-sein	erhalten	weckbarer Schlaf-zustand	Bewußt-losigkeit	Bewußt-losigkeit	Bewußt-losigkeit
Motorik	reaktiv	reaktiv	einge-schränkt reaktiv	keine	keine
Reflexe	vor-handen	vor-handen	vor-handen	teilweise vorhanden	keine
Atmung	o.B.	o.B.	evtl. Verlegung	einge-schränkt	Apnoe
Kreislauf	o.B.	o.B.	o.B.	Hypotonie	ausge-prägte Hypotonie

Vorgehen des Arztes

- Basismaßnahmen (Seite 171)
- neurologische Untersuchung
- Magenspülung mit ca. 20 Liter lauwarmem Wasser in kleinen Einzelportionen von ca. 250 ml, Kohle-Compretten® hinzufügen
- evtl. Intubation und Beatmung

Mögliche medikamentöse Therapie

- Kohle-Compretten®   2 bis 4 Tabletten
- Adrenalin   1 mg i.v. verdünnt 1:10
- Anexate®   0,1 bis 0,2 mg i.v., nur bei Benzodiazepinintoxikation
- Lasix®   20 bis 40 mg i.v.
- Ringer-Lactat®   normale Tropfgeschwindigkeit

Material

- Basismaterial (Seite 171)
- evtl. Oropharyngeal-Tubus
- Magenspülset, Abwurfschale
- evtl. Gegenstände zur Intubation und Beatmung

 Bei ansprechbaren Patienten immer mit Bewußtseinstrübungen bzw. Bewußtlosigkeit rechnen (Anflutungsphase).

6.13 Sonstige Notfälle

6.13.1 Anaphylaktischer Schock

Ein anaphylaktischer Schock ist eine akute allergische Allgemeinreaktion (Antigen-Antikörper-Reaktion) mit der Bildung humoraler Antikörper.

Ursachen

– Medikamentenunverträglichkeiten, z.B. Kontrastmittel, Antibiotika
– Insektenstiche, z.B. Biene, Wespe
– Inhalationsallergene, z.B. Pollen, Hausstaub, Tierhaare
– Lebensmittelunverträglichkeiten, z.B. Milchprodukte

Symptome

– Einteilung der Symptome nach Schweregraden (Tab. 6-11)

Tab. 6-11   Stadieneinteilung beim anaphylaktischen Schock

Stadium	Symptome
Stadium 0	lokale Hautreaktion, z.B. leichte Rötung
Stadium 1	Allgemeinreaktionen, z.B. Kopfschmerzen, Schwindel, Unruhe, Übelkeit, Erbrechen, Hautrötung, Jucken, Brennen, Anstieg der Körpertemperatur
Stadium 2	pulmonale und/oder kardiovaskuläre Reaktionen, z.B. Atemnot, Blutdruckabfall, Tachykardie
Stadium 3	lebensbedrohlicher Schock, z.B. schwere Atemnot, Larynxödem, Bewußtseinseintrübung, Bewußtlosigkeit
Stadium 4	Herz-, Kreislauf-, Atemstillstand

Vorgehen

– Basismaßnahmen (Seite 171)
– bei Atemnot Oberkörper leicht erhöht lagern, evtl. Schocklagerung (Beine erhöht), bei Bewußtlosigkeit stabile Seitenlage
– wenn möglich, Antigenzufuhr stoppen, z.B. Infusion abstellen
– Intubations- und Reanimationsbereitschaft
– evtl. beatmen

Vorgehen des Arztes

- Basismaßnahmen (Seite 171)
- neurologische Untersuchung
- evtl. Intubation
- evtl. Reanimation

Mögliche medikamentöse Therapie

– Tavegil®	5 ml i.v.
– Fortecortin®	40 bis 100 mg i.v.
– Bronchoparat®	2,5 bis 3,0 mg/kg KG, langsam i.v.
– Berotec®-Spray	1 Hub
– Suprarenin®	0,1 mg, langsam i.v.
– Ringer-Lactat®	normale bis schnelle Tropfgeschwindigkeit

Material

- Basismaterial (Seite 171)
- Intubationsbesteck, Abwurfschale

 Da es sich beim anaphylaktischen Schock um eine akute, lebensbedrohliche Störung handelt, muß die Notfalltherapie sofort eingeleitet werden.
Es ist immer mit einem Herz-Kreislauf- und Atemstillstand zu rechnen.

6.13.2 Akuter Glaukomanfall

Beim akuten Glaukomanfall kommt es durch einen plötzlich erhöhten Augeninnendruck zu einer Sehverschlechterung, die von einer geringen Beeinträchtigung bis zum völligen Erblinden reichen kann. Die Erkrankung verläuft meist einseitig, verursacht massive Beschwerden und beruht auf einer plötzlichen Verlegung des Kammerwasserabflusses im Auge.

Symptome

- plötzliche, starke, einseitige, pulsierende Augenschmerzen
- starke Kopf- und Trigeminusschmerzen
- Lichtscheuheit
- Sehverschlechterung
- Übelkeit und Erbrechen
- Lidödeme, Tränen
- Pupille ist unrund, erweitert und lichtstarr
- stark erhöhter Augeninnendruck, harter Augapfel

Vorgehen

– Basismaßnahmen (Seite 171)
– Bettruhe während des Anfalls
– Oberkörper leicht erhöht lagern
– Raum abdunkeln

Vorgehen des Arztes

– Basismaßnahmen (Seite 171)
– Kontrolle des Augendrucks
– Facharzt für Augenerkrankungen benachrichtigen

Mögliche medikamentöse Therapie

– Valium®	10 mg i.v.
– Glyzerintrunk	1 bis 2 g/kg KG, mit gleicher Menge Wasser verdünnen und mit frischem Zitronensaft aromatisieren (zum Anfallskupieren und Senken des Augeninnendrucks)
– Diamox® parenteral	500 mg i.v.
– Pilocarpin® 2%	alle 15 Minuten 1 bis 2 Tropfen
– Ringer-Lactat®	normale Tropfgeschwindigkeit

Material

– Basismaterial (Seite 171)
– evtl. Augenkompressen zum Abdunkeln der Augen

> Da die Gefahr von irreparablen Schäden (z.B. starke Sehverschlechterung) besteht, ist sofortiges Handeln angezeigt.

6

6.14 Umgang mit Sterbenden und Verstorbenen

Das Pflegepersonal wird wie keine andere Berufsgruppe mit dem Thema Sterben und Tod konfrontiert. Sachliches Wissen über die Vorgänge des Sterbens und des Todes sind deshalb Voraussetzung für einen professionellen Umgang mit Sterbenden und Angehörigen Verstorbener.

Betreuung und Begleitung Sterbender

Für die Betreuung Sterbender gibt es keine festen Regeln. Schwerpunkte können sein:
– Schmerzen lindern
– atemerleichternd lagern
– bei Wunsch über Fragen des Lebens und des Sterbens sprechen
– Bibelverse, Gebete oder Liedverse auf Wunsch vorlesen
– Privatsphäre ermöglichen
– Sterbenden nicht alleine lassen
– Körperkontakt (z.B. Hände halten) ermöglichen
– Angehörige informieren und betreuen

Bibelverse und Gebete

Die vorgeschlagenen Bibelverse und Gebete sollen eine Hilfe sein zur Überwindung der Sprachlosigkeit im Umgang mit Sterbenden und zur Erfüllung eines häufig formulierten Wunsches von sterbenden Patienten und deren Angehörigen nach Gebeten und Bibel-/Liedversen.
Da in einigen Religionsgemeinschaften (z.B. Zeugen Jehovas, jüdischer Glaube und Islam) Gebete nur von Mitgliedern der entsprechenden Gemeinschaft gesprochen werden dürfen, wurden bewußt keine Gebete und Liedverse dieser Religionen aufgenommen.

Der HERR ist mein Hirte, / mir wird nichts mangeln. Er weidet mich auf einer grünen Aue / und führet mich zum frischen Wasser. Er erquicket meine Seele. / Er führet mich auf rechter Straße um seines Namens willen. Und ob ich schon wanderte im finstern Tal, / fürchte ich kein Unglück; denn du bist bei mir, / dein Stecken und Stab trösten mich. Du bereitest vor mir einen Tisch / im Angesicht meiner Feinde. Du salbest mein Haupt mit Öl / und schenkest mir voll ein. Gutes und Barmherzigkeit werden mir folgen mein Leben lang, / und ich werde bleiben im Hause des HERRN immerdar. (Psalm 23, Verse 1–6)

Dennoch bleibe ich stets an dir; / denn du hältst mich bei meiner rechten Hand, du leitest mich nach deinem Rat / und nimmst mich am Ende mit Ehren an. Wenn ich nur dich habe, / so frage ich nichts nach Himmel und Erde. Wenn mir gleich Leib und Seele verschmachtet, / so bist du doch, Gott, allezeit meines Herzens Trost und mein Teil. (Psalm 73, 23–24)

Jesus spricht: Ich bin die Auferstehung und das Leben. Wer an mich glaubt, der wird leben, auch wenn er stirbt; und wer da lebt und glaubt an mich, der wird nimmermehr sterben. (Joh. 11, 25–26)

Leben wir, so leben wir dem Herrn; sterben wir, so sterben wir dem Herrn. Darum: wir leben oder sterben, so sind wir des Herrn. (Römer 14, 8)

Wahrlich, wahrlich, ich sage euch: Wer mein Wort hört und glaubt dem, der mich gesandt hat, der hat das ewige Leben und kommt nicht in das Gericht, sondern er ist vom Tode zum Leben hindurchgedrungen. (Joh. 5, 24)

Denn also hat Gott die Welt geliebt, daß er seinen eingeborenen Sohn gab, damit alle, die an ihn glauben, nicht verloren werden, sondern das ewige Leben haben. (Joh. 3, 16)

Apostolisches Glaubensbekenntnis

Ich glaube an Gott, den Vater, den Allmächtigen, den Schöpfer des Himmels und der Erde, und an Jesus Christus, seinen eingeborenen Sohn, unsern Herrn, empfangen durch den Heiligen Geist, geboren von der Jungfrau Maria, gelitten unter Pontius Pilatus, gekreuzigt, gestorben und begraben, hinabgestiegen in das Reich des Todes, am dritten Tage auferstanden von den Toten, aufgefahren in den Himmel; er sitzt zur Rechten Gottes, des allmächtigen Vaters; von dort wird er kommen, zu richten die Lebenden und die Toten. Ich glaube an den Heiligen Geist, die heilige christliche Kirche, Gemeinschaft der Heiligen, Vergebung der Sünden, Auferstehung der Toten und das ewige Leben. Amen

Vater unser

Vater unser im Himmel, geheiligt werden dein Name. Dein Reich komme. Dein Wille geschehe, wie im Himmel, so auf Erden. Unser tägliches Brot gib uns heute. Und vergib uns unsere Schuld, wie auch wir vergeben unseren Schuldigern. Und führe uns nicht in Versuchung, sondern erlöse uns von dem Bösen. Denn dein ist das Reich und die Kraft und die Herrlichkeit in Ewigkeit. Amen

Todeszeichen

- Herz- und Atemstillstand
- Totenflecke
- Totenstarre
- Fäulnis
- schwerste, mit dem Leben nicht zu vereinbarende Verletzungen (z.B. Kopfabriß)

Todeszeitpunkt

– Rückschlüsse auf den ungefähren Zeitpunkt des Todes (Tab. 6-12) geben Totenflecke, Totenstarre, Hornhauttrübung und Leichentemperatur

Totenflecke

– entwickeln sich an den abhängigen Körperpartien bei freibleibenden Aufliegestellen (z.B. Knie, Fersen, Oberarme, hinter den Ohren, Nacken). Sie treten innerhalb der ersten Stunde postmortal (p.m.: nach dem Leben) auf und sind 12 bis maximal 36 Stunden wegdrückbar

Totenstarre

– ist regional (z.B. Unterkiefer) nach ca. zwei bis vier Stunden p.m. teilweise auch nach sechs bis zwölf Stunden p.m. vollständig ausgeprägt

Hornhauttrübung

– ist abhängig von der Umgebungstemperatur und läßt sich bei geöffneten Augen innerhalb von ca. ein bis zwei Stunden p.m. und bei geschlossenen Augen nach ca. einem Tag p.m. feststellen

Leichentemperatur

– ist abhängig von der Umgebungstemperatur, Bewegung und Feuchtigkeitsgehalt der Luft, Lage, Bekleidungs- und Ernährungszustand der Leiche. Sie wird rektal gemessen

Umgang mit Verstorbenen

● **Vorgehen**
– Uhrzeit dokumentieren
– alle medizinisch-technischen Geräte, z.B. EKG-Elektroden, und anderes Material, z.B. Sonden, Katheter, entfernen
– evtl. Verstorbenen waschen
– Verstorbenen lagern, Hände übereinanderlegen, nicht falten
– Verstorbenen zudecken
– persönliche Gegenstände mit Auflistung und gegen Unterschrift an Angehörige übergeben
– Trauernden tröstend zur Seite stehen
● **Aufgabe des Arztes**
– Feststellen des Todes
– Vornahme der Leichenschau und Ausstellen der Todesbescheinigung
– Verständigen von Angehörigen

Tab. 6-12 Bestimmung der Todeszeit (nach Böhme et al.)

Std. p.m.	Toten-flecke	Leichen-starre	Fäulnis-zeichen	Sonstiges
$1/_2$ Std.	an seitlichen Halspartien	nicht vorhanden	nicht vorhanden	
2 Std.	an herab-hängenden Körperpartien	evtl. Kiefer-muskulatur	nicht vorhanden	beginnende Abkühlung der nichtbedeckten Körperpartien
3 bis 4 Std.	konfluierend, noch vollständig umlagerbar	in der Kiefer-muskulatur	nicht vorhanden	deutliche Abkühlung der nichtbedeckten Körperpartien
6 bis 7 Std.	vollständig ausgebildet, nur noch teil-weise umlager-bar, aber gut wegdrückbar	in allen Gelenk-bereichen	nicht vorhanden	Abkühlung auch unter der Kleidung möglich
11 Std.	gut wegdrück-bar, nicht um-lagerbar	in allen Gelenk-bereichen	nicht vorhanden	
24 Std.	Abblassen der Flecke durch starken Druck	in allen Gelenk-bereichen	beginnende Fäulniszeichen (Grünfärbung am rechten Oberbauch) bei Lagerung in sehr warmer Umgebung	deutliche Abkühlung der Leiche
36 Std.	Abblassen ist auch bei star-kem Druck kaum noch möglich	beginnende Lösung nur bei warmer Umgebung	Übergreifen der Grün-färbung vom rechten auf den linken Unterbauch	
48 Std.	vorhanden	beginnende Lösung auch bei kühlerer Umgebung	Grünfärbung gesamter Unterbauch	

6

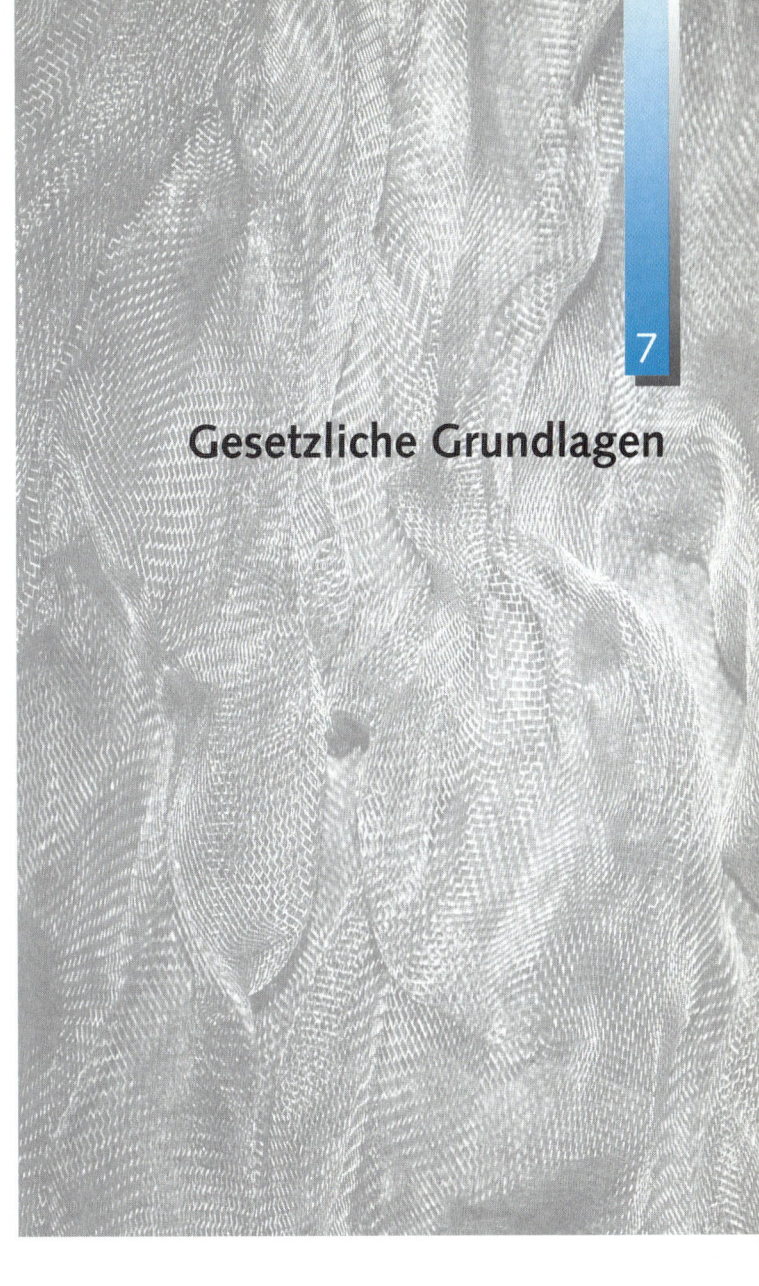

7

Gesetzliche Grundlagen

7.1 Arzneimittel- und Betäubungsmittelgesetz (AMG und BtMG)

Arzneimittelgesetz

Das Arzneimittelgesetz sorgt für die Sicherheit im Verkehr mit Arzneimitteln, insbesondere für Qualität, Wirksamkeit und Unbedenklichkeit des Arzneimittel im Interesse einer ordnungsgemäßen Arzneimittelversorgung der Bevölkerung.

Betäubungsmittelgesetz

Das Betäubungsmittelgesetz dient zur Kontrolle des legalen Betäubungsmittelverkehrs und zur strafrechtlichen Verfolgung bei Verstößen gegen die Regeln des Betäubungsmittelverkehrs.

Arzneimittel (Kap. 4.2)

sind Stoffe und Zubereitungen aus Stoffen, die dazu bestimmt sind, durch Anwendung am oder im menschlichen oder tierischen Körper z.B.:
– Krankheiten, Leiden, Körperschäden oder krankhafte Beschwerden zu heilen, zu lindern, zu verhüten oder zu erkennen
– die Beschaffenheit, den Zustand oder die Funktion des Körpers oder seelische Zustände erkennen lassen
– vom menschlichen oder tierischen Körper erzeugte Wirkstoffe oder Körperflüssigkeiten zu ersetzen

Betäubungsmittel

sind chemisch und pharmakologisch sehr unterschiedliche Wirkstoffe, die sowohl betäubende wie auch erregende, immer aber suchterzeugende Eigenschaften haben

7

7.2 Medizinproduktegesetz

Das Medizinproduktegesetz vom 2. August 1994 ist eine Verordnung zum Vermeiden von Zwischenfällen beim Einsatz medizinisch-technischer Geräte beispielsweise durch Fehlbedienungen oder technische Defekte.

Das Gesetz dient der Angleichung und Harmonisierung der Rechtsvorschriften der EG-Mitgliedsstaaten und löste am 13. Juni 1998 die alte Medizingeräteverordnung ab (MedGV).

Medizinprodukte

sind laut Verordnung
- alle Instrumente, Apparate, Vorrichtungen, Stoffe oder andere Gegenstände, einschließlich der benötigten Software, die zur Anwendung am Menschen zum Zwecke des Erkennens, Verhütens, Überwachens, Behandelns oder Lindern von Krankheiten, Verletzungen, Veränderungen im Organismus oder der Empfängnisverhütung dienen
- **Aktive Medizinprodukte**
- alle Gegenstände, Geräte etc., deren Betrieb auf einer elektrischen Energiequelle und nicht durch Schwerkraft beruhen
- **Zubehör für Medizinprodukte**
- alle Gegenstände oder Stoffe, die selbst keine Medizinprodukte sind, aber in Verbindung mit einem als Medizinprodukt klassifizierten Gerät verwendet werden, z.B. Spritzen, Infusionssysteme

 Die Klassifizierung erfolgt in I, IIa, IIb und III und ist in der einschlägigen Fachliteratur nachzulesen.

Zuständigkeitsbereich des Gesetzes

Das Gesetz gilt für
- das Herstellen
- das Inverkehrbringen
- den Vertrieb
- die Inbetriebnahme
- das Errichten
- den Betrieb
- die Anwendung
von Medizinprodukten.

 Für Arzneimittel gelten diese Vorschriften nur (z.B. Fertigspritze), wenn sie mit einem elektrisch betriebenen Gerät (z.B. Infusionspumpe) appliziert werden.

Schutzzeichen

- neues EG-Konfirmitätszeichen (Abb. 7-1)

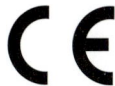

Abb. 7-1
EG-Konfirmitätszeichen

7.3 Notkompetenz

Die Notkompetenz ist die Pflicht des Pflegepersonals, Maßnahmen nach dem Grundsatz der Verhältnismäßigkeit zu ergreifen, die zum Abwenden der akuten Lebensgefahr bei Patienten notwendig sind und zu denen es nach seiner Ausbildung und seinen Kenntnissen und Fähigkeiten imstande ist.

Voraussetzungen

– Vorliegen einer akuten Lebensbedrohung eines Patienten
– Fehlen ärztlicher Hilfe
– nutzlose und ungeeignete nichtärztliche Maßnahmen
– die Intensität der Maßnahme bzw. des Eingriffs muß in einem vertretbaren Verhältnis zum erwarteten Erfolg stehen
– bei mehreren zur Verfügung stehenden Maßnahmen muß die am **wenigsten invasive** ergriffen werden
– die Maßnahme muß sicher beherrscht werden

7.4 Zwangsunterbringung

Von einer Zwangsunterbringung spricht man bei der Unterbringung eines Patienten gegen seinen Willen in eine geschlossene Anstalt (z.B. psychiatrische Abteilung eines Krankenhauses). Sie dient zur Abwendung einer persönlichen oder allgemeinen Gefährdung.

 Die Unterbringung gegen den Willen eines Menschen ist nur zulässig, solange die Person durch ihr krankhaftes Verhalten gegen sich (z.B. Suizidgefahr) oder andere (z.B. Morddrohung, Aggression) eine gegenwärtige Gefahr für die öffentliche Sicherheit oder Ordnung darstellt, die nicht mit anderen Methoden oder Mitteln abgewendet werden kann.

Einweisung durch den Arzt

– in Notfällen, z.B. bei akutem Erregungszustand mit Bedrohung der Umgebung, hoher Suizidgefahr oder Selbsttötungsversuch, besteht ein dringender Notstand, der eine fürsorgliche Aufnahme in eine psychiatrische Abteilung notwendig macht
– die Unterbringung erfolgt kurzfristig und muß innerhalb einer bestimmten Zeit durch das Amtsgericht für zulässig erklärt werden

 Die Regelung der Zwangsunterbringung erfolgt in den einzelnen Bundesländern unterschiedlich.

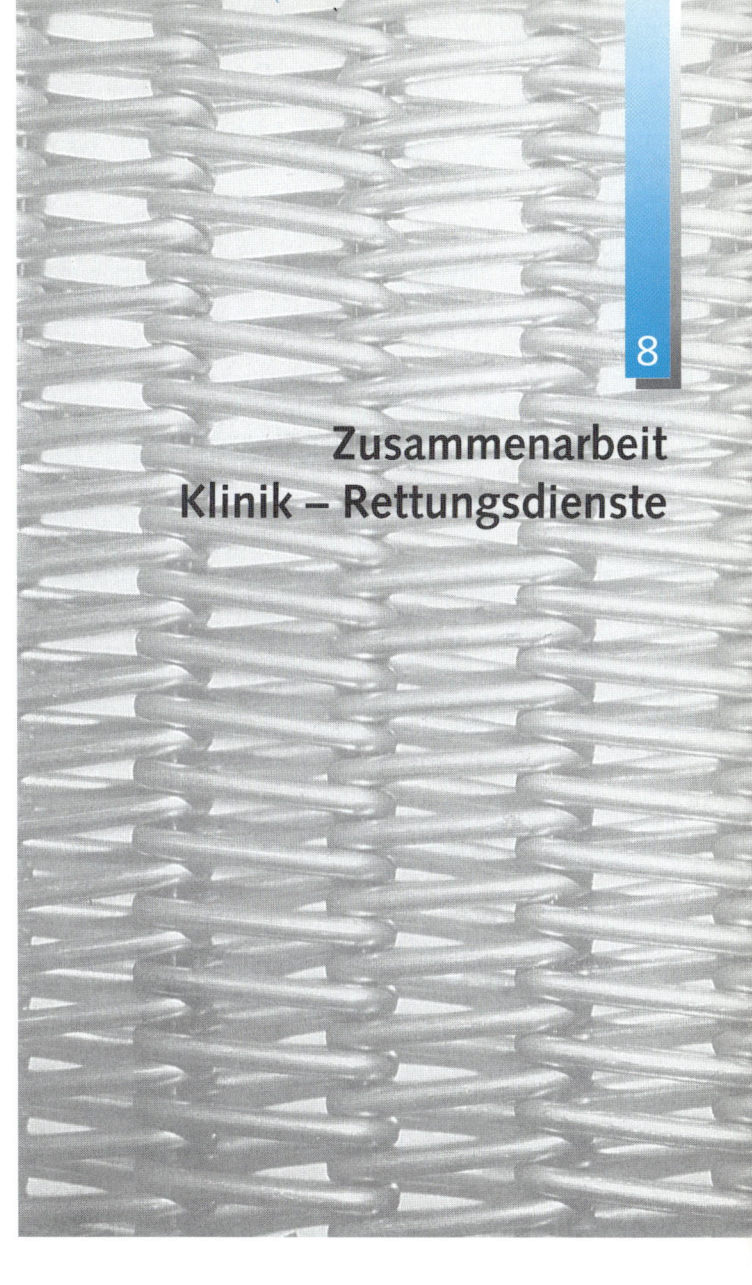

8

Zusammenarbeit Klinik – Rettungsdienste

8.1 Umgang mit Rettungsmitteln der Rettungsdienste

8.1.1 Zervikal-Kopfstütze

Da bei traumatischen Notfällen nicht immer vor Ort gleich Schäden an der Halswirbelsäule feststellbar sind, ist schon bei Verdacht eine optimale Stabilisierung des Kopfes und der Halswirbelsäule durch einen Stützkragen bzw. eine Halskrause notwendig. Das Klinikpersonal muß ebenfalls den Umgang sicher beherrschen.

Vorgehen beim Anlegen einer Zervikal-Kopfstütze

– Patienten über die geplante Maßnahme informieren
– richtige Größe auswählen (Tab. 8-1)

Tab. 8-1 Größenangaben der Zervikal-Kopfstütze (NecLoc^{TM})

Größe	Farbe
Gr. 6 – Extra Groß	hellblau
Gr. 5 – Groß	orange
Gr. 4 – Standard	gelb
Gr. 3 – Medium	dunkelblau
Gr. 2 – Kind	rot
Gr. 1 – Kleinkind	beige

– Vorderteil nach Herstellerangaben zusammenstecken
– erster Helfer hält die Halswirbelsäule des Patienten während des gesamten Vorgangs unter Zug
– zweiter Helfer schiebt das Vorderteil der Zervikal-Kopfstütze langsam vom Brustkorb aufwärts, bis es am Kinn anliegt (Abb. 8-1). Das Vorderteil soll fest an Schulter, Brustbein und Kinn angepaßt sein

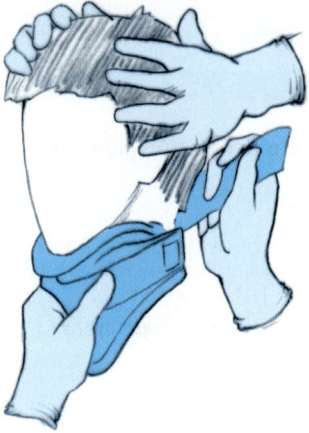

Abb. 8-1 Anlegen (Vorderteil) der Zervikal-Kopfstütze

– das Klettband um den Hals ziehen und locker fixieren (Abb. 8-2)

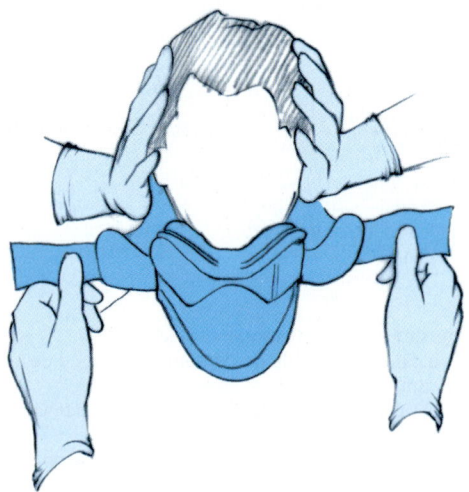

Abb. 8-2 Fixierung durch die beiden Klettbänder

– das Nackenband symmetrisch hinter dem Kopf anlegen
– beide Klettbänder um den Hals nach vorne ziehen und am Vorderteil befestigen (Abb. 8-3)

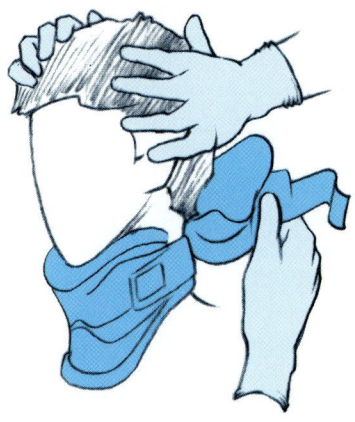

Abb. 8-3 Anlegen und Fixieren des Nackenteils

– bei liegenden Patienten das Nackenteil hinter dem Nacken durchschieben; die Pfeilmarkierung zeigt dabei nach oben (Abb. 8-4)

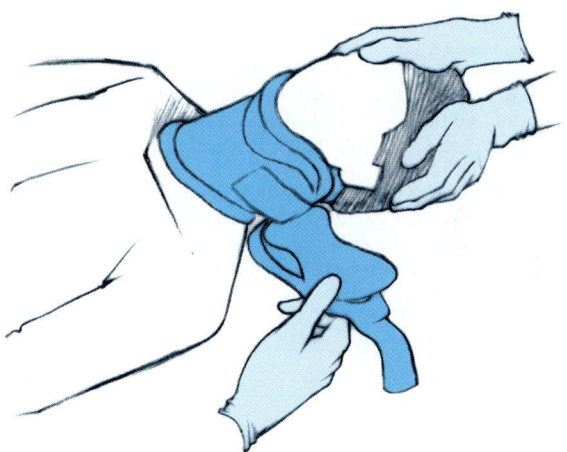

Abb. 8-4 Anlegen des Nackenteils bei einem liegenden Patienten

– beide Klettbänder des Nackenteils nochmals nachziehen und den richtigen Sitz (Abb. 8-5) prüfen

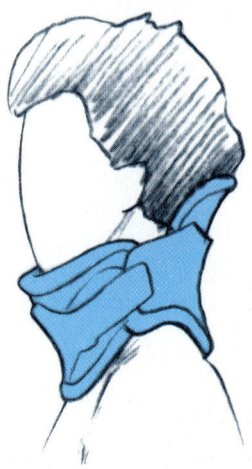

Abb. 8-5 Richtig angelegte Zervikal-Kopfstütze

– das Kinn darf nicht über die Stütze hinausreichen, Vorderseite und Nackenteil müssen eng anliegen

 Zervikal-Kopfstützen sind röntgenstrahlendurchlässig, haben eine glatte Oberfläche, sind desinfizierbar und anatomisch geformt. Vorder- und Rückteile sind untereinander je nach anatomischen Gegebenheiten des Patienten austauschbar.

 Die richtige Größe ist ausgewählt, wenn das zusammengedrückte Vorderteil der Zervikal-Kopfstütze neben dem Hals auf der Schulter des Patienten aufgelegt wird und die Oberkante des Klettbandes nicht über das Kinn hinausreicht. Der Karotispuls ist tastbar.

Vorgehen beim Entfernen einer Zervikal-Kopfstütze

– Patient informieren
– alle Klettbänder lösen
– Vorder- und Nackenteil vorsichtig entfernen

8.1.2 Rettungskorsett

Rettungskorsetts dienen zur zeitsparenden und lebensrettenden Ruhigstellung von Verletzten bei Autounfällen oder aus engen und schwer zugänglichen Lagen. Verschiedene Modelle stehen dabei zur Verfügung (Abb. 8-6).

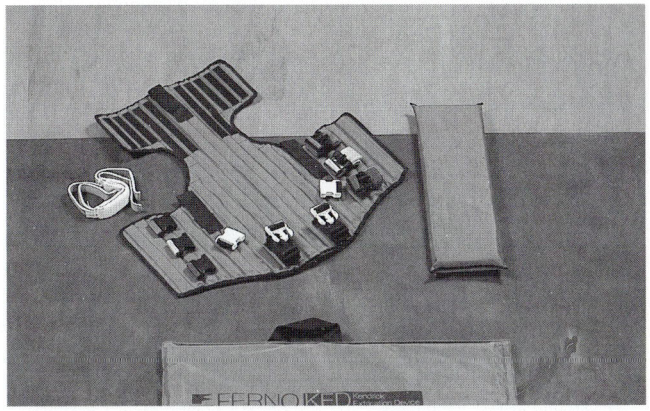

Abb. 8-6 KED-Rettungskorsett

Vorgehen beim Entfernen eines Rettungskorsetts

- Patienten über das geplante Entfernen informieren
- Klettband an der Stirn und allen sonstigen Verschlüsse öffnen
- Rettungskorsett auf einer Seite einrollen und unter den Patienten schieben
- Patienten vorsichtig auf die Seite drehen und Korsett entfernen (ähnlich wie beim Entfernen eines Bettlakens)

> Rettungskorsetts sind röntgenstrahlendurchlässig und dürfen nur nach Arztanordnung entfernt werden.

8.1.3 Vakuummatratze, Vakuumschienen

Vakuummatratze und Vakuumschienen (Abb. 8-7) dienen zur Ganz-körper- bzw. Gliedmaßenruhigstellung bei Notfallpatienten.

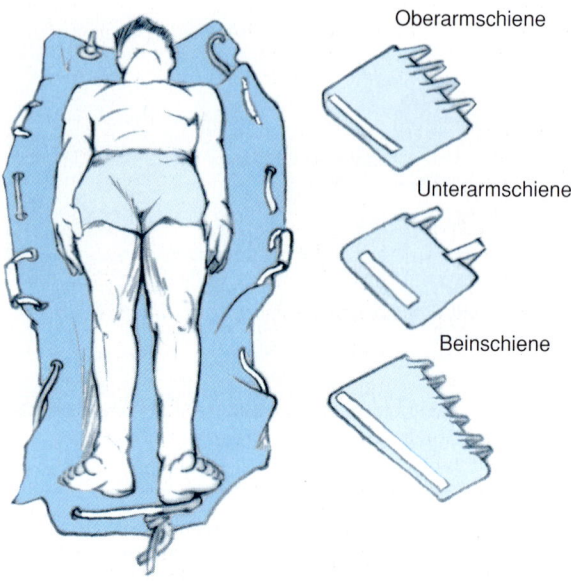

Oberarmschiene

Unterarmschiene

Beinschiene

Abb. 8-7 Vakuummatratze und Vakuumschienen

Umgang mit der Vakuummatratze

Vor dem Gebrauch der Vakuummatratze muß sich der Benutzer über die Funktionsfähigkeit und Handhabung informieren.
– Patienten informieren
– Ventil öffnen, Luft einströmen lassen und Polystyren-Granulat in der Vakuummatratze gleichmäßig verteilen
– Patienten auf die Vakuummatratze legen
– Seitenränder und Beinstabilisierung je nach Bedarf anmodellieren
– Vakuum- oder Sekretabsaugpumpe anschließen und Luft absaugen. Evtl. während des Absaugens die Verteilung des Polystyren-Granu-lats korrigieren
– nach Erreichen des gewünschten Härtegrades der Matratze das Ventil schließen

Umgang mit Vakuumschienen

Vor dem Gebrauch der Vakuumschiene muß sich der Benutzer über die Funktionsfähigkeit und Handhabung informieren.
– Patienten informieren
– Ventil der Vakuumschiene öffnen, Luft einströmen lassen und Polystyren-Granulat in der Vakuumschiene gleichmäßig verteilen
– Schiene anlegen (z.B. Arm) und mit den Klettbändern fixieren
– Vakuum- oder Sekretpumpe anschließen und Luft absaugen
– nach Erreichen des gewünschten Härtegrades der Schiene das Ventil schließen
– evtl. Klettverschlüsse nachstellen

 Vakuummatratzen und -schienen passen sich optimal an den Patienten an, ohne bestehende Verletzungen zu verschlimmern oder die Blutzirkulation einzuschränken.
Sie sind röntgenstrahlendurchlässig.

8.2 Umgang und Transport von Patienten mit Rettungs-hubschraubern

Die Landung von Rettungshubschraubern an Kliniken und die Sekundärverlegung von Patienten in Luftfahrzeugen gehören heute schon zur Routine. Immer häufiger begleiten Pflegepersonen den Arzt und Patienten in Hubschraubern.
Aus diesem Grund sollten Pflegende die wichtigsten Grundlagen der Luftrettung kennen.

8.2.1 Handzeichen zur Einweisung von Hubschraubern

Zum Einweisen von Hubschraubern am Landeplatz sind folgende Handzeichen (Abb. 8-8 a bis h) üblich. Bei Dunkelheit werden die Zeichen mit Leuchten in beiden Händen signalisiert. Der Einweiser steht immer in Front zum Hubschrauber und hält mit dem auf dem rechten Platz sitzenden Piloten Sichtkontakt.

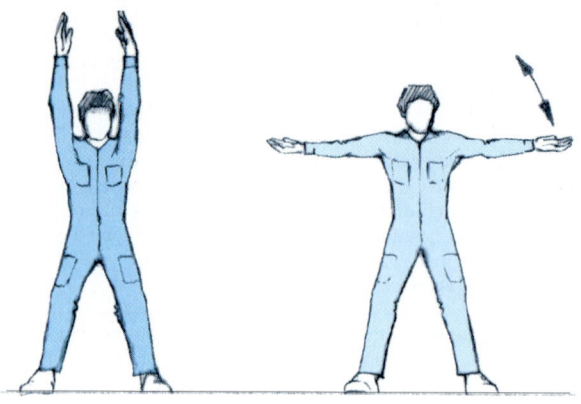

a Die Handflächen des Einweisers sind nach innen gerichtet: „Hier ist der Einweiser"

b Nach Backbord (links)

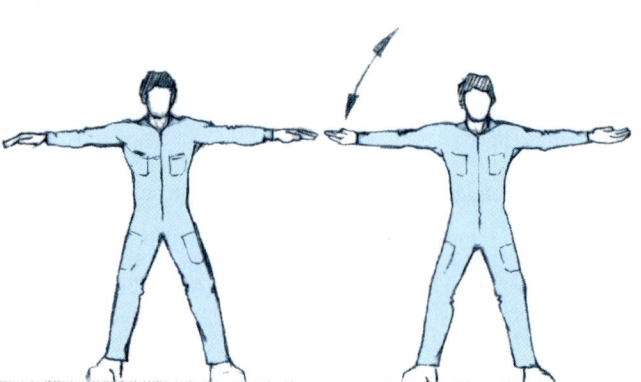

c Schweben (Handflächen nach unten gerichtet)

d Nach Steuerbord (rechts)

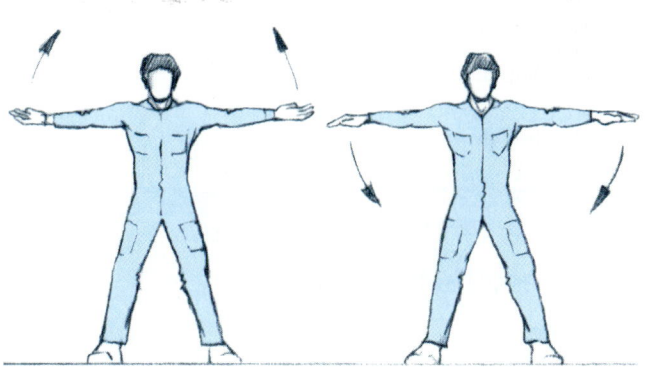

e Höher (Handflächen
sind nach oben gerichtet)

f Tiefer (Handflächen
sind nach unten gerichtet)

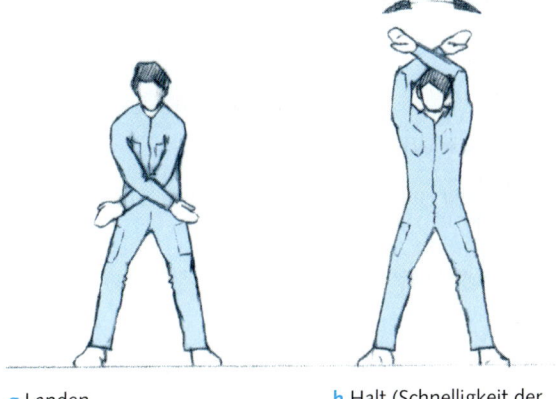

g Landen

h Halt (Schnelligkeit der
Armbewegung entspricht der
Dringlichkeit)

Abb. 8-8 a bis h Handzeichen zur Einweisung von Hubschraubern

Annähern an einen Hubschrauber

– nur bei stillstehenden Rotoren dem Hubschrauber von vorne annähern
– Gefahrenbereich beachten (Abb. 8-9)

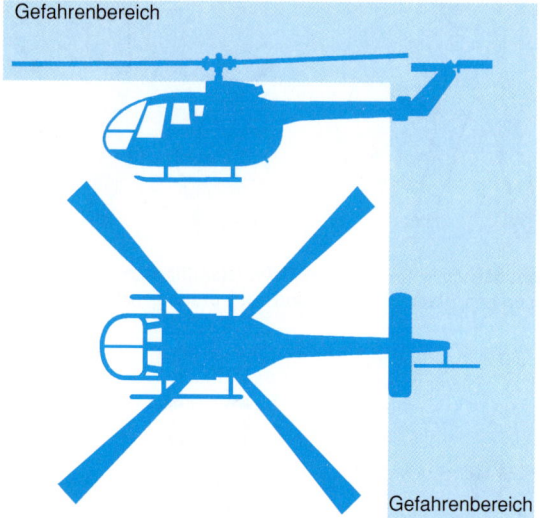

Abb. 8-9 Gefahrenbereich

– immer im Blickfeld und Sichtkontakt des rechts sitzenden Piloten bleiben (Abb. 8-10)
– Rauchverbot
– kein offenes Feuer in der Nähe des Hubschraubers

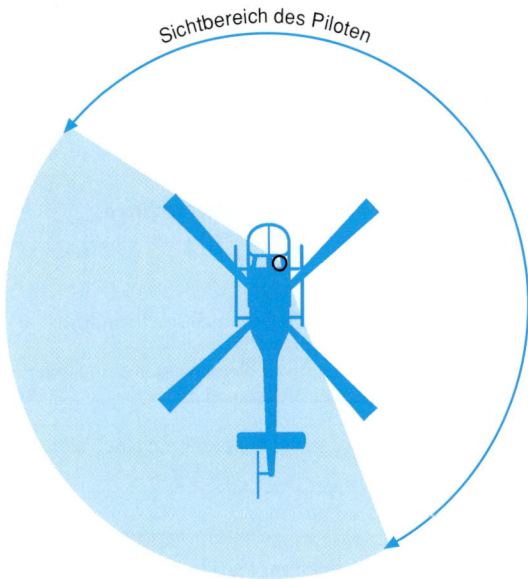

Abb. 8-10 Sichtbereich des Piloten

8.2.2 Physikalische Einflüsse auf den Patienten

Eine Reihe von Einflüssen und Gegebenheiten während des Transportes von Patienten mit Rettungshubschraubern können den Gesundheitszustand des Transportierten beeinträchtigen und eventuelle Notfallmaßnahmen erschweren.

Beschleunigungskräfte

Bei hohen Startgeschwindigkeiten werden aufgrund der Schwerkraft und des Trägheitsmoments der Masse
- die Blutverteilung gestört, z.B. Blutleere im Gehirn
- das vegetative Nervensystem gereizt, z.B. Übelkeit, Schweißausbruch, Blutdruckabfall, Tachykardie (Abwurfschale bereithalten)
- bei traumatologischen Verletzungen, z.B. Frakturen, Schmerzen verursacht

> Niedrige Startgeschwindigkeiten vermeiden die Entwicklung hoher Beschleunigungskräfte.

289

Lärm

– die Rotorblätter des Hubschraubers erzeugen Luftschwingungen mit unterschiedlicher Frequenz
– dieser Lärm ruft beim wachen oder bewußtseinsgetrübten Patienten vegetative Störungen hervor

 Gehör des Patienten mit z.B. Ohrenstöpsel schützen.

Mechanische Schwingungen

– entstehen je nach Zahl von Rotorblättern und Geschwindigkeit und übertragen sich auf den Patienten
– es entstehen Störungen des vegetativen Nervensystems und/oder Schmerzen bei traumatologischen Verletzungen

 Patienten immer zur Schwingungsdämpfung auf eine Vakuummatratze lagern.

8.2.3 Raumprobleme

Notfallmaßnahmen sind am Patienten aus Platzgründen nicht oder nur bedingt möglich.

Vorgehen vor dem Einladen in den Hubschrauber

– Vitalzeichen kontrollieren und sichern
– evtl. notwendige Verbände oder Schienen anlegen
– Patienten mit z.B. Bewußtlosigkeit, Ateminsuffizienz oder Aspirationsgefahr intubieren
– evtl. auftretende Komplikationen bedenken und notwendige Maßnahmen, z.B. Sekretabsaugung, Medikamentengaben, vorbereiten

8.2.4 Medizinische Probleme

Luftdruckveränderungen

• **Steigflug**
– während des Steigfluges nimmt mit zunehmender Höhe der Luftdruck ab
– dadurch dehnen sich Luftsammlungen aus, z.B. Pneumothorax, Ileus, Magen, Infusionsflaschen, Blockermanschette des Tubus
– es entsteht ein Überdruck (Abb. 8-11)
• **Sinkflug**
– umgekehrt nimmt mit abnehmender Höhe während des Sinkflugs der Luftdruck zu
– Luftansammlungen nehmen ab, es entsteht ein Vakuum (Abb. 8-12)

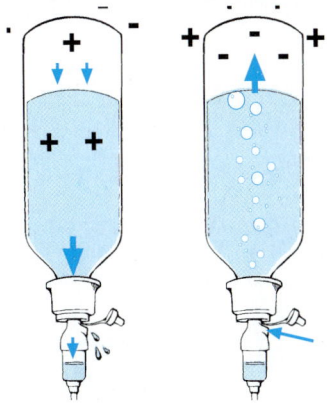

Abb. 8-11   Auswirkungen der Luftdruckveränderungen während des
Steig- und Sinkflugs auf die Infusion (Glasflasche)

Vorgehen

- Sonden und Drainagen **nicht** abklemmen
- **keine** Glasinfusionsflaschen benutzen
- Blockermanschette den jeweiligen Luftdruckverhältnissen
  anpassen
- Luftkammerschienen und Vakuummatratze kontrollieren

Höhe

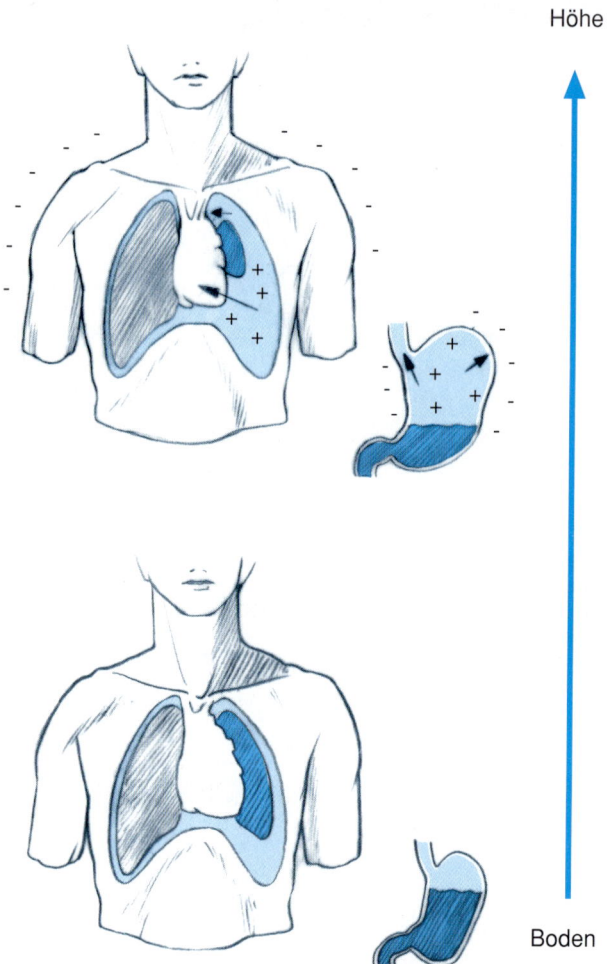

Boden

Abb. 8-12 Auswirkungen eines veränderten Luftdrucks auf Lunge und Magen beim Steigflug

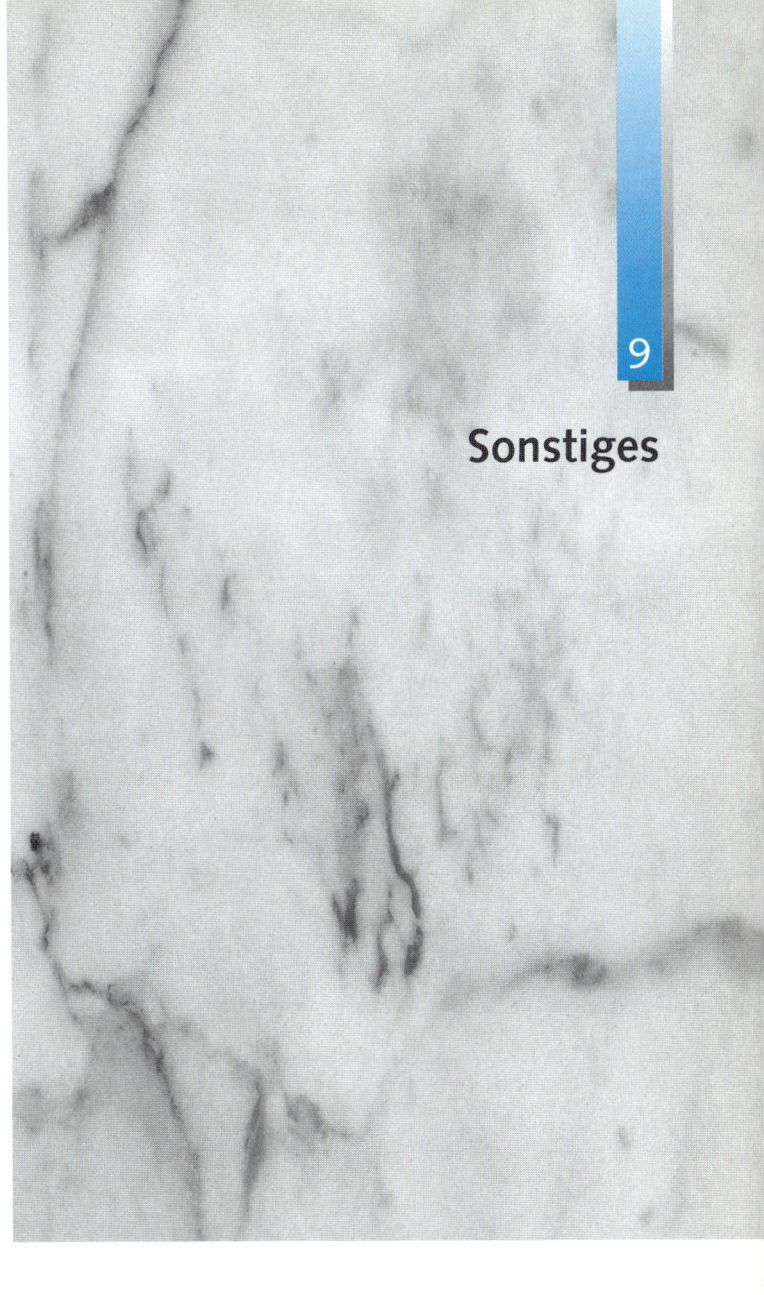

9

Sonstiges

9.1 Buchstabier- und Zahlentafel

Die nationale und internationale Buchstabier- und Zahlentafel erleichtert die fernmündliche Weitergabe von Namen, Adressen oder Zahlen.

Buchstabiertafel

	national	inter-national		national	inter-national
A	Anton	Alfa	O	Otto	Oskar
Ä	Ärger		Ö	Ökonom	
B	Berta	Bravo	P	Paula	Papa
C	Cäsar	Charlie	Q	Quelle	Quebec
CH	Charlotte		R	Richard	Romeo
D	Dora	Delta	S	Samuel	Sierra
E	Emil	Echo	Sch	Schule	
F	Friedrich	Foxtrott	T	Theodor	Tango
G	Gustav	Golf	U	Ulrich	Uniform
H	Heinrich	Hotel	Ü	Übermut	
I	Ida	India	V	Viktor	Viktor
J	Julius	Juliett	W	Wilhelm	Whisky
K	Kaufmann	Kilo	X	Xanthippe	X-Ray
L	Ludwig	Lima	Y	Ypsilon	Yankee
M	Martha	Mike	Z	Zacharias	Zulu
N	Nordpol	November			

Zahlentafel – Sprechweise

1	einss	6	sechs
2	zwoh	7	siebänn
3	drrei	8	acht
4	fieärr	9	noihn
5	fünnef	0	null

9

9.2 Übersetzungshilfen für die wichtigsten Fremdsprachen

	Englisch	Französisch
Mein Name ist (…)	My name is (…)	Mon nom, c'est (…)
Was ist passiert?	What has happened?	Qu'est-ce qui s'est passé?
– Erkrankung?	– disease/illness?	– maladie?
Welche Beschwerden haben Sie?	What is the matter with you? What is your problem?	Quelles douleurs avez-vous? Qu'est-ce qui ne va pas?
– Schmerzen?	– pain	– douleurs?
– Atemnot?	– shortness of breath?	– des troubles respiratoires?
– Herz-Kreislauf-Störungen?	– cardio-vascular problems?	– des troubles cardiaques/des troubles de la circulation?
– Übelkeit/Erbrechen?	– nausea/vomiting?	– nausée/vomissement?
Wo haben Sie Beschwerden?	Where does it hurt?	Où est-ce que vous avez mal?
– Kopf?	– head?	– tête?
– Brustkorb?	– chest?	– cage thoracique?
– Bauch?	– abdomen?	– ventre?
– Arme?	– arms?	– bras?
– Beine?	– legs?	– jambes?
Wie lange haben Sie schon diese Beschwerden?	How long do you have these troubles?	Depuis quand avez-vous ces douleurs?
Zeigen Sie mir, wo es Ihnen weh tut!	Show me where you feel pain!	Montrez où vous-avez mal!
Haben Sie Schmerzen, wenn ich hier drücke?	Do you feel pain when I press here?	Ça fait mal quand je pousse ici?
Welche Medikamente nehmen Sie ein?	What kind oft drugs do you take?	Quels medicaments prenez-vous?
Sie brauchen keine Angst zu haben!	Don't worry!	Ne vous ingenietez pas!
Atmen Sie tief ein und aus!	Please breath deeply!	Respirez profondément!

	Italienisch	Spanisch
Mein Name ist (...)	Mi chiamo ...	Me llamo ...
Was ist passiert?	Cos'è successo?	Qué es lo que occurió?
– Erkrankung?	– malattia?	– enfermedad?
Welche Beschwerden haben Sie?	Che disturbi ha?	Que clase de molestias tiene usted?
– Schmerzen?	– dolori?	– dolores?
– Atemnot?	– dificulta con la respirazione?	– dificultades en respirar?
– Herz-Kreislauf-Störungen?	– problemi con la circulazione del sangue o con il cuore?	– problemas con la circulación del sangre o con el corazón?
– Übelkeit/ Erbrechen?	– nausea/vomitare?	– nauseas/vomitar?
Wo haben Sie Beschwerden?	Dove gli fa male?	Donde tiene las molestias?
– Kopf?	– testa?	– cabeza?
– Brustkorb?	– petto?	– pecho?
– Bauch?	– panchia?	– tripa?
– Arme?	– braccia?	– brazos?
– Beine?	– gambe?	– piernas?
Wie lange haben Sie schon diese Beschwerden?	Da quanto tempo ha questi disturbi?	Desde cuándo tiene usted estas molestias?
Zeigen Sie mir, wo es Ihnen weh tut!	Mi indichi dove le fa male!	Enseneme donde le duele!
Haben Sie Schmerzen, wenn ich hier drücke?	Le fa male qui, se premo?	Si aprieto aqui, le duele?
Welche Medikamente nehmen Sie ein?	Che medicine ha prende?	Que clase de medicina toma usted?
Sie brauchen keine Angst zu haben!	Non deve preocuparse!	No se preocupe!
Atmen Sie tief ein und aus!	Respiri profondamente!	Respire profundamente!

9

	Türkisch	Russisch
Mein Name ist (...)	Ismim (...)	Меня зовут (...)
Was ist passiert?	Ne oldu?	Что случилосъ?
– Erkrankung?	– hastalik?	– Вы заболели?
Welche Beschwerden haben Sie?	Ne gibi sikâyetleriniz vardir?	На что Вы жалуетесъ?
– Schmerzen?	– sanci?	– Болъ?
– Atemnot?	– nefes darlik?	– Затрудненние б дыханиу?
– Herz-Kreislauf-Störungen?	– kalp kan dolaseme aksaklige?	– Нарушение серлечного ритма и кровообращения?
– Übelkeit/Erbrechen?	– mide bulantisi/kusma?	– Тощнота/рвота?
Wo haben Sie Beschwerden?	Nerede sik âyetleriniz rarder?	Гле болит?
– Kopf?	– bas / kafa?	– Голова?
– Brustkorb?	– gogus kafesi?	– Грудъ?
– Bauch?	– karum?	– живот?
– Arme?	– kollar?	– Руки?
– Beine?	– bacaklar?	– Ноги?
Wie lange haben Sie schon diese Beschwerden?	Bu sikâyetleriniz ne zamandanberi vardir?	Как лавно уже эти жалобы?
Zeigen Sie mir, wo es Ihnen weh tut!	Buraya agriyan yerinizi gösteriniz!	Покажите мне, где болит!
Haben Sie Schmerzen, wenn ich hier drücke?	Buraya bastirirsam agrir mi?	Болит, если я злесъ лавлю?
Welche Medikamente nehmen Sie ein?	Ne gibi ilaclar kullandiniz?	Какие лекарства Вы принимаете?
Sie brauchen keine Angst zu haben!	karkmayen	Не, нало бояться!
Atmen Sie tief ein und aus!	Derin nefes alip veriniz!	Глубоко лышите!

	Kroatisch	Polnisch
Mein Name ist (...)	Moje ime je (...)	Nazywam się (...)
Was ist passiert? – Erkrankung?	Što se dogodilo? – oboljenje?	Co się stało? – choroba?
Welche Beschwerden haben Sie? – Schmerzen? – Atemnot? – Herz-Kreislauf-Störungen? – Übelkeit/Erbrechen?	Kakve poteścoće imate? – bolove? – smetnje u disanju – probleme sa srcem ili krvotokom? – mučninu ili povraćanje?	Na jaką dolegliwość się Pan/Pani skarży? – Bóle? – duszność? – bóle serca lub niewydolność krążenia? – mdłości/wymioty?
Wo haben Sie Beschwerden? Kopf? – Brustkorb? – Bauch? – Arme? – Beine?	Što vas boli? – glava? – grudni koš – stomak? – ruke? – noge?	Gdzie Pana/Panią boli? – Głowa? – Klatka piersiowa? – Brzuch? – Ręce? – Nogi?
Wie lange haben Sie schon diese Beschwerden?	Koliko dugo imate bolove?	Jak długo się Pan/Pani na to skarży? Od kiedy?
Zeigen Sie mir, wo es Ihnen weh tut!	Pokažite mi gdje vas boli!	Proszę mi pokazać, gdzie Pana/Panion boli!
Haben Sie Schmerzen, wenn ich hier drücke?	Dali vas boli kad pritisnem ovdje?	Boli Pana/Panią gdy ja tu przycisnę?
Welche Medikamente nehmen Sie ein?	Koje lijekove uzimate?	Jakie lekarstwa Pan/Pani bierze?
Sie brauchen keine Angst zu haben!	Ne trebate se bojati!	Proszę się nie bać!
Atmen Sie tief ein und aus!	Duboko udahnite i izdahnite!	Proszę głęboko oddychać! – wdech/wydech!

9

9.3 Wichtige Adressen

Informationszentralen für Vergiftungsunfälle

Nachfolgend aufgeführte Informationsstellen sind rund um die Uhr bereit, kostenlose Auskünfte über Gegenmaßnahmen bei Vergiftungsunfällen aller Art zu erteilen.

Berlin

Landesberatungsstelle für Vergiftungserscheinungen und Embryonaltoxikologie
Pulsstraße 3–7
14059 Berlin
☎ 0 30 / 3 02 30 22

Reanimationszentrum im Universitätsklinikum Rudolf Virchow, Standort Klinikum Charlottenburg
Spandauer Damm 130
14050 Berlin
☎ 0 30 / 30 35-2   (Zentrale)
☎ 0 30 / 30 35-34 66   (Erwachsene)
☎ 0 30 / 30 35-38 40   (Ärzte)
☎ 0 30 / 30 35-42 91   (Eltern)

Toxikologischer Auskunftsdienst
Große Seestraße 4
13086 Berlin-Weißensee
☎ 0 30 / 9 66 94 18

Bonn

Zentrum für Kinderheilkunde d. Rhein.
Friedrich-Wilhelms-Universität Bonn
Informationszentrale gegen Vergiftungen
Adenauerallee 119
53113 Bonn
☎ 02 28 / 2 87 32 11

Erfurt

Gemeinsames Giftinformationszentrum der Länder Mecklenburg-Vorpommern, Sachsen, Sachsen-Anhalt und Thüringen
c/o Klinikum Erfurt
99089 Erfurt
☎ 03 61 / 73 07 30

Freiburg

Universitäts-Kinderklinik Freiburg
Informationszentrale für Vergiftungen
Mathildenstraße 1
79106 Freiburg
☎ 05 51 / 27 01   (Zentrale)
☎ 05 51 / 2 70 43 61 oder 2 70 43 00

Hamburg

Giftinformationszentrale Hamburg
I. Medizinische Abteilung des Krankenhauses Barmbek
Rübenkamp 148
22291 Hamburg
☎ 0 40 / 63 85 33 46 oder 63 85 45

Homburg/Saar

Beratungsstelle für Vergiftungsfälle im Kindesalter
Universitäts-Kinderklinik
66424 Homburg/Saar
☎ 0 68 41 / 1 60   (Zentrale)
☎ 0 68 41 / 16 22 57 oder 16 28 46 oder 16 40 12

Kiel

Zentralstelle zur Beratung bei Vergiftungsfällen an der
I. Medizinischen Universitätsklinik Kiel
Schittenhelmstraße 12
24105 Kiel
☎ 04 31 / 59 70   (Zentrale)
☎ 04 31 / 6 97 42 68   (Durchwahl)

Koblenz

Städtisches Krankenhaus Kemperhof Koblenz
I. Medizinische Klinik
Koblenzer Straße 115
56065 Koblenz
☎ 02 61 / 4 99 21 11   (Entgiftung Erwachsene)
☎ 02 61 / 4 99 26 46   (Entgiftung Kinder)

Ludwigshafen

Klinikum der Stadt Ludwigshafen
Entgiftungszentrale, Medizinische Klinik C
Bremserstraße 79
67063 Ludwigshafen
☎ 06 21 / 50 30   (Zentrale)
☎ 06 21 / 50 34 31   (Durchwahl)

Mainz

Beratungsstelle bei Vergiftungen
II. Medizinische Klinik und Poliklinik der Universität
Langenbeckstraße 1
55131 Mainz
☎ 0 61 31 / 1 71   (Durchwahl)
☎ 0 61 31 / 23 24 66 oder 23 24 67

München

Giftnotruf München
Toxikologische Abteilung der II. Medizinischen Klinik
rechts der Isar der Technischen Universität München
Ismaninger Straße 22
81675 München
☎ 0 89 / 41 40 22 11 oder 41 40 22 40

Nürnberg

II. Medizinische Klinik des Städtischen Klinikums
Toxikologische Intensivstation
Flurstraße 17
90419 Nürnberg
☎ 09 11 / 39 81   (Zentrale)
☎ 09 11 / 3 98 24 51   (Durchwahl)

9.4 Abkürzungsverzeichnis

A

A	Ampere
AMG	Arzneimittelgesetz
Amp.	Ampulle
AMV	Atemminutenvolumen
ARDS	adult respiratory distress syndrom (aktues Lungenversagen)
Art. (art.)	Arterie(n)
aSO$_2$	arterielle Sauerstoffsättigung
AVK	arterielle Verschlußkrankheit
AZ	Allgemeinzustand
AZV	Atemzugvolumen

B

BE	Basenüberschuß im Blut
bds.	beidseits
BGA	Blutgasanalyse
BKS	Blutkörperchensenkungsgeschwindigkeit
BWS	Brustwirbelsäule
BZ	Blutzucker
bzw.	beziehungsweise

C

°C	Grad Celsius
Ca^{++}	Calcium
ca.	zirka
Ch.	Charrière
CT	Computertomographie

D

DD	Differentialdiagnose
Def.	Definition
Diagn.	Diagnose
dl	Deziliter (100 ml)

E

EKG	Elektrokardiogramm
ERV	exspiratorisches Reservevolumen
ES	Extrasystole
evtl.	eventuell
EW	Eiweiß
EZ	Ernährungszustand

F

F	Faktor

G

ggf.	gegebenenfalls
Gew.	Gewicht
Gr.	Größe
gyn.	gynäkologisch

H

Hb	Hämoglobin
HF	Herzfrequenz
HZV	Herzzeitvolumen
HWS	Halswirbelsäule

I

i.c.	intrakutan
i.m.	intramuskulär
i.v.	intravenös
IE	Internationale Einheiten
IRV	inspiratorisches Reservevolumen
ITS	Intensivstation

K

K^+	Kalium
Kap.	Kapitel
kg	Kilogramm
KG	Körpergewicht
KH	Kohlenhydrate
KHK	koronare Herzkrankheit
kPa	Kilopascal

L

l	Liter
li.	links
LWS	Lendenwirbelsäule

M

mA	Milliampere
max.	maximal
mbar	Millibar
mg	Milligramm
mind.	mindestens
Min.	Minute

ml	Milliliter
mmHg	Millimeter Quecksilbersäule
mmID	Millimeter Innendurchmesser
MPG	Medizinproduktegesetz
MRT	Magnetresonanztomographie
mval/l	Millival pro Liter

N

Na^+	Natrium
NaCl	Natriumchlorid
neg.	negativ
NW	Nebenwirkung

O

o.B.	ohne Besonderheiten
OK	Oberkörper
OP	Operation, Operationssaal

P

Pat.	Patient
PEEP	positiver endexspiratorischer Druck
PG	Piktogramm
pH	Wasserstoffionenkonzentration im Blut
Pos.	Position
pos.	positiv

R

re.	rechts
Rö	Röntgen
RR	Blutdruck nach Riva-Rocci
RV	Residualvolumen

S

s.c.	subkutan
s.o.	siehe oben
Sek.	Sekunden
SHT	Schädel-Hirn-Trauma
SIH	schwangerschaftsinduzierte Hypotonie
StGB	Strafgesetzbuch
SVES	supraventrikuläre Extrasystolen
Symp.	Symptom

T

tägl.	täglich
Tel.	Telefon

9

Ther.	Therapie
TIA	transitorische ischämische Attacke
TRV	Totraumventilation

U

u.a.	unter anderem
u.U.	unter Umständen

V

V.a.	Verdacht auf
VES	ventrikuläre Extrasystole
vgl.	vergleiche
VK	Vitalkapazität
Vol.	Volumen
Vol.-%	Volumenprozent

W

WW	Wechselwirkung

Z

z.B.	zum Beispiel
z.Zt.	zur Zeit
ZNS	zentrales Nervensystem
ZVD	zentraler Venendruck
ZVK	zentraler Venenkatheter

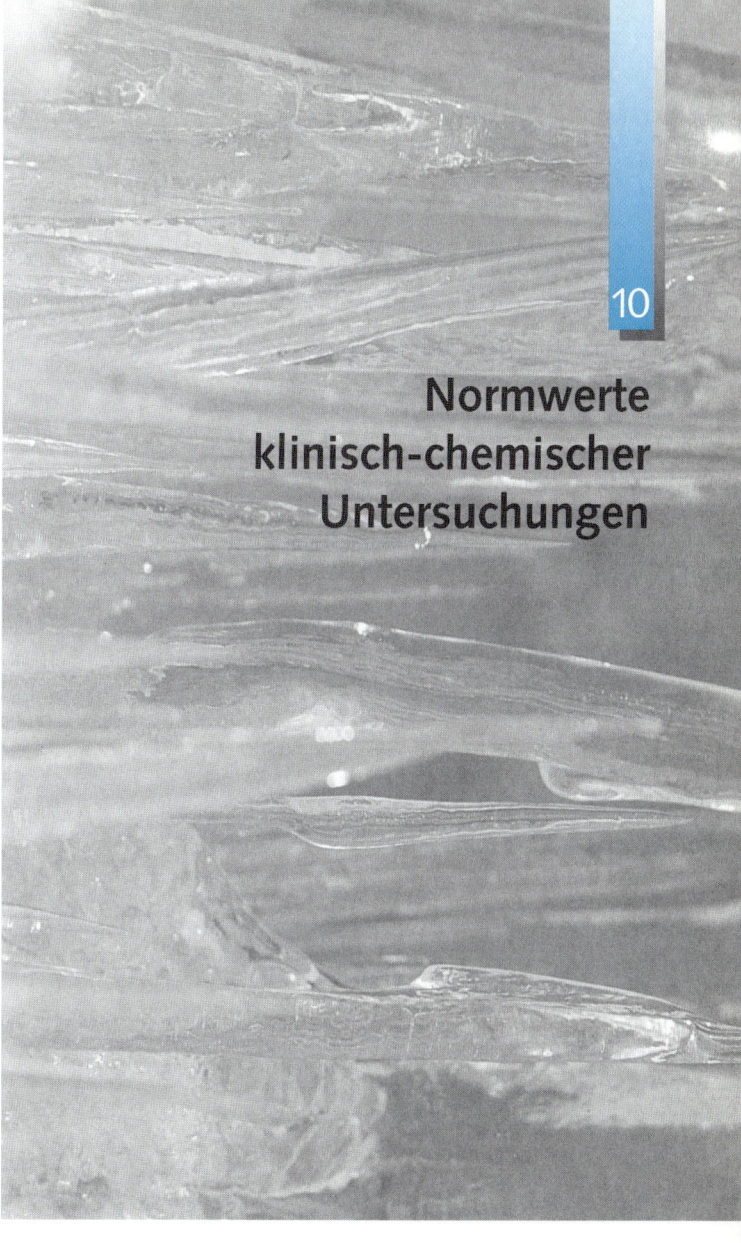

Normwerte
klinisch-chemischer
Untersuchungen

Folgende Faktoren können klinisch-chemische Meßwerte erheblich beeinflussen:
- Bestimmungsmethode
- Geschlecht und Alter
- körperliche und seelische Belastungen
- Tageszeit
- Ernährung
- Methode der Materialgewinnung
- individuelle Arbeitsweise

Die vorliegende Tabelle kann nur eine Orientierungshilfe sein, da die Normwerte in den Krankenhäusern unterschiedlich festgelegt sein können.

10.1 Hämatologische Normwerte

Kleines Blutbild

Erythrozyten:	Frauen	4,5 Mill. pro mm^3
	Männer	6 Mill. pro mm^3
Retikulozyten:	9–15‰ der Erythrozyten	
Thrombozyten:	150.000–300.000 pro mm^3	
Leukozyten:	4.300–9.000 pro mm^3	

Differentialblutbild

stabkernige Neutrophile:	3 bis 5%
segmentkernige Neutrophile:	50 bis 70%
Eosinophile:	2 bis 4%
Basophile:	0 bis 1%
Lymphozyten:	25 bis 40%
Monozyten:	2 bis 6%

Sonstige

osmotische Resistenz:	beginnende Hämolyse 0,46 bis 0,42%
	vollständige Hämolyse 0,34 bis 0,30%
HBA$_1$:	Stoffwechselgesunde 5 bis 8%,
	bei unbefriedigender Einstellung > 10%
Blutkörperchensenkungsgeschwindigkeit (BKS):	Frauen 6 mm/12 mm (nach 1 bzw. 2 Stunden)
	Männer 3 mm/6 mm (nach 1 bzw. 2 Stunden)

Hämoglobin:	Frauen	12,0 bis 16,0 g/dl
	Männer	14,0 bis 18,0 g/dl
Hämoglobin des Einzelerythrozyten (HbE):	27 bis 34 pg (Pikogramm)	
Hämatokrit:	Frauen	36 bis 46 Vol.-%
	Männer	39 bis 52 Vol.-%

10.2 Normwerte in Serum, Plasma, Vollblut

Elektrolyte

Natrium:	134 bis 143 mmol/l
Kalium:	3,6 bis 5,6 mmol/l
Calcium:	2,25 bis 2,70 mmol/l
Magnesium:	1,6 bis 2,0 mmol/l
Lithium:	0,4 bis 6,3 µmol/l
Chloride:	94 bis 111 mmol/l

Enzymaktivität

α-Amylase:		bis 120 U/l
Lipase:		bis 200 U/l
SGOT (Serum-Glutamat-	Frauen	bis 15 U/l
Oxalacetat-Transaminase):	Männer	bis 18 U/l
SGPT (Serum-Glutamat-	Frauen	bis 17 U/l
Pyruvat-Transaminase):	Männer	bis 22 U/l
γ-GT (Gammaglutamyl-	Frauen	4 bis 18 U/l
transpeptidase):	Männer	6 bis 28 U/l
alkalische Phosphatase		60 bis 170 U/l
LDH (Laktatdehydrogenase):		80 bis 240 U/l
CK (Creatinkinase):	Frauen	10 bis 70 U/l
	Männer	10 bis 80 U/l
CKMB	< als 6% der gesamten CK	
Cholinesterase:		3000 bis 9300 U/l
saure Phosphatase:	Frauen	bis 2,5 U/l
	Männer	bis 3,4 U/l
Prostata-Phosphatase:		bis 1,0 U/l

Lipide

Cholesterin:	nachzuprüfen	ab 220 mg/dl
	erhöht	ab 260 mg/dl
Triglyceride:	nachzuprüfen	ab 150 mg/dl
	erhöht	ab 200 mg/dl
HDL (High-density-Lipoproteins):		35 bis 45 mg/dl
LDL (Low-density-Lipoproteins):	nachzuprüfen	ab 150 mg/dl
	erhöht	ab 190 mg/dl

| Harnsäure: | Frauen | 2,4 bis 5,7 mg/dl |
| | Männer | 3,4 bis 7,0 mg/dl |

Sonstige

Blutzucker:	(enzymatisch)	70 bis 110 mg/dl
Harnstoff:		10 bis 50 mg/dl
Kreatinin:	Frauen	0,5 bis 0,9 mg/dl
	Männer	0,6 bis 1,1 mg/dl
Gesamt-Bilirubin:		bis 1,0 mg/dl
Bilirubin (direkt):		bis 0,25 mg/dl
Eisen:	Frauen	60 bis 140 µg/dl
	Männer	80 bis 150 µg/dl
Kupfer:	Frauen	85 bis 155 µg/dl
	Männer	70 bis 140 µg/dl
Ammoniak:	Frauen	19,5 bis 64,6 µg/dl
	Männer	28,2 bis 80,4 µg/dl
Laktat:		5,7 bis 22 mg/dl

Gerinnung

Blutungszeit:	1 bis 3 Minuten
Gerinnungszeit:	3 bis 5 Minuten (Venenblut, Zimmertemperatur)
Retraktionszeit:	30 bis 60 Minuten (Venenblut, Zimmertemperatur)
Prothrombinzeit (PTZ):	11 bis 15 Sekunden (entspricht nach Quick 75 bis 120%)
partielle Thromboplastinzeit (PTT):	35 bis 40 Sekunden

Blutgasanalyse (nach Astrup)

	Frauen	Männer
pH	7,35 bis 7,44	7,34 bis 7,44
PCO_2	32 bis 42 mmHg	35 bis 45 mmHg
PO_2	75 bis 100 mmHg	75 bis 100 mmHg
HCO_3	20 bis 24 mmol/l	22 bis 26 mmol/l
TCO_2	21 bis 25 mmol/l	23 bis 27 mmol/l
SBIC	22 bis 26 mmol/l	22 bis 26 mmol/l
ABE^3	–3,3 bis +1,2 mmol/l	–2,4 bis +2,3 mmol/l
SAET (O_2-Sättigung)	95 bis 98%	95 bis 98%

Elektrophorese (Abb. 10-1)

Gesamt-Protein:	6,6 bis 8,7 g/dl
Albumine:	51,3 bis 60,5 (rel.%)
α_1-Globuline:	5,1 bis 7,4
α_2-Globuline:	6,4 bis 10,4
β-Globuline:	8,0 bis 13,9
γ-Globuline:	10,2 bis 20,0

10

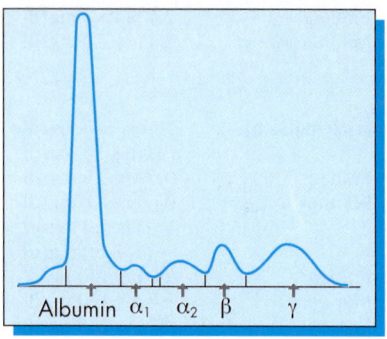

Abb. 10-1 Serumproteinfraktionen: Elektrophorese

10.3 Normwerte im Liquor

Zucker:	$^2/_3$ vom Blutzucker (32 bis 82 mg/dl)
Zellen:	bis $^9/_3$
Eiweiß:	0,015 bis 0,045 g/dl

10.4 Normwerte im Urin

pH-Wert:	4,8 bis 7,4
spezifisches Gewicht:	1002 bis 1020
Eiweißreaktion:	negativ
Zuckerreaktion:	negativ
Urobilinogen:	negativ bis leicht positiv
Bilirubin:	negativ
Sediment:	Plattenepithelien
Erythrozyten:	bis 4 Erythrozyten pro Gesichtsfeld
Leukozyten	bis 3 Leukozyten pro Gesichtsfeld
Kreatinin-Clearance:	Frauen 95 bis 160 ml/min
	Männer 98 bis 156 ml/min
Urin-Amylase:	bis 340 U/24 Stunden
Pankreolauryltest:	T/K >30

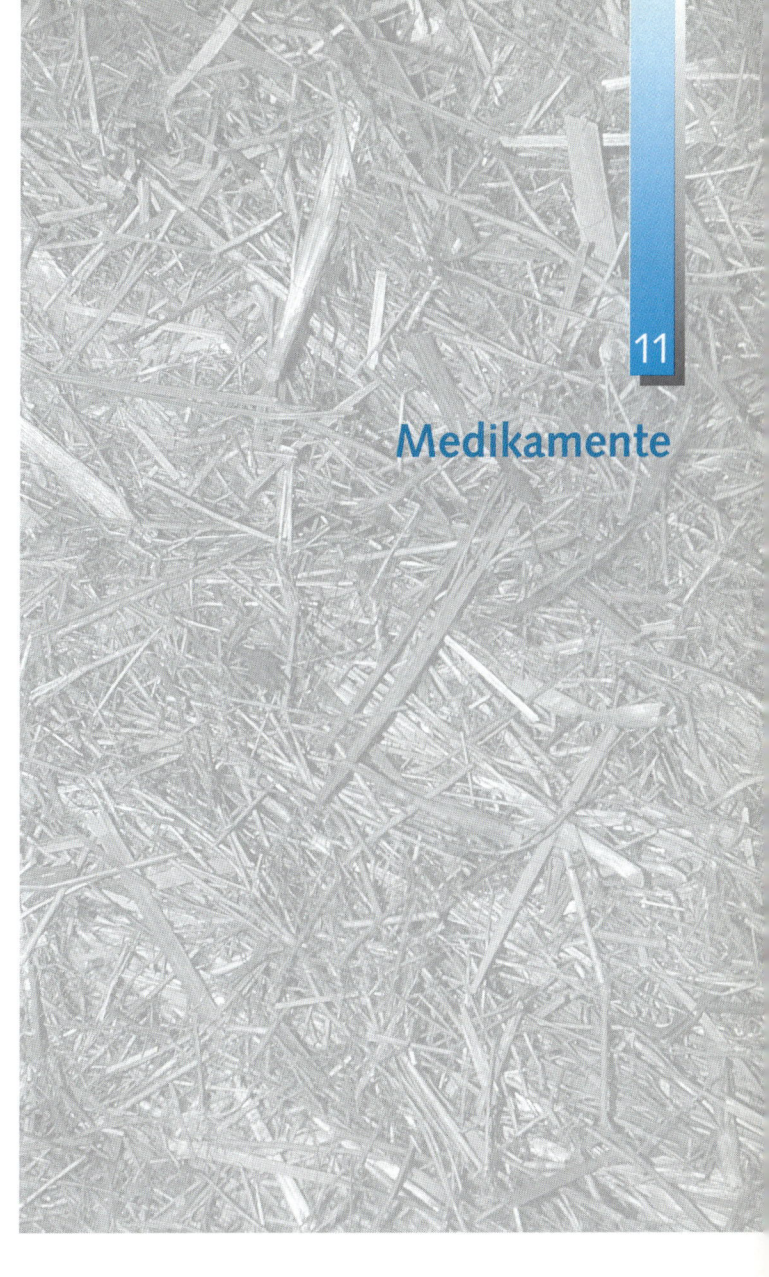

11

Medikamente

11.1 Alphabetische Medikamentenliste

Zur besseren Übersicht werden die am häufigsten verwendeten Medikamente und Infusionslösungen in 11 Gruppen unterteilt:

Gruppe 1: Medikamente mit vorwiegender Wirkung auf das respiratorische System

Gruppe 2: Medikamente mit vorwiegender Wirkung auf das kardiozirkulatorische System

Gruppe 3: Analgetika und Spasmolytika

Gruppe 4: Medikamente zur Beruhigung und gegen Allergien

Gruppe 5: Hormonpräparate

Gruppe 6: Medikamente zur Entgiftung und Gegengifte

Gruppe 7: Medikamente zur Reanimation

Gruppe 8: Medikamente zur Narkoseeinleitung und Intubation

Gruppe 9: Infusionslösungen

Gruppe 10: Medikamente zur Beeinflussung des Wasser-, Elektrolyt- und Säure-Basen-Haushalts

Gruppe 11: Sonstige Medikamente

A

Adalat®	Gruppe 2

Koronartherapeutikum, Antihypertonikum
1 Kapsel enthält 10 mg Nifedipin

Indikationen

– hypertensive Krise
– koronare Herzkrankheiten
– instabile Angina pectoris

Dosierung

– 1 bis 2 Kapseln zerbeißen lassen oder aufstechen und unter die Zunge geben
– Kapselhülle ausspucken lassen
– während der hypertensiven Krise ist die Gabe einer weiteren Kapsel möglich

Wirkung

- Calciumantagonist, hemmt den Calciumeinstrom in die Zelle
- Erweiterung der Herzkranzgefäße, der peripheren arteriellen und venösen Gefäßabschnitte
- Senkung der Pulsfrequenz
- Steigerung der koronaren Durchblutung
- Reduzierung des Sauerstoffbedarfs der Herzmuskulatur
- der Wirkungseintritt erfolgt nach dem Zerbeißen der Kapseln nach zwei bis drei Minuten

Nebenwirkungen

- häufig Flush (Hautrötung)
- Muskelzittern
- Kopfschmerzen, Schwindel
- Übelkeit
- Tachykardie
- evtl. pektanginöse Beschwerden
- Blutdrucksenkung

Kontraindikationen

- Schock, Hypotonie
- Schwangerschaft und Stillzeit, Eklampsie

 Bei Vergiftungserscheinungen (z.B. kardiales Versagen, Schock, periphere Pulslosigkeit) Gabe von Calcium gluconium 10% langsam i.v.

Adrenalin®   Gruppe 2

Sympathomimetikum
1 Ampulle (1 ml) enthält 1 mg Adrenalin

Indikationen

- kardio-pulmonale Reanimation
- Kreislaufkollaps
- anaphylaktische Reaktionen

Dosierung

- Verdünnung: 1 ml Ampulle mit 9 ml NaCl 0,9% (1 ml entspricht 0,1 mg Adrenalin)
- zur Reanimation initial 0,5 bis 1,0 mg i.v. (5 bis 10 ml) bei Erwachsenen, Wiederholung der Dosis nach 3 bis 5 Minuten
- bei Anaphylaxie initial 0,05 bis 0,1 mg i.v. (0,5 bis 1,0 ml) bei Erwachsenen

Wirkung

– Alpharezeptoren: Engstellung der peripheren Gefäße
– Betarezeptoren 1: Herzkraftsteigerung
– Betarezeptoren 2: Bronchialerweiterung

Nebenwirkungen

– Herzklopfen
– Tachykardie
– ventrikuläre Herzrhythmusstörungen
– im Extremfall Kammerflimmern
– pektanginöse Beschwerden
– Hyperglykämie

Kontraindikationen

– Hypertonie
– tachykarde Herzrhythmusstörungen

> Adrenalin darf **nicht** mit alkalisierenden Substanzen (z.B. $NaHCO_3$) zugeführt werden. **Keine** unverdünnte intravenöse Anwendung.

Akrinor®   Gruppe 2

Antihypotonikum
1 Ampulle (2 ml) enthält 10 mg Theodrenalin und 200 mg Theophyllin

Indikationen

– Hypotonie
– vasovagale Synkope
– orthostatische Kreislaufregulationsstörung

Dosierung

– 0,5 bis 1,0 ml langsam i.v. (1 ml/Minute)

Wirkung

– Kreislaufstimulierung durch Engstellung der venösen Blutgefäße und Erhöhung der Pumpleistung des Herzens

Nebenwirkungen

– subjektive Mißempfindungen, z.B. Herzklopfen
– ventrikuläre Herzrhythmusstörungen
– pektanginöse Beschwerden

11

Kontraindikationen

- Volumenmangel, z.B. hypovolämischer Schock
- Hypertonie
- koronare Herzkrankheiten
- Engwinkelglaukom

 Akrinor® enthält Ethanol (1 Amp.: 12 Vol.-%).

Alloferin®   Gruppe 8

Muskelrelaxans
1 Ampulle (5 ml/10 ml) enthält 5 mg/10 mg Alcuroniumchlorid

Indikationen

- zur Relaxierung bei Eingriffen unter Kombinationsnarkose
- Ausschaltung der Atemmuskulatur zur künstlichen Beatmung

Dosierung

- 1,5 mg pro 10 kg KG langsam i.v.
- 0,3 mg pro 10 kg KG als Wiederholungsdosis nach ca. 20 Minuten

Wirkung

- Blockierung der Erregungsübertragung an der motorischen Endplatte der Skelettmuskulatur
- der nervale Impuls wird nicht mehr auf den Muskel übertragen

Nebenwirkungen

- Blutdruckabfall
- Bronchospasmen
- selten anaphylaktische Reaktionen

Kontraindikationen

- fehlendes Instrumentarium zur Intubation und Beatmung
- Atemwegswiderstände im Mund-, Kiefer- und Kehlkopfbereich

 Der Wirkungseintritt erfolgt nach etwa 90 Sekunden; die Wirkungsdauer beträgt 30 bis 45 Minuten.

Alupent®   Gruppe 2

Sympathomimetikum
1 Ampulle (1 ml) enthält 0,5 mg Orciprenalinsulfat
1 Ampulle (10 ml) enthält 5 mg Orciprenalinsulfat (zur Infusionstherapie)

Indikationen

– bradykarde Herzrhythmusstörungen
– akutes Asthma bronchiale, Status asthmaticus
– Antidot bei relativer und absoluter Überdosis von Betarezeptorenblockern

Dosierung

– Verdünnung: 1-ml-Ampulle mit 4 ml NaCl 0,9% (1 ml entspricht
  0,1 mg Orciprenalin)
– initial 0,1 mg sehr langsam i.v., evtl. Dosis wiederholen

Wirkung

– Stimulierung der Betarezeptoren mit Verstärkung der Reizbildung
  und -leitung
– Herzkraftsteigerung
– Frequenzerhöhung
– Senkung des peripheren Widerstandes
– Erweiterung und Krampflösung der Bronchialmuskulatur

Nebenwirkungen

– Gesichtsrötung
– allergische Hauterscheinungen
– Herzklopfen
– ventrikuläre Herzrhythmusstörungen
– pektanginöse Beschwerden
– Blutdrucksenkung

Kontraindikationen

– tachykarde Herzrhythmusstörungen
– schwere Schilddrüsenüberfunktion
– frischer Herzinfarkt

 Bei Vergiftungserscheinungen (z.B. Unruhe, Extrasystolie,
kurzfristigem Kammerflimmern) Gabe von Betarezeptorenblockern und evtl. Sedierung.

11

Anexate®   Gruppe 6

Benzodiazepin-Antagonist
1 Ampulle (10 ml) enthält 1 mg Flumazenil

Indikation

– Aufhebung der zentral dämpfenden Wirkung von Benzodiazepinen

Dosierung

– initial 0,2 mg Flumazenil i.v. innerhalb von 15 Sekunden; wenn
  sich nicht innerhalb von 60 Sekunden nach der ersten i.v. Injektion
  der gewünschte Bewußtseinsgrad einstellt, Wiederholung der Dosis
  mit 0,1 mg Flumazenil
– die Gesamtdosis von 1 mg sollte nicht überschritten werden

Wirkung

– Antagonisierung von Substanzen, die über den Benzodiazepin-
  rezeptor wirken

Nebenwirkungen

– Übelkeit und Erbrechen
– Angstgefühle
– Herzklopfen
– Blutdruckschwankungen
– Veränderungen der Herzfrequenz

Kontraindikation

– in Notfällen keine

 Es können bei Benzodiazepinabhängigen Entzugserscheinun-
gen auftreten.

Apomorphin®   Gruppe 6

Emetikum
1 Ampulle (1 ml) enthält 10 mg Apomorphin-HCl

Indikation

– Emetikum bei Vergiftungen, Alkohol- und Drogensucht

Dosierung

– 0,1 mg/kg KG **i.m.**

Wirkung

– zentrale Wirkung (Stimulierung) auf das Brechzentrum

Nebenwirkungen

– Blutdruckabfall
– Müdigkeit
– Atemdepression

Kontraindikationen

– Kreislaufinsuffizienz
– Schock
– Koma
– Narkose
– Kleinkinder und Säuglinge
– Verätzungen mit Laugen und Säuren
– schaumbildende Substanzen
– organische Lösungsmittel

 Nach Injektion Puls- und Blutdrucküberwachung.
Wiederholungsinjektion vermeiden. **Keine** i.v. Injektionen.

Atropinsulfat®   Gruppe 2/Gruppe 6/Gruppe 8

Parasympatholytikum
1 Ampulle (1 ml/10 ml) enthält 0,5 mg/100 mg Atropinsulfat

Indikation

– bradykarde Herzrhythmusstörungen
– Operationsvorbereitung (z.B. Hemmung der Magensekretion)

Dosierung

– 0,5 bis 1,0 mg langsam i.v.

Wirkung

Hemmung des parasympathischen Acetylcholins auf das Erfolgsorgan
– Herzfrequenzsteigerung
– Sekrethemmung (z.B. Speichel, Schleim, Schweiß und Magensaft)
– Pupillenerweiterung
– Tonusverminderung der glatten Muskulatur

11

Nebenwirkungen

– Tachykardie
– Akkommodationsstörungen
– Mundtrockenheit
– Pupillenerweiterung
– Miktionsbeschwerden
– Unruhe

Kontraindikationen

– Tachykardie
– Engwinkelglaukom

 Bei Vergiftungserscheinungen (z.B. Gesichtsrötung, Tachykardie, Unruhe) Gabe von Anticholium®, Visken® und evtl. Sedierung

 Atropinsulfat darf **nicht** zusammen mit Adrenalin oder Noradrenalin verabreicht werden.

B

Berotec®	Gruppe 1/Gruppe 3

Sympathomimetikum
Dosier-Aerosol, 1 Einzeldosis enthält 100 µg Fenoterolhydrobromid

Indikationen

– symptomatische Behandlung von akuten Asthmaanfällen
– obstruktive Atemwegserkrankungen
– Wehenhemmung bei bevorstehender Geburt

Dosierung

– 2 bis 3 Hübe
– 5 Hübe zur Wehenhemmung

Wirkung

– Betarezeptoren-2-Stimulation
– Weitstellung von Gefäßen, Bronchien und glatter Muskulatur
– Hemmung der Wehentätigkeit

Nebenwirkungen

– Schwindel
– Kopfschmerzen
– Unruhe
– evtl. Blutdruckabfall

– Herzklopfen
– Tachykardie
– ventrikuläre Rhythmusstörungen
– Muskeltremor

Kontraindikationen

– Tachykardie und tachykarde Arrhythmie
– frischer Myokardinfarkt
– Thyreotoxikose
– während der Geburt (z.B. Blasensprung)

 Wirkungseintritt erfolgt nach ca. 15 Minuten
Bei Vergiftungserscheinungen (z.B. ventrikuläre Arrhythmie)
Gabe von Betablockern (z.B. Visken®).

 Vor Gebrauch Dosier-Aerosol gut schütteln. Nach tiefer Ausatmung Kopf zurückneigen und bei tiefer Einatmung kräftig
auf den Behälterboden drücken. Atem für einige Sekunden
anhalten lassen.

Bronchoparat®   Gruppe 1/Gruppe 3

Broncholytikum, Antiasthmatikum
1 Ampulle (10 ml) enthält 200 mg Theophyllin

Indikationen

– Akutbehandlung von Atemnotzuständen aufgrund obstruktiver
  Atemwegserkrankungen, z.B. Asthma bronchiale
– zentrale Atemregulationsstörungen
– Cor pulmonale
– chronische Angina pectoris und Ödeme infolge von Herz-, Nieren-
  oder Gehirnerkrankungen

Dosierung

– bei liegenden Erwachsenen initial 2,5 bis 3,0 mg/kg KG langsam
  i.v., innerhalb von 20 bis 30 Minuten

Wirkung

– Broncholyse
– Stimulierung des Atemzentrums
– Senkung des peripheren Widerstandes
– Förderung der Nierenausscheidung

11

Nebenwirkungen

- Übelkeit, Erbrechen
- Kopfschmerzen
- Unruhe
- Tachykardie und Blutdruckabfall
- Steigerung der Harnausscheidung
- zerebrale Krampfauslösung bei Kleinkindern

Kontraindikationen

- frischer Herzinfarkt
- Tachykardie
- Epilepsie
- Kinder unter einem Jahr
- kardiogener Schock

 Bei toxischen Nebenwirkungen (Krampfanfällen) erfolgt die Gabe von Diazepam®.

Buscopan®   Gruppe 3

Spasmolytikum
1 Ampulle (1 ml) enthält 20 mg N-Butylscopolaminiumbromid

Indikation

- Spasmen im Bereich von Magen, Darm, Gallenwegen und ableitenden Harnwegen sowie des weiblichen Genitales

Dosierung

- 1 Ampulle langsam i.v.
- Einzeldosis 20 bis 40 mg
- Tagesdosis bis 100 mg
- Kleinkinder und Säuglinge $^{1}/_{4}$ Ampulle (5 mg)

Wirkung

- periphere anticholinerge Wirkung mit Hemmung der parasympathischen Wirkung auf die glatte Muskulatur
- Tonusverminderung der glatten Muskulatur
- krampflösend
- Verzögerung der Entleerung des Magens

Nebenwirkungen

- Hautreaktionen
- selten Blutdruckabfall
- Tachykardie
- Akkommodationsstörungen der Augen

Kontraindikationen

- Engwinkelglaukom
- tachykarde Arrhythmie
- mechanische Stenosen im Bereich des Magen-Darm-Kanals
- Blasenentleerungsstörungen

 Buscopan® sollte **nicht** bei unklarem Abdomen verwendet werden (führt zur Verschleierung der Symptome und erschwert die klinische Diagnostik).

C

Calcium 10%	Gruppe 2/Gruppe 4/Gruppe 10

Elektrolyt
1 Ampulle (10 ml) enthält 940 mg Calciumgluconat
1 ml entspricht 0,23 mmol Ca^{++}

Indikationen

- Hypocalciämie
- Allergien
- Hyposystolie
- Tetanien
- Vergiftungen mit Tetrachlorkohlenwasserstoff

Dosierung

- 1 Ampulle (10 ml) langsam i.v. (über 5 Minuten)

Wirkung

- Schlagkraftsteigerung des Herzens
- Verstärkung der Ventrikelerregbarkeit
- Stabilitätserhöhung der Zellmembranen
- entzündungshemmend
- Gefäßabdichtung
- Histamin-Antagonist

Nebenwirkungen

- Wärme- und Hitzegefühl
- ventrikuläre Herzrhythmusstörungen
- Übelkeit
- Erbrechen

Kontraindikationen

- volldigitalisierte Patienten
- schwere Niereninsuffizienz
- Hypercalciämie

11

Blutdruckabfall und Herzrhythmusstörungen bei zu rascher i.v. Gabe.
Keine gleichzeitige Gabe von Natriumbikarbonat.
Bei Patienten mit evtl. notwendiger Adrenalingabe (z.B. anaphylaktische Reaktionen) darf **kein** Calcium verabreicht werden.

Catapresan® Gruppe 2

Antihypertonikum
1 Ampulle (1 ml) enthält 0,15 mg Clonidin-HCl

Indikationen

– hypertone Krise
– alle Formen der Hypertonie

Dosierung

– Verdünnung 1 Amp. mit 4 ml NaCl 0,9% (1 ml entspricht 0,03 mg Clonidin-HCl)
– 1 Ampulle (0,15 mg) langsam i.v.

Wirkung

– Beeinflussung des Vasomotorenzentrums im Gehirn mit einer Reduzierung der sympathischen Impulse
– als Folge Blutdruck- und Herzfrequenzsenkung

Nebenwirkungen

– orthostatische Beschwerden, Kollapsgefahr
– Mundtrockenheit
– Bradykardie
– Übelkeit und Erbrechen
– Kopfschmerzen

Kontraindikationen

– Bradykardie unter 50 Schlägen pro Minute
– Schwangerschaft
– Sinusknotensyndrom

 Abruptes Absetzen vermeiden
Keine Kombination mit Betarezeptorenblockern.

D

Diamox® Parenteral — Gruppe 11

Ophthalmikum
1 Ampulle enthält 500 mg Acetazolamid

Indikationen

– akutes Glaukom
– Epilepsie
– Hirnödem

Dosierung

– Injektionsflasche mit 500 mg Acetazolamid mit 5 ml Aqua dest.
  auflösen
– Verabreichung i.m. oder i.v.
– Medikament langsam intravenös injizieren bzw. infundieren

Wirkung

– Hemmung des Ferments Carbonanhydrase, anschließende Diurese

Nebenwirkungen

– Herzklopfen
– Hypotonie
– Herzrhythmusstörung
– orthostatische Kreislaufregulationsstörung
– Wasser- und Elektrolytstörung
– Parästhesie
– Müdigkeit
– Verdauungsstörung
– Durst

Kontraindikationen

– Niereninsuffizienz
– Elektrolytstörungen, z.B. Hypokaliämie
– Schwangerschaft

11

Diazepam Desitin®   Gruppe 4

Tranquilizer
1 Ampulle (2 ml) enthält 10 mg Diazepam

Indikationen

– akute Angst-, Spannungs- und Erregungszustände
– zerebraler Krampfanfall
– Schmerzzustände

Dosierung

– zur Sedierung 5 bis 10 mg i.v.
– bei anderen Indikationen (z.B. schwerer zerebraler Krampfanfall)
  5 bis 10 mg i.v. alle 10 bis 15 Minuten bis max. 30 mg
– Kinder über 5 Jahre 1 mg langsam i.v.

Wirkung

zentrale Sedierung mit
– Beruhigung
– Angst- und Krampflösung
– Entspannung
– Muskeltonusverminderung

Nebenwirkungen

– Schläfrigkeit, Benommenheit und Schwindelgefühl
– Sehstörungen
– Mundtrockenheit
– Blutdruckabfall
– Atemdepression
– paradoxe Reaktionen, z.B. Erregungszustände und Wutanfälle bei
  älteren Menschen

Kontraindikationen

– bekannte Überempfindlichkeit gegen Benzodiazepine
– Medikamenten-, Drogen- und Alkoholabhängigkeit
– Engwinkelglaukom
– Ateminsuffizienz
– Myasthenia gravis (Störung der Erregungsübertragung an der moto-
  rischen Endplatte)

 Bei Vergiftungserscheinungen (z.B. zentralen Lähmungen)
Atem- und Kreislaufhilfe.

Diazepam Desitin® rectal tube   Gruppe 4

Tranquilizer
1 rectal tube (2,5 ml) enthält 5 mg/10 mg Diazpeam

Indikationen

– akute Angst-, Spannungs- und Erregungszustände
– zerebraler Krampfanfall
– Schmerzzustände

Dosierung

zur Sedierung von
– Kindern (10 bis 15 kg) 5 mg
– Kindern (über 15 kg) 2 × 5 mg

Wirkung

zentrale Sedierung mit
– Beruhigung
– Angstlösung
– Entspannung
– Krampflösung
– Muskeltonusverminderung

Nebenwirkungen

– Schläfrigkeit, Benommenheit und Schwindelgefühl
– Sehstörungen
– Mundtrockenheit
– Blutdruckabfall
– Atemdepression

Kontraindikationen

– bekannte Überempfindlichkeit gegen Benzodiazepine
– Medikamenten-, Drogen- und Alkoholabhängigkeit
– Engwinkelglaukom
– Ateminsuffizienz
– Myasthenia gravis (Störungen der Erregungsübertragung an der
  motorischen Endplatte)

 Bei Vergiftungserscheinungen (z.B. zentralen Lähmungen)
Atem- und Kreislaufhilfe.

Dobutamin Hexal® Gruppe 2

Katecholamin
1 Injektionsflasche mit 530 mg Trockensubstanz enthält 280 mg
Dobutamin-HCl, entspricht 250 mg Dobutamin

Indikationen

– akute Herzinsuffizienz
– kardiogener Schock

Dosierung

– 250 mg auf z.B. 500 ml Ringer-Lactat-Infusionslösung
– je nach Wirkung auf Puls, Blutdruck 7 bis 28 Tropfen/Minute als
  i.v. Infusion bei einem Patientengewicht von 70 kg oder 0,025 bis
  0,10 ml/Minute als Infusionspumpe

Wirkung

– positiv inotrope Wirkung mit Steigerung der Herzkraft und Erniedrigung des Sauerstoffverbrauches am Herzen

Nebenwirkungen

– Tachykardie
– Herzrhythmusstörungen, z.B. ventrikuläre Extrasystolen
– Übelkeit
– Kopfschmerzen
– Vasokonstriktion bei Patienten mit Betarezeptorenblockern
– pektanginöse Beschwerden

Kontraindikationen

– Volumenmangel
– Herzbeuteltamponade
– Tachyarrhythmie
– Aortenklappenstenose

 Monitorüberwachung. Die gleichzeitige Gabe von Natriumbikarbonat vermindert die Wirksamkeit der Katecholamine. Alle Katecholamine sind lichtempfindlich. Dobutamin Hexal® Trockensubstanz zu Injektionszwecken in 10 ml Aqua dest. auflösen und z.B. in einer 500-ml-Infusionsflasche weiter verdünnen.

Dobutrex® | Gruppe 2

Katecholamin
1 Injektionsflasche (Stechampulle) enthält 250 mg Dobutamin

Indikationen

– akute Herzinsuffizienz
– kardiogener Schock
– Herzversagen bei Kardiomyopathie

Dosierung

– 100 mg auf 500 ml Ringer-Lactat®-Infusionslösung (1 Tropfen entspricht 10 µg)
– je nach Wirkung auf Puls, Blutdruck etwa 1 Tropfen/kg KG/Minute als i.v. Infusion (60 bis 120 Tropfen/Minute)

Wirkung

– positiv inotrope Wirkung mit Steigerung der Herzkraft und Erhöhung des Schlagvolumens

Nebenwirkungen

– Tachykardie
– Herzrhythmusstörungen, z.B. ventrikuläre Extrasystolen
– pektanginöse Beschwerden
– Kopfschmerzen
– Kurzatmigkeit

Kontraindikationen

– Volumenmangel
– Tachyarrhythmie

 Monitorüberwachung. Die gleichzeitige Gabe von Natriumbikarbonat vermindert die Wirkung der Katecholamine. Alle Katecholamine sind lichtempfindlich.

11

Dolantin® · Gruppe 3

Analgetikum
1 Ampulle (1 ml) enthält 50 mg Pethidin-HCl

Indikationen

– starke Schmerzzustände
– Spasmen der glatten Muskulatur des Magen-Darm-Traktes, der abführenden Gallenwege und des Urogenital-Traktes

Dosierung

– 25 bis 100 mg langsam i.v. (0,5 bis 2 ml in 1 bis 2 Minuten)

Wirkung

Wirkung auf das zentrale Nervensystem mit
– Schmerzhemmung
– Euphorisierung

Nebenwirkungen

– anaphylaktische Reaktion
– Sedierung
– Schwindel
– Übelkeit
– Kopfschmerzen
– Atemdepression
– Kreislaufdepression mit Bradykardie und orthostatischer Regulationsstörung

Kontraindikationen

– Kreislauf- und Ateminsuffizienz
– erhöhter Hirndruck
– Hypotension in Verbindung mit einer Hypovolämie

 Bei Vergiftungserscheinungen (z.B. Atemdepression, Miosis, Erbrechen und Kopfschmerzen) Gabe von Narcanti®, Wachhalten, Atembefehle und Atemhilfe.

Dopamin®	**Gruppe 2**

Katecholamin
1 Ampulle (5 ml) enthält 50 mg Dopamin

Indikationen

– Schockzustände mit drohendem Herz-Kreislauf- und Nierenversagen
– schwere Hypotensionen

Dosierung

– 100 mg auf 500 mg Ringer-Lactat®-Infusionslösung (1 Tropfen entspricht 10 µg)
– je nach Wirkung auf Puls, Blutdruck und Ausscheidung ca. 1 Tropfen/kg KG/Minute als i.v. Infusion (60 bis 120 Tropfen/Minute)

Wirkung

● **Stimulierung der Alpharezeptoren mit**
– Gefäßengstellung in der Peripherie
● **Stimulierung der Betarezeptoren mit**
– Herzkraftsteigerung
– Erhöhung des Schlagvolumens
– Frequenzsteigerung
– Gefäß- und Bronchienerweiterung

Nebenwirkungen

– Tachykardie
– Herzrhythmusstörungen (z.B. ventrikuläre Extrasystolen)
– pektanginöse Beschwerden
– Kopfschmerzen

Kontraindikationen

– Schilddrüsenüberfunktion
– Volumenmangel
– Tachyarrhythmie
– Engwinkelglaukom

 Monitorüberwachung. Gleichzeitige Gabe von Natriumbikarbonat vermindert die Wirksamkeit der Katecholamine.
Alle Katecholamine sind lichtempfindlich.

11

E

Antihypertonikum
1 Ampulle (10 ml) enthält 50 mg Urapidil-HCl

Indikationen

– hypertensive Notfälle
– schwere und schwerste Formen der Hypertonie

Dosierung

– initial 10 bis 50 mg langsam i.v.
– je nach Notwendigkeit die halbe Dosis nach etwa zwei Minuten
  wiederholen

Wirkung

– Beeinflussung des Vasomotorenzentrums durch Verminderung
  des Sympathikotonus und Blockade der Alpharezeptoren
– Gefäßweitstellung

Nebenwirkungen

– Müdigkeit
– Kopfschmerzen, Schwindel
– Herzklopfen
– Schweißausbruch
– ventrikuläre Extrasystolen
– pektanginöse Beschwerden
– Atemnot

Kontraindikationen

– Aortenisthmusstenose
– arteriovenöser Shunt
– Schwangerschaft

 Da die blutdrucksenkende Wirkung innerhalb von fünf Minuten eintritt, sind regelmäßige Blutdruckkontrollen erforderlich. Eine übermäßige Blutdrucksenkung kann durch Hochlagern der Beine und Volumensubstitution reduziert werden.

Euphylong® 200   Gruppe 1

Broncholytikum, Antihistaminikum
1 Ampulle (10 ml) enthält 200 mg Theophyllin

Indikation

– akute Atemnot aufgrund obstruktiver Atemwegserkrankung,
  z.B. Asthma bronchiale

Dosierung

– beim liegenden Erwachsenen initial (ohne Vorbehandlung mit
  Theophyllin) 4 bis 5 mg/kg KG langsam (20 bis 30 Minuten) i.v.

Wirkung

– Broncholyse
– Stimulierung des Atemzentrums
– Senkung des peripheren Widerstandes
– Förderung der Nierenausscheidung

Nebenwirkungen

– Übelkeit, Erbrechen
– Kopfschmerzen
– Unruhe
– Tachykardie
– häufig Blutdruckabfall
– Steigerung der Harnausscheidung
– zerebrale Krampfauslösung bei Kleinkindern

Kontraindikationen

– frischer Herzinfarkt
– kardiogener Schock
– akute tachykarde Arrhythmien

 Bei toxischen Nebenwirkungen (z.B. Krampfanfällen) erfolgt
die Gabe von Diazepam oder alternativ Bronchoparat®

11

F

Fortecortin®   Gruppe 4

Glukokortikoid
1 Ampulle (5 ml/10 ml) enthält 40 mg/100 mg Dexamethason-21-
Dihydrogenphosphat

Indikationen

systemische Anwendung bei
– Hirnödem durch Schädel-Hirn-Traumen
– Apoplexie
– anaphylaktischem Schock
– Status asthmaticus

Dosierung

– initial 40 bis 100 mg langsam i.v. (2 bis 3 Minuten), anschließend
  4 bis 8 mg i.v. in zwei- bis vierstündigen Abständen
– Status asthmaticus: 40 mg i.v.
– Hirnödemprophylaxe: 100 mg i.v.

Wirkung

– Stabilisierung der Zellmembran
– bronchiale Erweiterung
– hemmt die Freisetzung von Entzündungsstoffen

Nebenwirkung

– Blutdrucksteigerung

Kontraindikation

– in Notfällen keine

 Der Wirkungseintritt erfolgt nach 5 bis 15 Minuten.

G

Gilurytmal®	Gruppe 2

Antiarrhythmikum
1 Ampulle (10 ml) enthält 50 mg Ajmalin

Indikationen

– tachykarde supraventrikuläre Arrhythmien
– lebensbedrohliche tachykarde ventrikuläre Arrhythmien

Dosierung

– 1 mg/kg KG langsam i.v. (10 mg/Minute) unter EKG-Kontrolle,
  Intubations-, Defibrillations- und Reanimationsbereitschaft

Wirkung

– Stabilisierung der Membran an der Herzmuskelfaser
– Herabsetzung der Reizleitungsgeschwindigkeit
– Senkung der Herzfrequenz

Nebenwirkungen

– Flush-Symptomatik
– Parästhesie
– Übelkeit, Erbrechen
– Kammerflimmern
– Asystolie

Kontraindikationen

– frischer Herzinfarkt (innerhalb der ersten drei Monate)
– Herzinsuffizienz
– Bradykardie
– Reizleitungsstörungen

 Monitorüberwachung.
Bei Vergiftungserscheinungen (z.B. Bradyarrhythmie mit Blut-
druckabfall, Bewußtlosigkeit, Atemlähmung) Magenspülung,
Atem- und Kreislaufhilfe.

11

Glukose 40% · Gruppe 11

Kohlenhydratlösung
1 Ampulle (10 ml) enthält 4 g Glukose

Indikationen

– Hypoglykämie (Blutzuckerspiegel unter 60 mg/dl)
– Alkoholintoxikation

Dosierung

– initial 12 bis 32 g Glukose, sonst nach Bedarf

Wirkung

– Anhebung des Blutzuckerspiegels
– mögliche Aufklarung bei Alkoholintoxikation

Nebenwirkung

– Venenwandreizung bei hoher Konzentration

Kontraindikationen

– Normoglykämie bei bekanntem Diabetes
– Hyperglykämie

 Gabe von maximal 3 Ampullen Glukose 40% zur Unterscheidung einer unklaren Bewußtlosigkeit (Hypoglykämie – Hyperglykämie). Bei einer Unterzuckerung erwacht der Patient. Bei einer Überzuckerung erfolgt keine Besserung der Symptomenlage.

H

HAES-steril® 6% · Gruppe 9

Volumenersatzmittel
Infusionslösung (500-ml-Beutel) enthält 30 Hydroxyäthylstärke 5% in NaCl 0,9%

Indikationen

– Hypovolämie
– Schock
– therapeutische Blutverdünnung (Hämodilution)

Dosierung

– maximal 20 ml/kg KG/Tag
– die ersten 10 bis 20 ml sollen langsam und unter kontinuierlicher

Beobachtung des Patienten (anaphylaktische Reaktionen sind möglich) einlaufen

Wirkung

– Verbesserung des Kreislaufs und der Mikrozirkulation über einen Zeitraum von 3 bis 4 Stunden

Nebenwirkungen

– Juckreiz
– Gefahr der Volumenüberbelastung
– Verlängerung der Blutungszeit
– selten allergische Reaktion

Kontraindikationen

– dekompensierte Herzinsuffizienz
– Niereninsuffizienz
– Hyperhydrationen
– schere Blutungsdefekte

 Große Temperaturschwankungen bei der Lagerung vermeiden.

Haemaccel® Gruppe 9

Volumenersatzmittel
Infusionslösung (500-ml-Beutel) enthält 17,5 g vernetzte Polypeptide

Indikationen

– Hypovolämie
– Volumenmangelschock

Dosierung

– individuell der Kreislaufsituation und Schocksymptomatik angepaßt
– Richtwert: 500 bis 1500 ml,
Infusionsgeschwindigkeit beträgt für 500 ml:
– 60 Minuten (Dauertropf)
– 15 bis 30 Minuten (Schnellinfusion)
– 15 Minuten (Druckinfusion)

Wirkung

– kolloidaler Volumenersatz durch Übernahme der onkotischen Funktion des Albumins

11

Nebenwirkungen

– Gefahr der Volumenüberbelastung
– selten allergische Reaktionen

Kontraindikationen

– dekompensierte Herzinsuffizienz
– bestehende allergische Reaktion

 Große Temperaturschwankungen bei der Lagerung vermeiden.

Humanalbumin 5%	Gruppe 9

Volumenersatzmittel
Infusionslösung (250-ml-Flasche) enthält 5% Humanalbumin

Indikationen

– Hypovolämie
– Volumenmangelschock

Dosierung

– je nach Schocksymptomatik

Wirkung

– kolloidaler Volumenersatz durch Übernahme der onkotischen
  Funktion des Albumins

Nebenwirkung

– allergische Reaktionen

Kontraindikationen

– akute Linksherzinsuffizienz
– Lungenödem

 Große Temperaturschwankungen bei der Lagerung vermeiden.

Hypnomidate®   Gruppe 4/Gruppe 8

Hypnotikum
1 Ampulle (1 ml/10 ml) enthält 2 mg/20 mg Etomidat

Indikationen

– Schlafinduktion
– Kurzhypnotikum zur Intubation
– Krampflösung beim Status epilepticus
– Kardioversion

Dosierung

– die Dosierung richtet sich nach der individuellen Empfindlichkeit
  und der klinischen Wirkung
– 0,15 bis 0,30 mg/kg KG (Erwachsener) langsam i.v.
– die Verabreichung von 1 Ampulle (2 mg) führt bei einem Erwachsenen zu einer Schlafdauer von 4 bis 5 Minuten

Wirkung

kurzwirksames Narkotikum mit
– schnellem Wirkungseintritt
– geringer Atemdepression
– Senkung des Hirndrucks
– Verminderung des peripheren Gefäßwiderstandes

Nebenwirkungen

– Übelkeit, Erbrechen
– Myoklonien (unkontrollierte Muskelbewegungen, Zittern)
– selten Herzrhythmusstörungen

Kontraindikationen

– Schwangerschaft
– Säuglinge und Kleinkinder
– Schlafmittelintoxikation
– Alkoholintoxikation

11

 Hypnomidate® hat **keine** analgetische Wirkung und darf **nicht**
intraarteriell injiziert werden.
Paravenöse Injektionen verursachen starke Schmerzen.

I

Isoptin®	Gruppe 2

Antiarrhythmikum, Antihypertonikum
1 Ampulle (2 ml) enthält 5 mg Verapamil-HCl

Indikationen

– tachykarde Herzrhythmusstörungen
– Vorhofflimmern, Vorhofflattern
– hypertone Krisen

Dosierung

– 2,5 bis 5 mg langsam i.v. (über 2 Minuten), evtl. Wiederholung
  der Dosis nach 5 bis 10 Minuten

Wirkung

– Calciumantagonist mit Hemmung des Ca^{++}-Einstroms an
  der Herzmuskelzelle
– Verlangsamung der Erregungsleitung und -ausbreitung am
  Herzmuskel (Vorhof – Kammer)
– antiarrhythmische Wirkung
– Gefäßerweiterung in der Peripherie
– Tonusverminderung der glatten Gefäßmuskulatur

Nebenwirkungen

– Haut-Flush
– Kopfschmerzen, Schwindel, Benommenheit
– Bradykardie
– unerwünschte Blutdrucksenkung
– Bronchospasmus
– AV-Block Grad I und II, im Extremfall totaler AV-Block

Kontraindikationen

– Herzinsuffizienz
– Sinusknotensyndrom
– AV-Block Grad II und III
– akuter Myokardinfarkt

 Monitorüberwachung. Bei Vergiftungserscheinungen (z.B.
Blutdruckabfall, Sinusbradykardie) Gabe von Calcium 10%,
evtl. Atropin und Dopamininfusion.

K

Kaliumchlorid 7,45%	Gruppe 10

Elektrolyt, Antiarrhythmikum
1 Ampulle (10 ml) enthält 1,49 g Kaliumchlorid (7,45%)

Indikationen

- Hypokaliämie
- hypokaliämisches Kammerflimmern z.B. nach Erbrechen und Durchfällen

Dosierung

- 2 bis maximal 3 mmol Kalium/kg KG und 24 Stunden, initial z.B. 20 mmol langsam i.v. (1 ml entspricht 1 mmol K^+)

Wirkung

- Rhythmusstabilisierung
- Verhütung heterotoper Reizbildung

Nebenwirkung

- Hyperkaliämie mit Unterdrückung der Schrittmacherfunktion des Sinusknotens

Kontraindikationen

Krankheiten, die häufig mit einer Hyperkaliämie verbunden sind, z.B.
- Dehydration
- Niereninsuffizienz
- Morbus Addison

 Anwendung sollte nur verdünnt als Zusatz zur Infusionslösung erfolgen.

11

Ketanest®   Gruppe 8

Analgetikum
1 Ampulle (5 ml) enthält 50 mg Ketamin

Indikationen

– Status asthmaticus
– Analgesie intubierter Patienten

Dosierung

– initial 1,0 bis 2,0 mg/kg KG i.v. oder initial 4,0 bis 8,0 mg/kg KG
  i.m., evtl. Wiederholung der halben Initialdosis

Wirkung

zentralanalgetisch mit
– oberflächlichem Bewußtseinsverlust
– Analgesie ohne Atemdepression
– Bronchialerweiterung

Nebenwirkungen

– Hirndrucksteigerung
– Herabsetzung der Hirndurchblutung
– Aufwachreaktionen
– Unruhe, Träume
– Schwindel
– Steigerung der Speichelsekretion
– Sympathikusaktivierung mit Steigerung der Herzfrequenz, Blut-
  druckerhöhung

Kontraindikationen

– Hypertonie
– Präeklampsie
– Schädel-Hirn-Trauma mit Hirndrucksteigerung
– Epilepsie
– instabile Angina pectoris

 Wirkungseintritt erfolgt nach ca. 30 Sekunden, Augen sind
geöffnet, Augenbewegungen sichtbar.

Kohle-Compretten® (Carbo medicinalis) — Gruppe 6

Bindemittel für Toxine
1 Tablette enthält 250 mg medizinische Kohle

Indikationen

– orale Vergiftungen, z.B. Nahrungsmittel, Arzneimittel
– Diarrhö

Dosierung

– 3 bis 4 Tabletten mit Flüssigkeit einnehmen
– bei Vergiftungen bis zu 50 Tabletten

Wirkung

– bindet Gifte aller Art an seine große aktive Oberfläche

Nebenwirkungen

Schwarzfärbung des Stuhles
– Bindung von wichtigen Medikamenten und Verhinderung der Resorption

Kontraindikation

– in Notfällen keine

 Nicht mit anderen Medikamenten einnehmen, da deren Wirksamkeit vermindert werden kann.

L

Lanitop® — Gruppe 2

Digitalispräparat, Kardiakum
1 Ampulle (2 ml) enthält 0,2 mg Metildigoxin

Indikationen

– Herzinsuffizienz
– Therapie und Prophylaxe von supraventrikulären Tachykardien, Vorhofflattern und -flimmern

Dosierung

– 0,2 bis 0,4 mg langsam i.v.

11

Wirkung

– Verbesserung der Kontraktionskraft des Herzens
– Senkung der Herzfrequenz
– Reduzierung der AV-Knoten-Erregungsüberleitung vom Vorhof zur Kammer

Nebenwirkungen

– ventrikuläre Herzrhythmusstörungen
– Bradykardie
– AV-Block Grad I bis III
– Sehstörungen, verändertes Farbsehen im Grün-/Gelb-Bereich
– abdominelle Beschwerden wie Übelkeit und Erbrechen

Kontraindikationen

– Kammertachykardie
– Hypokaliämie
– Karotissinussyndrom
– AV-Block Grad II und III

 Bei Vergiftungserscheinungen (z.B. Bigemie, Sehstörungen) Giftentfernung durch Magenspülung und Gabe von Digitalis-Antidot®.

Lasix®   Gruppe 10

Diuretikum
1 Ampulle (2 ml/4 ml) enthält 20 mg/40 mg Furosemid

Indikationen

– Flüssigkeitsretention als Folge von Erkrankungen des Herzens, der Nieren und der Leber
– leichte bis mittelschwere Hypertonie
– akute Herzinsuffizienz, Lungenödem
– verminderte Diurese
– zur Unterstützung einer forcierten Diurese bei Intoxikationen

Dosierung

– je nach Indikation und Bedarf 20 bis 40 mg i.v.

Wirkung

– vermehrte Ausscheidung von Wasser durch Hemmung der Natriumrückresorption
– Steigerung der Nierendurchblutung

– Entlastung des Herzens durch Gefäßerweiterung und Absenken des venösen Blutangebotes an das Herz

Nebenwirkungen

– diuresebedingter Kopfdruck, Sehstörungen und Schwindel
– Mundtrockenheit
– Elektrolytverluste von Natrium, Kalium, Calcium und Magnesium
– unerwünschte Blutdrucksenkung
– Kreislaufkollaps bei älteren Patienten

Kontraindikationen

– Niereninsuffizienz mit Anurie (Urinausscheidung unter 100 ml täglich)
– Hypovolämie
– schwere Hypokaliämie und Leberfunktionsstörungen

 Bei Vergiftungserscheinungen (z.B. Blutdruckabfall, Somnolenz und Zeichen der Hypokaliämie) Kreislaufhilfe und Elektrolytsubstitution.

 Bei intravenöser Applikation setzt die Diurese sofort ein.

M

Morphin	Gruppe 3

Analgetikum
1 Ampulle (1 ml) enthält 10 mg Morphin-HCl

Indikation

– schwere Schmerzzustände

Dosierung

– 2,5 bis 10 mg langsam i.v. (Gefahr einer Atemdepression)
– bei Bedarf Wiederholung der Dosis alle 4 bis 6 Stunden

Wirkung

Schmerzhemmung durch Wirkung auf das zentrale Nervensystem mit
– euphorisierender Wirkung
– Tonuserhöhung der glatten Muskulatur
– Hustenreflexhemmung
– Steigerung der Schlafbereitschaft

11

Nebenwirkungen

– Schwindel
– Kopfschmerzen
– Atemdepression
– Übelkeit und Brechreiz
– Neigung zu zerebralen Krampfanfällen
– Spasmen der Gallengänge
– orthostatische Herz- und Kreislaufregulationsstörungen
– Bronchospasmen
– Blasenentleerungsstörungen

Kontraindikationen

– Pankreatitis
– Atemdepression ohne Möglichkeit zur Beatmung
– spastische Schmerzzustände
– Asthma bronchiale (Anfallsauslösung)

> Bei Vergiftungserscheinungen (z.B. Atemdepression, Kreis-
> laufkollaps) Wachhalten, Atembefehle, Atemhilfe und die
> Gabe von Naloxon (Narcanti®).

N

Narcanti® **Gruppe 6**

Opiat-Antidot
1 Ampulle (1 ml) enthält 0,4 mg Naloxon-HCl

Indikationen

– schere Intoxikationen durch Heroin und Morphinderivate
– Aufhebung der Atemdämpfung durch Opiate

Dosierung

– initial 0,05 bis 0,1 mg langsam i.v. bei Bedarf, Wiederholung der
  Dosis nach 30 bis 90 Minuten
– Verdünnung: 1-ml-Ampulle mit 7 ml NaCl 0,9%, 1 ml entspricht
  0,05 mg Naloxon

Wirkung

– spezifischer Opiatantagonist

Nebenwirkungen

– Erbrechen bei zu schneller Injektion
– evtl. Blutdruckanstieg
– selten Lungenödem
– selten Herzrhythmusstörungen

Kontraindikation

– in Notfällen keine

 Tritt bei einer Dosis von ca. 10 mg keine Reaktion ein (Verbesserung des Bewußtseinszustandes), liegt wahrscheinlich **keine** Opiatvergiftung vor.

Natriumhydrogenkarbonat 8,4%   Gruppe 10

Korrekturlösung des Säure-Basen-Haushalts
Lösung als Infusionszusatz (250 ml) oder als Ampulle (20 ml)
1 ml enthält 1 mval Na^+ und 1 mval HCO_3

Indikation

– metabolische Azidose

Dosierung

● **Reanimation bei Erwachsenen**
– 1 mval/kg KG i.v., bei Bedarf Wiederholung der halben Dosis nach
  10 Minuten
– ohne Laborkontrolle sollten nicht über 75 bis 110 mval pro Dosis
  gegeben werden
● **Reanimation bei Neugeborenen**
– 2 mval/kg KG i.v., bei Bedarf Wiederholung der halben Dosis nach
  ca. 10 Minuten

Wirkung

– H^+-Ionen werden abgefangen und an den Puffer gebunden. Dabei
  entsteht Kohlensäure. Die Abatmung erfolgt über die Lungen als
  gasförmiges Kohlendioxid
– $NaHCO_3$ (Pufferlösung) + H^+ (Ionen): Na + H_2CO_3 (Kohlensäure),
  Abatmung als H_2O (Wasser) + CO_2 (Kohlendioxid)

Nebenwirkungen

– vermehrte CO_2-Bildung
– Atemdepression

Kontraindikationen

– Alkalose
– respiratorische Azidose
– Ateminsuffizienz

11

Bei der Gabe (Blindpufferung) von Natriumhydrogenkarbonat 8,4% muß auf eine ausreichende Beatmung geachtet werden. **Keine** gleichzeitige Gabe von Calcium, dies führt zur Ausfällung.

Nitrolingual®	Gruppe 2

Koronarmittel
1 Kapsel enthält 0,8 mg Glyceroltrinitrat, 1 Hub (Spray) enthält 0,4 mg Glyceroltrinitrat

Indikationen

- Koronarsklerose, Angina pectoris
- Lungenödem
- Asthma cardiale
- spastische Gallenwegskolik

Dosierung

- 1 Kapsel zerbeißen lassen oder aufstechen und unter die Zunge geben
- Kapselhülle ausspucken lassen; bei Bedarf Wiederholung der Dosis nach 5 Minuten
- 2 bis 3 Hübe (Spray), bei Bedarf Wiederholung der Dosis nach 5 Minuten

Wirkung

periphere Gefäßerweiterungen führen zur
- Blutdrucksenkung
- Entlastung des Herzens
- Reduzierung des Sauerstoffverbrauches
- Senkung der Vor- und Nachlast des Herzens

Nebenwirkungen

- orthostatische Hypotension, Kollapszustände
- Kopfschmerzen
- Flush an der Haut
- Tachykardie

Kontraindikationen

- Schock, ausgeprägte Hypotonie
- toxisches Lungenödem

Engmaschige Blutdruckkontrolle ist notwendig. Nitrolingual® enthält 82 Vol.-% Alkohol.

 Zur Differentialdiagnose (Angina pectoris, Herzinfarkt) werden 2 bis 3 Hübe Nitrolingual® gegeben. Tritt keine Besserung der Symptomenlage ein, so besteht ein begründeter Verdacht auf einen Herzinfarkt.

P

Pantolax 2% Gruppe 8

Muskelrelaxans
1 Ampulle (5 ml) enthält 100 mg Succinylcholin

Indikation

– Muskelrelaxation zur Intubation

Dosierung

– 1 bis 1,5 mg/kg KG i.v.

Wirkung

– Blockierung der Erregungsübertragung an der motorischen Endplatte nach Kontraktion der quergestreiften Muskulatur

Nebenwirkungen

– allergische Hautreaktionen
– ventrikuläre Herzrhythmusstörungen
– Bradykardie

Kontraindikationen

– fehlendes Instrumentarium zur Intubation und Beatmung
– Atemwegswiderstände im Mund-, Kiefer- und Kehlkopfbereich

 Muskelrelaxanzien dürfen nur bei künstlicher Beatmung und in Kombination mit einem Narkosemittel angewendet werden. Wirkungseintritt erfolgt nach 30 bis 60 Sekunden. Wirkungsdauer beträgt ca. 5 Minuten.

11

Paspertin® Gruppe 11

Magen-Darm-Mittel
1 Ampulle (2 ml/10 ml) enthält 10 mg/50 mg Metoclopramid-HCl

Indikationen

– Übelkeit und Erbrechen
– Arzneimittelunverträglichkeit
– Darmatonie

Dosierung

● **Erwachsene**
– 1 bis 3 Amp. (à 2 ml) täglich
● **Kinder unter 14 Jahren**
– 0,1 mg/kg KG, die maximale Tagesdosis beträgt 0,5 mg/kg KG

Wirkung

– zentrale Dämpfung des Brechzentrums
– Normalisierung der Magen-Darm-Motorik

Nebenwirkungen

zentralnervöse Störungen wie
– Müdigkeit
– Kopfschmerzen
– Schwindel
– Parkinsonismus
– Diarrhö

Kontraindikationen

– mechanischer Darmverschluß
– Blutungen im Magen- und Darmbereich
– Epilepsie

 Bei Vergiftungserscheinungen (z.B. Benommenheit, Krämpfe) Gabe von Antidot (Biperiden) und nach oraler Aufnahme Giftentfernung durch Magenspülung.

Pilocarpin 1%, 2% Augentropfen Gruppe 11

Ophthalmikum
1 ml enthält 10 mg bzw. 20 mg Pilocarpin-HCl

Indikation

– akuter Glaukomanfall

Dosierung

– beim akuten Glaukomanfall tropft man ein, bis das erforderliche Druckniveau erreicht ist

Wirkung

– pupillenverengend
– Senkung des Augeninnendrucks

Nebenwirkungen

– Akkommodationsstörung
– evtl. vermehrte Tränensekretion
– evtl. Übelkeit, Erbrechen
– Bronchospasmen

Kontraindikation

– akute Entzündung der Iris

 Bei Patienten mit Asthma bronchiale ist eine vorsichtige Dosierung erforderlich.

Psyquil® | Gruppe 3/Gruppe 4

Neuroleptikum
1 Ampulle (1 ml) enthält 10 mg Triflupromazin-HCl

Indikationen

– Übelkeit und Erbrechen
– Angst- und Unruhezustände
– anhaltender Schluckauf (Singultus)

Dosierung

– 10 mg langsam i.v.

Wirkung

zentraldämpfende Wirkung auf das Brechzentrum mit
– Beruhigung
– Angstlösung
– Brechreizminderung
– antipsychotisch

Nebenwirkungen

– allergische Hautreaktionen
– Schwindel

11

- Mundtrockenheit
- Asthma bronchiale (Anfallsauslösung)
- Tachykardie
- Hypotonie
- orthostatische Herz- und Kreislaufregulationsstörung
- Miktionsstörung

Kontraindikationen

- akute Intoxikationen mit zentraldämpfenden Substanzen und Alkohol
- zerebrale Krampfanfälle
- Hypotonie

 Es besteht erhebliche Kumulationsgefahr.

R

Ringer-Lactat®-Lösung	Gruppe 9

Infusionslösung (500-ml-Beutel) mit Na^+ 3383 mg/l, K^+ 157 mg/l, Ca^{++} 90 mg/l, Cl 5519 mg/l

Indikationen

- Basislösung in Notfallsituationen
- Flüssigkeitsersatz bei ausgeglichenem Säure-Basen-Haushalt und leichter Azidose
- primärer Flüssigkeitersatz bei Erbrechen und Durchfällen
- Offenhalten eines venösen (peripheren, zentralen) Zugangs

Dosierung

- Dauertropf mit maximal 120 Tropfen/Minute bzw. 360 ml/Stunde

Wirkung

- Vollelektrolytlösung zum Ersatz von Wasser und Elektrolyten des Extrazellularraums

Nebenwirkungen

- Gefahr der Volumenüberlastung
- Verlängerung der Blutungszeit

Kontraindikationen

- dekompensierte Herzinsuffizienz
- Volumenüberladung (Hypervolämie)

S

sab simplex®	Gruppe 6

Magen-Darm-Mittel, Antischaummittel
1 Flasche (30 ml) enthält Dimeticon 350-Siliciumdioxid
1 ml entspricht 25 Tropfen Siliciumdioxid

Indikationen

– Vorgabe zur Magenspülung bei Vergiftungen mit schaumbildenden
  Substanzen (z.B. Spülmittel)
– Meteorismus

Dosierung

– 10 bis 30 Tropfen oral

Wirkung

– Antischaummittel durch Zerstörung der Oberflächenspannung von
  Schaumbläschen

Nebenwirkung

– keine

Kontraindikation

– in Notfällen keine

Suprarenin®	Gruppe 2

Sympathomimetikum
eine 1-ml-Ampulle enthält 1 mg Adrenalin

Indikationen

– kardio-pulmonale Reanimation
– anaphylaktische Reaktionen

Dosierung

– Verdünnung 1:10: 1-ml-Ampulle mit 9 ml NaCl 0,9% (1 ml entspricht 0,1 mg Suprarenin®)
– zur Reanimation bei Erwachsenen initial 0,5 bis 1,0 mg i.v. (5 bis
  10 ml), Wiederholung der Dosis nach 3 bis 5 Minuten
– bei Anaphylaxie initial 0,05 bis 0,1 mg i.v. (0,5 bis 1,0 ml) bei
  Erwachsenen

11

Wirkung

– Alpharezeptoren: Engstellung der peripheren Gefäße
– Betarezeptoren 1: Herzkraftsteigerung
– Betarezeptoren 2: Bronchialerweiterung

Nebenwirkungen

– Herzklopfen
– Tachykardie
– ventrikuläre Herzrhythmusstörungen
– pektanginöse Beschwerden
– Hyperglykämie

Kontraindikationen

– Hypertonie
– tachykarde Herzrhythmusstörungen

 Suprarenin® darf nicht mit alkalisierenden Substanzen (z.B. NaHCO$_3$) zugeführt werden.
Keine unverdünnte i.v. Anwendung.

T

Tavegil®	Gruppe 4

Antihistaminikum
1 Ampulle (5 ml) enthält 2 mg Clemastin

Indikationen

– Allergien
– anaphylaktische Reaktionen

Dosierung

– 2 bis 3 mg langsam i.v.

Wirkung

– Hemmung der verstärkten Histaminfreisetzung
– Gefäßabdichtung
– Stabilisierung der Zellmembran
– Juckreizstillung
– Rückbildung lokaler Ödeme

Nebenwirkungen

– Müdigkeit
– Tachykardie
– Mundtrockenheit
– Schwindel

Kontraindikationen

– Engwinkelglaukom
– im Notfall keine

 Hohe Toxizität bei Kindern.
Bei Vergiftungserscheinungen (z.B. Mydriasis mit Sehstörungen, klonisch-tonische Krämpfe) Giftentfernung durch Magenspülung, Atemhilfe und Gabe von Valium® bei starken Krämpfen.
Enthält 3,3 Vol.-% Ethanol pro Ampulle.

Tramal®   Gruppe 3

Analgetikum
1 Ampulle (1 ml/2 ml) enthält 50 mg/100 mg Tramadol-HCl

Indikation

– mittelstarke bis starke akute oder chronische Schmerzzustände

Dosierung

– 1 bis 2 Amp. (Tramal® 50) langsam i.v.
– die Tageshöchstdosis beträgt 400 mg
– zur besseren Dosierbarkeit empfiehlt sich eine Verdünnung:
  1 Amp. (1 ml/2 ml) mit 9 ml/8 ml NaCl (1 ml entspricht
  5 mg/10 mg)

Wirkung

– Wirkung auf das zentrale Nervensystem mit Schmerzhemmung und leichter Sedierung

Nebenwirkungen

– Übelkeit und Erbrechen
– Schwindel
– Müdigkeit
– orthostatische Herz- und Kreislaufregulationsstörungen
– Mundtrockenheit
– Sedierung
– Atemdepressionen

11

Kontraindikation

– Kreislauf- und Ateminsuffizienz

 Bei Vergiftungserscheinungen (z.B. Miosis, Kopfschmerzen, Erbrechen) Wachhalten, Atembefehle, Atemhilfe und Gabe von Naloxon (Narcanti®).

Trapanal®   Gruppe 8

Narkotikum
1 Ampulle (20 ml) enthält 500 mg Thiopental-Natrium Trockensubstanz und 1 Ampulle (20 ml) Aqua als Lösungsmittel

Indikationen

– Unterbrechung schwerer zerebraler Krampfanfälle
– Hirndrucksenkung

Dosierung

– Auflösung der Trockensubstanz mit dem Lösungsmittel (1 ml entspricht 25 mg)
– die Dosierung erfolgt individuell und variabel nach Allgemeinzustand und Reaktion des Patienten
– initial 100 bis 200 mg i.v., danach so lange nachinjizieren bis die gewünschte Narkosehilfe erreicht ist.
– durchschnittliche Dosierung: 5 bis 7 mg/kg KG

Wirkung

– Hemmungen am zentralen Nervensystem mit Bewußtseinsverlust, Dämpfung zentralnervöser Funktionen und Minderung der zerebralen Durchblutung

Nebenwirkungen

– allergische Hautreaktionen
– Übelkeit und Erbrechen
– Husten und Niesen
– Hypoventilation, Atemdepression, Apnoe
– Broncho- und Laryngospasmus
– Blutdruckabfall

Kontraindikationen

– Vergiftungen mit Alkohol, Analgetika und Schlafmittel
– Schock
– Status asthmaticus

Die Anwendung von Trapanal® sollte nur unter Bereitschaft einer assistierten oder kontrollierten Beatmung erfolgen. Schwere Gewebenekrosen treten bei paravenöser oder arterieller Injektion auf.

Trental® 400/600   Gruppe 2

Durchblutungsförderndes Mittel
1 Ampulle 5 ml/15 ml enthält 100 mg bzw. 300 mg Pentoxifyllin

Indikationen

– periphere arterielle Durchblutungsstörungen
– zerebrale Durchblutungsstörungen
– durchblutungsbedingte Funktionsstörungen von Auge und Innenohr

Dosierung

– 100 bis 600 mg Pentoxifyllin in 100 bis 500 ml Infusionslösung

Wirkung

– verbesserte periphere und zerebrale Durchblutung durch die Sympathikolyse

Nebenwirkungen

– Flush
– Kopfschmerzen
– Schwindel
– Unruhe
– Stenokardien
– selten Herzrhythmusstörungen

Kontraindikationen

– frischer Myokardinfarkt
– Massenblutungen

11

 Bei Patienten mit instabilem Kreislauf oder Hypotonie **muß** die Dosierung einschleichend erfolgen.

V

Valium®	Gruppe 4

Psychopharmakon
1 Ampulle (2 ml) enthält 10 mg Diazepam

Indikationen

– Angst-, Spannungs- und Erregungszustände
– zerebraler Krampfanfall
– Schmerzzustände

Dosierung

– zur Sedierung 5 bis 10 mg i.v.
– bei anderen Indikationen (z.B. schwerer zerebraler Krampfanfall)
  10 bis 60 mg i.v.

Wirkung

zentrale Sedierung mit
– Beruhigung
– Angstlösung
– Entspannung
– Krampflösung
– Muskeltonusverminderung

Nebenwirkungen

– Schläfrigkeit, Benommenheit und Schwindelgefühl
– Sehstörungen
– Mundtrockenheit
– Blutdruckabfall
– Atemdepression
– paradoxe Reaktionen, z.B. Erregungszustände und Wutanfälle bei
  älteren Menschen

Kontraindikationen

– bekannte Überempfindlichkeit gegen Benzodiazepine
– Medikamenten-, Drogen- und Alkoholabhängigkeit
– Engwinkelglaukom
– Ateminsuffizienz
– Myasthenia gravis (Störung der Erregungsübertragung an der moto-
  rischen Endplatte)

 Bei Vergiftungserscheinungen (z.B. zentrale Lähmungen)
Atem- und Kreislaufhilfe. Alternative: Diazepam.

Visken®   **Gruppe 2**

Betarezeptorenblocker
1 Ampulle (2 ml) enthält 0,4 mg Pindolol

Indikationen

- tachykarde Herzrhythmusstörungen
- hyperkinetisches Herzsyndrom
- koronare Herzkrankheit
- Angina pectoris
- Hypertonie

Dosierung

- initial 2 ml (0,4 mg) langsam i.v. unter Puls- und Blutdruckkontrolle
- bei Bedarf Wiederholung der halben Dosis nach je 20 Minuten bis
  zu einer Gesamtdosis von 2 mg

Wirkung

- Blockierung der Betarezeptoren und Verminderung des Sympathi-
  kuseinflusses auf Herz, Kreislauf und Bronchien mit:
- Senkung der Herzfrequenz
- Blutdrucksenkung
- reduziertem Sauerstoffverbrauch am Herzen
- erhöhtem peripherem Widerstand
- gesteigertem Strömungswiderstand im bronchialen System

Nebenwirkungen

- Bradykardie
- unerwünschte Blutdrucksenkung
- Müdigkeit
- Schwindel
- Kopfschmerzen
- Mundtrockenheit
- AV-Überleitungsstörungen

Kontraindikationen

- Herzinsuffizienz
- AV-Block Grad II und III
- ausgeprägte Hypotonie
- obstruktive Atemwegserkrankungen
- Asthma bronchiale

 Monitorüberwachung.

Bei Vergiftungserscheinungen (z.B. Bradykardie, Blutdruck-abfall, Somnolenz, Hypopnoe) Giftentfernung, Gabe von Alupent®, Atropin, Dopamin bzw. Dobutrex® und künstliche Beatmung.

Vomex A®   Gruppe 4

Antiemetikum, Antivertiginosum
10 ml Infusionslösung (i.v.) enthalten 62 mg Dimenhydrinat
2 ml Injektionslösung (i.m.) enthalten 100 mg Dimenhydrinat

Indikationen

- vestibuläres Reizsyndrom
- vestibulärer Schwindel (Morbus Ménière)
- Erbrechen

Dosierung

- 1 bis 2 Amp. i.v. oder i.m.

Wirkung

- Antiemetika unterdrücken durch direkten Einfluß auf das Gehirn Übelkeit und Erbrechen

Nebenwirkungen

- Sedierung
- Sehstörungen
- evtl. Mundtrockenheit

Kontraindikationen

- Eklampsie
- Epilepsie
- Engwinkelglaukom
- Blasenentleerungsstörung mit Restharnbildung
- Verdacht auf raumfordernde intrakranielle Prozesse

 Die zentraldämpfende Wirkung wird durch Alkohol verstärkt. Strenge Indikationsstellung in der Schwangerschaft.

X

Xylocain® 2%	Gruppe 2

Antiarrhythmikum
1 Ampulle (5 ml/2%) enthält 100 mg Lidocain

Indikationen

- Kammerarrhythmien
- salvenartige Extrasystolen
- Kammerflattern, -flimmern

Dosierung

- initial 1 mg/kg KG langsam i.v.
- bei Bedarf Wiederholung der halben Dosis (50 mg) nach ca. 10 bis 30 Minuten
- endobronchial 1,5 mg/kg KG
- als Dauertropfinfusion (500 mg Lidocain in 500 ml Trägerlösung) werden 20 bis 100 Tropfen/Minute gegeben

Wirkung

- Verlangsamung des Ionenaustausches durch die Zellmembran
- antiarrhythmisch

Nebenwirkungen

- Hypotonie
- Bradykardie
- AV-Block Grad III
- Asystolie
- Schwindel

Kontraindikationen

- Bradykardie
- AV-Block Grad II und III
- Engwinkelglaukom

 Bei Vergiftungserscheinungen (z.B. Bradykardie, Arrhythmie, Blutdruckabfall) Atem- und Kreislaufhilfe.

11

11.2 Einteilung wichtiger Medikamente nach Indikationen

Tab. 11-1 Einteilung wichtiger Medikamente nach Indikationen

	Medikament	Indikationen	Dosierungs-beispiele
Analgesie/ Spasmolyse	Buscopan® (20 mg)	Spasmen	20 bis 40 mg langsam i.v.
	Ketanest® (0,1 mg)	starke Schmerz-zustände	0,25 bis 0,5 mg/ kg KG
	Morphin (10 mg)	starke Schmerz-zustände	2,5 bis 10 mg langsam i.v.
	Tramal® (50 mg)	mittelstarke Schmerzzustände	50 bis 100 mg langsam i.v.
Anästhesie	Fentanyl® (0,1 mg)	Analgesie	0,05 bis 0,1 mg langsam i.v.
	Hypnomidate® (20 mg)	Schlafinduktion	0,15 bis 0,30 mg/ kg KG langsam i.v.
	Trapanal® (500 mg)	Schlafinduktion	2 bis 3 mg/ kg KG langsam i.v.
	Pantolax® (2%)	Muskelrelaxation	1,0 bis 1,5 mg/ kg KG i.v.
Atmung	Auxiloson® -Spray	toxisches Lungenödem	2 bis 5 Hübe, evtl. Wiederholung der Dosis alle 10 Minuten
	Berotec®- Spray	Asthma bronchiale	2 bis 3 Hübe
	Bronchoparat® (200 mg)	Asthma bronchiale	2,5 bis 3 mg/ kg KG langsam i.v.
	Euphylong® 200	Asthma bronchiale	initial ohne Vor-behandlung 4 bis 5 mg/kg KG langsam i.v.

Tab. 11-1 Fortsetzung

	Medikament	Indikationen	Dosierungs-beispiele
Bewußtsein	Diazepam desitin® rectal tube (5 mg)	Angst- und Unruhezustände, zerebrale Krampfanfälle	10 bis 15 kg KG: 1 x 5 mg, über 15 kg KG: 2 x 5 mg
	Psyquil® (10 mg)	Angst- und Unruhezustände, Übelkeit und Erbrechen	5 bis 10 mg langsam i.v.
	Valium® (10 mg)	Angst- und Unruhezustände, zerebrale Krampfanfälle	5 bis 10 mg i.v. 10 bis 60 mg i.v.
Herz und Kreislauf	Adalat® (10 mg)	Hypertonie, KHK, Angina pectoris	1 bis 2 Kapseln zerbeißen lassen
	Adrenalin (1 mg)	Reanimation	0,5 bis 1,0 mg verdünnt langsam i.v.
		anaphylaktische Reaktion	0,05 bis 0,1 mg i.v.
	Akrinor® (200 mg)	Hypotonie	0,5 bis 1,0 ml langsam i.v.
	Alupent® (0,5 mg)	bradykarde Herzrhythmus-störungen	0,1 mg langsam i.v.
	Atropinsulfat® (0,5 mg)	bradykarde Herzrhythmus-störungen	0,5 bis 1,0 mg langsam i.v.
	Catapresan® (0,15 mg)	Hypertonie	0,15 mg langsam i.v.
	Dobutamin Hexal® (250 mg)	akute Herzinsuffizienz, kardiogener Schock	je nach Wirkung auf Puls und Blut-druck (verdünnt in einer Infusions-lösung)

11

Tab. 11-1 Fortsetzung

Medikament	Indikationen	Dosierungs-beispiele
Dobutrex® (250 mg)	akute Herzinsuffizienz, kardiogener Schock	je nach Wirkung auf Puls und Blutdruck (verdünnt in einer Infusionslösung)
Dopamin (50 mg)	akute Herzinsuffizienz, kardiogener Schock	je nach Wirkung auf Puls und Blutdruck (verdünnt in einer Infusion)
Ebrantil® (50 mg)	Hypertonie	10 bis 50 mg langsam i.v.
Gilurytmal® (50 mg)	tachykarde Arrhythmien	1 mg/kg KG langsam i.v.
Isoptin® (5 mg)	tachykarde Arrhythmien	2,5 bis 5 mg langsam i.v.
Lanitop® (0,2 mg)	Herzinsuffizienz, Arrhythmien	0,2 bis 0,4 mg langsam i.v.
Lasix® (20 mg)	Flüssigkeitsretention bei z.B. Herzinsuffizienz	20 bis 40 mg i.v.
Nitrolingual® Spray (0,4 mg)	Angina pectoris, Lungenödem	2 bis 3 Hübe
Suprarenin® (1 mg)	Reanimation	0,5 bis 1,0 mg verdünnt i.v.
	anaphylaktische Reaktion	0,05 bis 0,1 mg i.v.
Xylocain® (2%)	Arrhythmien	1 mg/kg KG langsam i.v.
Spezielle Notfälle Anexate® (1,0 mg)	Antidot für Benzodiazepine	0,2 mg i.v.
Apomorphin (10 mg)	Emetikum bei z.B. Alkoholintoxikation	0,1 mg/kg KG intramuskulär

Tab. 11-1 Fortsetzung

Medikament	Indikationen	Dosierungs-beispiele
Diamox® Parenteral	akutes Glaukom	500 mg langsam i.v.
Fortecortin® (40 mg)	Hirnödem-prophylaxe allergische Reaktionen	100 mg i.v. 40 bis 100 mg i.v.
Glukose (40%)	Hypoglykämie	20 g langsam i.v.
Kohle-Compretten®	orale Vergiftungen	3 bis 4 Tabletten
Narcanti® (0,4 mg)	Opiatantagonist	0,05 bis 0,1 mg langsam i.v.
Natriumhy-drogenkarbo-nat (8,4%)	metabolische Azidose	1 mval/kg KG
Pilocarpin 1%/2% Augentropfen	akutes Glaukom	2- bis 4mal tgl. 1 Tr. in den Binde-hautsack
Tavegil® (2 mg)	allergische Reaktionen	2 bis 3 mg langsam i.v.
Trental® 400/600	Durchblutungs-störungen	100 bis 600 mg in 100 bis 500 ml Infusionslösung
Vomex A® 10 ml (i.v.) 2 ml (i.m.)	vestibuläres Reizsyndrom vestibulärer Schwindel	1 bis 2 Amp. i.v. oder i.m.

11

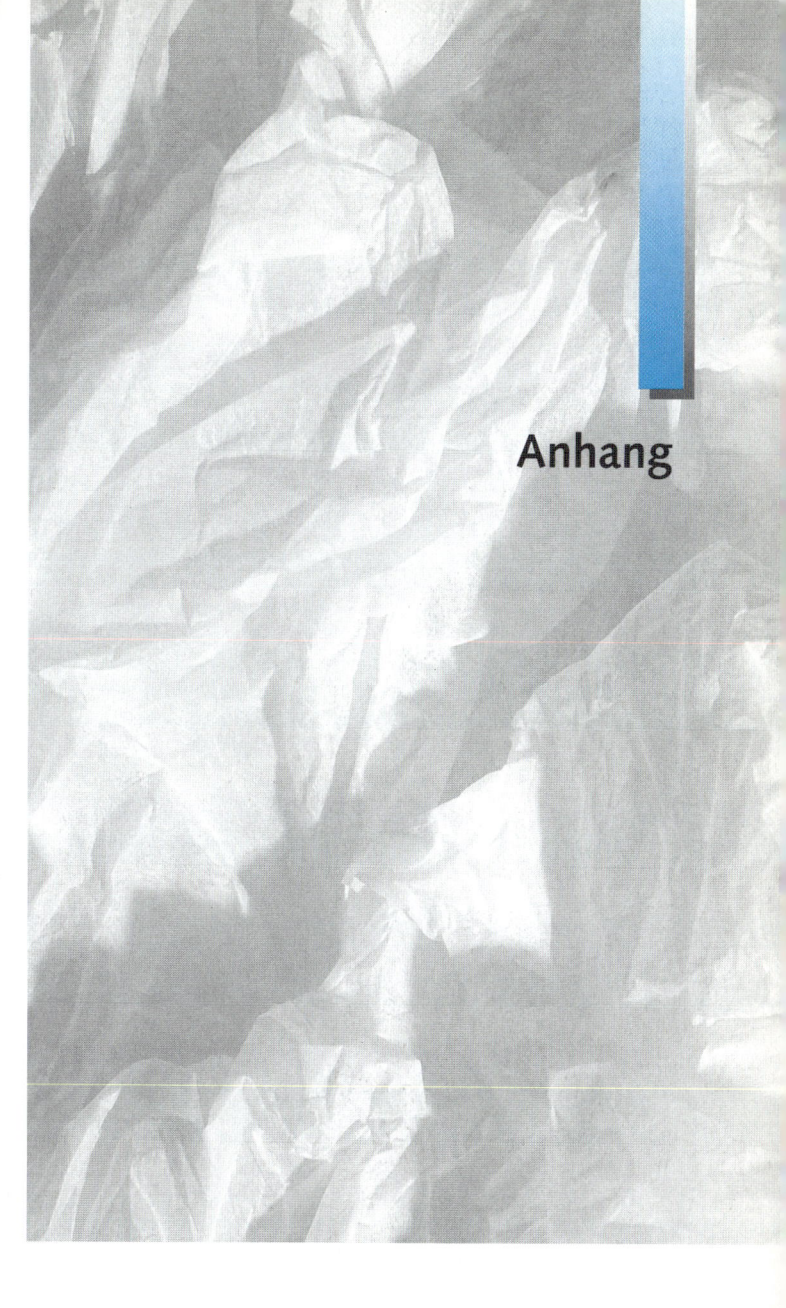

Anhang

Literaturangaben

Allgöwer, M.: Chirurgie (5. Aufl.). Springer-Verlag. Berlin, 1992

Deschka, M.: Pflegehandbuch Notfall- und Intensivmedizin. Bibliomed. Melsungen, 1994

Gorgaß, B.: Rettungsassistent und Rettungssanitäter (3. Aufl.). Springer-Verlag. Berlin, 1993

Gross, R.: Lehrbuch der Inneren Medizin. Schattauer-Verlag. Stuttgart, 1987

Junge-Hülsing, G. (Hrsg.): Interne Notfallmedizin. Springer-Verlag. Berlin, 1981

Kirschnick, O.: Pflegeleitfaden für Auszubildende und Tutoren (2. Aufl.). Urban & Schwarzenberg. München, 1996

Kirschnick, O.: Pflegeleitfaden für Krankenschwestern und -pfleger. Urban & Schwarzenberg. München 1997

Kirschnick, O.: Kompendium Rettungsdienst. Urban & Schwarzenberg. München 1997

Lutherbibel. Deutsche Bibelgesellschaft. Stuttgart, 1985

Melzer, H.: Arzneimittellehre. Urban & Schwarzenberg. München, 1990

MSD-Manual. CD-Rom (5. Aufl.). Urban & Schwarzenberg. München, 1994

Netter, F.H.: Farbatlanten der Medizin Band 1: Herz. Georg-Thieme-Verlag. Stuttgart, 1990

Robinson, J.: Notfälle. Georg-Thieme-Verlag. Stuttgart, 1983

Roche Lexikon Medizin. CD-Rom. Urban & Schwarzenberg. München, 1993

Rossi, R.: Notfalltaschenbuch für den Rettungsdienst (7. Aufl.). Verlagsgesellschaft Stumpf & Kossendey. Edewecht, 1993

Rote Liste. Editio Cantor Verlag. Aulendorf, 1996

Schell, W.: Staatsbürger und Gesetzeskunde für die Krankenpflegeberufe. Georg-Thieme-Verlag. Stuttgart, 1994

Sefrin, P.: Notfall-Taschenbuch. Urban & Schwarzenberg. München, 1994

Sefrin, P.: Notfall-Manual. Urban & Schwarzenberg. München, 1995

Theobald, A.: Das Recht der Heilhilfsberufe, Hebammen und Heilpraktiker. Verlagsgruppe Jehle-Rehm. München, 1994

Wigger, Th., E. Knipfer: Pflegeleitfaden Anästhesie/Intensivpflege. Urban & Schwarzenberg. München, 1998

Abbildungs- und Tabellennachweis

Kapitel 1

Kapitel 2

Kapitel 3

M

N